言語障害の研究入門
はじめての研究 そして発表まで

伊藤元信 著

協同医書出版社

装幀……岡　孝治

序　文

　我が国における言語聴覚障害への取り組みは1950年代から始まり，すでに半世紀を超えた．1997年には言語聴覚士法が成立し，言語聴覚士（Speech Therapist, ST）という専門職が社会的に認知され，養成校も増えつつある．しかし，現状は必ずしもバラ色とは言えない．この領域の先進国である米国と比較すると，大きな遅れが目立つ．そのうち，気になるのは，言語聴覚障害に関わる専門家の養成校の数の少なさ，特に，大学院に連なる4年制大学の数の少なさと，教育の質の差，そして，その結果としての臨床と研究の質と量の差である．その差は，あまりにも大きい．気が遠くなるほど，大きい．

　そのことのほんの一例を挙げれば，数年前に渡米したおりに，米国の言語聴覚士（Speech Language Pathologist, SLP，および，Audiologist）の臨床現場を見る機会があったが，彼ら／彼女らは，すべて大学院修士課程以上の教育を受けており，医師と対等な立場で仕事をしており，まさに言語聴覚障害についてのプロであるとの印象を得た．また，研究のレベルは，米国言語聴覚協会（American Speech-Language-Hearing Association, ASHA）が発行しているJournal of Speech, Language, and Hearing Researchに目を通せば一目瞭然である．

　翻って，我が国の状況に目を向けると，プロの臨床家と呼べる言語聴覚士はほんの一握りであり，また，研究についても，ごく少数を除いて，はっきり言って世界に通用するレベルのものはない．

　さらに，日本にいると，言語発達障害の領域では，かなり活発に研究が行われているような印象を持つが，国の外では，日本の研究はほとんど知られていない．米国の言語聴覚士に，日本では子どもの障害を扱う言語聴覚士はいないのかといった質問をされるほどである．例外は，失語症とその関連障害およびmotor speech disordersの一部の研究であり，それはひとえに，それらの研究が欧米の専門誌や単行本に掲載されているからである．

　こうした日本の現状が打破されるためには，臨床に携わっている言語聴覚士一人ひとりが研究に目を向けることである．米国の言語聴覚士も現在の地歩を固めるまでには，多くのパイオニアたちが率先して研究し，実績を積んできた．

加えて，臨床家・研究者を育てる地道な努力がなされる必要がある．地道な努力とは，大学院修士・博士課程に繋がる4年制大学での教育の充実と言語聴覚士の臨床研究領域の拡大と質の向上である．格言通り，「急がば回れ」である．

　さらに，本書の中でも触れてあるが，「研究は学会発表のみでは完結しない」ということを銘記すべきである．専門学術誌に論文が掲載されて初めてひとつの研究が結実するのである．

　上に述べたような筆者の思いを何とか若い言語聴覚士に伝えたいという気持で，本書を纏めた．本書を通じて，読者は，まずは言語聴覚障害の論文を批判的に読めるようなって欲しい．そして，次のステップとして，ともかく研究に着手してほしい．

　最後に，本書の出版を引き受けてくださった，協同医書出版社の取締役編集部長の中村三夫氏に，感謝申し上げたい．

2008年初夏

伊藤　元信

目　次

第1章　研究とは何か ……………………………… 1
　　1. 研究の定義　…1
　　2. 研究の意義・必要性・特徴　…5

第2章　研究の進め方 ……………………………… 9
　　1. 研究課題の見つけ方　…9
　　2. 研究課題を選ぶ際に留意すべき点　…10
　　3. 研究課題の設定の仕方　…12
　　4. 研究の進め方　…14
　　5. 研究計画書　…18
　　6. 研究の実施および完成に影響を与える条件　…25
　　7. 研究者の条件　…26

第3章　データと測定 ……………………………… 30
　　1. データとは？　…30
　　　　1）定性的データ　…30
　　　　2）定量的データ　…31
　　2. 測定の方法　…31
　　　　1）機器を用いる測定　…31
　　　　2）テスト法　…32
　　　　3）評定法＝心理尺度法　…32
　　　　4）観察法　…32
　　3. 測定の妥当性と信頼性　…33
　　4. 測定の感度　…34
　　5. 測定誤差　…35

第4章　研究の種類 ……………………………… 37
　　1. 実験的研究と非実験的研究　…37
　　2. 少数例研究と多数例研究　…51
　　3. 前向き研究と後ろ向き研究　…54
　　4. 横断的研究と縦断的研究　…55
　　5. 調査研究と非調査研究　…56
　　6. 臨床研究と非臨床研究　…60

　　　　7. 文献研究と非文献研究　…61
　　　　8. 質的研究と量的研究　…61

第5章　データの整理と分析 …………………… 67
　　　　1. 定性的データの整理と分析　…67
　　　　2. 定量的データの整理と分析　…68
　　　　　　1）記述統計処理　…68
　　　　　　2）推理統計処理　…74
　　　　　　3）特殊な統計処理法（多変量解析）　…83

第6章　研究のまとめと発表 …………………… 90
　　　　1. データのまとめ方　…90
　　　　2. 構成案の作成　…93
　　　　3. 研究の発表　…94
　　　　　　1）口頭発表　…94
　　　　　　2）誌上発表　…96
　　　　　　3）研究論文を書く際に，留意すべきこと　…102
　　　　4. 査読　…105

第7章　言語聴覚・嚥下障害の研究動向 ……113

資料　　119

第1章 研究とは何か

1. 研究の定義

　辞書を引いてみると，研究とは，「問題になる事柄についてよく調べて事実を明らかにしたり，理論を打ち立てたりすること」（新明解国語事典　第3版），「よく調べ考えて真理をきわめること」（広辞苑　第5版）という記述がされている．これらの記述は，研究のかなりの側面を正しく表現しているが，一番大事な点に触れられていない．

　本書では，Silverman（1977）の簡潔かつ本質を突いた定義「研究とは，科学的方法に基づいて，ある問題に対する答えを出す過程」を採用する．

　この定義で最も重要なことは，「科学的方法に基づいて」という点である．「科学的方法」の特徴は「検証可能性」である．換言すれば，「科学」と呼ばれるためには，他の人によって「検証」されることが必要である．他の人に検証されるためには，できるだけ詳しく正確に「ある問題に対する答えを出す過程」が記述されなければならない．

　木下是雄は，「理科系の作文技術」（中央公論社，1981）のなかで，ユネスコが自然科学の原著論文に対して要求している条件に触れている．その条件とは，

　　「原著論文は，その分野の専門の研究者が読めば，論文の中に与えてある情報だけにもとづいて　(i)著者の実験を追試して，著者の示した実験誤差の範囲内で，同じ結果に到達することができるように，または，(ii)著者の観察，計算または演繹をくりかえして著者の発見の当否を判定できるように，書かなければならない．」（7ページ）

というものである．

　この条件が満たされることによって，「検証可能性」が保障され，「原著論文」と呼ばれうる．したがって，この条件を満たさない論文は，原著論文とはいえな

第1章 研究とは何か

いのである.

　それでは，ここでこの条件を満たすとはどういうことかを，ある研究会の「研究論文」の例を取り上げてみることにする．この研究会では，口頭発表に先立って，原著論文の体裁で，学会誌の原著論文と同じ字数で作成した論文を提出することが義務づけられていた．それらの論文について研究会の役員が手分けして目を通し，問題点を指摘した．その資料（「プロフェッショナル・ライティング」（伊藤元信：第3回言語障害臨床学術研究会講演資料，1994）から，「方法」の記述が不完全な例を取り上げてみる．

　　原　文：言語聴覚士3名の評価結果で一致しない項目については再度テープを聴取して検討した．
　　問題点：実際にどう検討したかを述べ，また，その結果も記すべきである．

　　原　文：各症例の3回の音読時間（秒）と5秒間の平均発音数（モーラ数）を測定し比較した．
　　問題点：測定の方法が示されていない．

　　原　文：普通音読とDAF音読の録音テープをサウンドスペクトログラフに入力し，そのなかから単語を抽出してその音声波形とアンプリチュードを示し比較した．
　　問題点：録音の方法が示されていない．録音室の条件，マイクロフォンの位置やゲイン等がコントロールされていないと声の大きさ等の音響パラメータが比較できない．

　　原　文：各項目について，それぞれ自発的なジェスチャー，模倣によるジェスチャーを行わせてVTRに撮り，担当の作業療法士，担当外医療ソーシャルワーカー，担当病棟看護師の3名の評定者に3語までの記述式で評価をしてもらった．
　　問題点：自発的ジェスチャーと模倣によるジェスチャーがどんなものであるかの説明がない．どのような指示をしたのかの記載が必要である．

　　原　文：70歳以上の老年患者37名のうち，言語訓練を受けた失語症患者10

名，麻痺性構音障害患者11名について分析を行った．
問題点：37名の対象患者のうち，訓練を受けなかった16名はどのような症例で，なぜ訓練の対象とならなかったのかの説明が必要である．

原　文：文字カード提示直後の語全体の視覚的把握に1秒，1文字の処理に3秒の制限時間を設け，仮名1文字は4秒以内，4音節語は13秒以内に正しく音読したものを正答とした．
問題点：こうした時間設定の根拠・理由を示すべきである．

原　文：訓練は我々の先行研究に基づき，目標とする動作が最も喚起されやすいと思われる動作絵から開始し，次いで道具絵，物品絵の順にそれぞれの課題における達成度を考慮しつつ順次導入していった．
問題点：どのように考慮したのかの説明が必要である．

原　文：ジェスチャーがある程度可能になったと思われる時点で….
問題点：ある程度とはどの程度かの説明が必要である．

　上に例としてあげた原文のいずれも記述として不完全なものであり，論文に書かれている情報だけに基づいて追試することは困難である．換言すれば，検証可能性が低い，ということである．
　なお，記述に際しては，どれほどの明確さと詳しさが必要であるかという点であるが，その際に，「操作的定義」という概念を導入するとよい．「操作的定義」とは，科学的操作による定義という意味であり，換言すれば，測定可能な方法による定義のことである．研究では操作的に定義しうる概念以外は使用しないということが重要である．
　以下に操作的定義の例をあげてみる．

吃音頻度：音節の繰り返し，語の部分の繰り返し，母音部・子音部の引き伸ばし，不自然な位置にかけられた強勢，音の歪み，発話のとぎれ，構音運動の阻止の出現頻度．
吃音の一貫性効果：ある文章を2回音読した際に，

■コラム 1-1　日本人の脳は特別か？

　結論は，"ノー"である．なぜ，このようなことを話題にするかというと，言語聴覚領域の有名な研究が，「日本人の脳は欧米人と異なる」という結果を示しているからである．

　角田（1978）は，聴覚の大脳半球優位性テスト（角田法）を用いて日本人と西欧人を比較し，母音のみならず人の感情的な声，動物の鳴き声，虫の音などに関して日本人は言語半球で優位に処理しているのに対して，西欧人はそれらの音を非言語半球で優位に処理しているということを見出した．

　この結果から，角田は，感情，情動に優位な脳が，日本人と西欧人とで異なると主張した．角田の一連の研究は，当時，筆者も参加していた日本音響学会の音声研究会・聴覚研究会で数回に渡って発表された．角田の研究は興味深いものであったが，いつも同じ質疑が交わされたことを 30 年以上経った今でも思い出す．その質問というのは，データの解釈に関するもので，角田の説明と質問者の意見とがいつも平行線のままであった．その際角田はいつも，データを示しながら，この差が見えるようになるには，相当の経験が必要であると繰り返していた．その後，筆者の出身校である米国のパデュー大学の研究者たちが，角田の研究の追試を行った（Uyehara et al, 1980）が，1,000Hz の純音と母音 /a/ に関して，日本人とアメリカ人の被験者の間で有意な差を見出さなかった．なお，Uyeharaらは，Tsunoda（1975）の方法に基づいて実験を行ったが，データの解釈の基準が曖昧であったため，独自の判断基準を設け，論文のなかでは，"an analysis similar to Tsunoda's method" という表現をしている．

　角田の論文も Uyehara らの論文もインターネットで入手可能なので，興味のある読者は，何が真実かを確かめてほしい．

　筆者は，最初に述べたように，「日本人の脳は欧米人と異なる」という考えを受け入れがたい．神経内科医で脳研究の第一人者である岩田も，最近，「人間の脳というのは人種や民族によって特殊なものではありません」とはっきり述べている（岩田，2007）．

第1章　研究とは何か

$$\frac{1回目にも2回目にも吃った語の数}{2回目に吃った語の数} \times 100$$

　発話明瞭度：面接時の会話を，3名の評定者が5段階尺度（1：誰が聞いても良くわかる，2：良くわかるが，ときにわかりにくい語がある，3：聞き手が話題を知っていればどうやらわかる，4：時折わかる語がある，5：全くわからない）で評定した結果．3名の評定結果が一致しない場合は，一致した2名の結果．3名の評定結果がすべて異なる場合は，中間の評定結果．

　呼称成績：刺激絵（13×18 cmのカードで，刺激となる名詞を表す黒白線画が描かれている）10枚を見せ，その名前を言わせ，○×方式で採点した時の成績．

　以上述べてきたように，研究とは科学的な方法に基づいてある問題に対する答えを出す過程であり，研究では操作的に定義しうる概念以外は使用せず，研究計画の段階から，検証可能性を第一に考えて研究方法を吟味する必要がある．また，研究論文には，その分野の専門の研究者が読めば，論文のなかの情報だけに基づいて著者の研究を追試することができるような情報が含まれなければならない．こうした条件を満たすものでなければ，研究とはいえないのである．

2. 研究の意義・必要性・特徴

　前節では研究とは何かについて説明したが，ここでは，そのような研究を行うことの意義，必要性，さらには特徴について考えてみる．

　図1-1と表1-1は，臨床と研究の関係を示した概念図と表である．両者を比較してみると，きわめて密接な関係にあることがわかる．両者は表裏一体であり，車の両輪であるともいえる．臨床家としての力量（知識，技術）は，科学的臨床を実践することによって培われる．即ち，科学的臨床を実践することによって，物の見方，考え方，観察力，洞察力が養われる．そうした臨床に基づいてデータをまとめることが研究に繋がるのである．

　さらに，言語聴覚障害学は，物理学のような学問領域と異なり，学問として未確立であり，わからないことが多い．特に，言語聴覚障害学で重要な位置を占め

第1章 研究とは何か

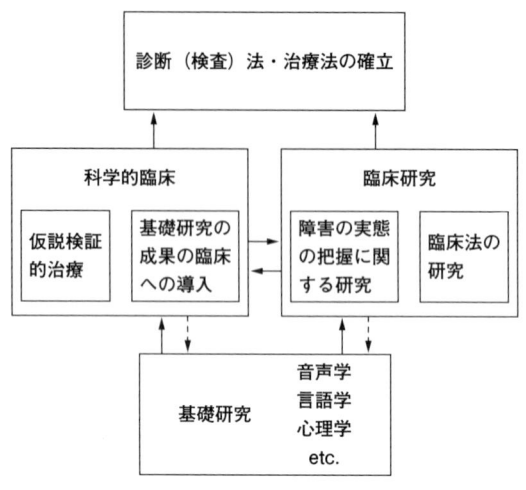

図1-1 臨床と研究の関係

表1-1 研究過程と治療過程の類似性

研究過程	治療過程
課題の設定	評価・診断
研究デザイン	治療デザイン
データ分析	再評価
結論	治療結果

る治療学の領域においては，種々の治療・訓練方法に関して，治療効果等のデータの収集は十分とはいえず，証拠に基づいた治療を行うにはほど遠い．

　15年ほど前に，医学書院が発行している『総合リハビリテーション』という雑誌が，「知っておきたいリハビリテーション・テクニック」という特集を組んだ．筆者は発語失行症に対するアプローチについて執筆した（伊藤，1992）が，編集部から最初に，訓練技法について，①目的と理論的根拠，②適応と禁忌，③実施方法，④注意事項と中止基準，⑤効果判定と評価方法，という項目立てで記述するようにとの依頼があった．この時に，こうした厳密な基準に沿って治療法について記述することが如何に大変かを思い知らされた．その主な理由は，言語聴覚障害のための治療・訓練法については，厳密な実験的検証が行われているものが少ないからである．

第1章 研究とは何か

　こうした状況下で臨床家／研究者に求められるものは,「未完の世界観」である．即ち,言語障害に関する「事実」は事実でなく,変わりうる仮説であるという考え方が重要である．仮説ないし知見は,常に修正の余地を残しており,疑わしいことがあれば修正したり,放棄したりする必要がある．「修正可能性＝常に修正されうること」は,科学的方法の最も重要な側面である．

　言語障害の症状,発生率,原因,回復の見通し,評価,予防,治療に関する「事実」に関して,新しい証拠が出てきたら,修正したり,捨てたりしなくてはならない．

　例をあげてみよう．

　吃音は片方の大脳半球の優位性が成立しない場合に生じるという考えは,それが疑わしくなったので,捨てられた．この理論（Orton-Travisの大脳半球優位支配説）は,発語器官をコントロールしている大脳両半球の間に抗争があるとき,子どもは吃音になる傾向があるというもので,当時の著明な吃音研究者オートン博士とトラビス教授による利き手説として知られていた．この理論は,①吃音者には左利き,両手利きが多い,②子どもの時に利き手を変えられて吃るようになった人が多い,という"事実"に基づいている．

　しかし,実際の観察の結果,①非吃音者と比べて,吃音者に左手利き,両手利きが特に多くはないこと,②利き手を変えられても多くの子どもは吃音にならないこと,などが確かめられ,この説は否定された．

　ASHAの倫理規定は,患者に対する言語聴覚士の責任として,障害を持っている人に最高の効果を最短期間でもたらすことをあげているが,その点からも,言語聴覚障害学の発展が必要である．

　米国における言語聴覚障害学（言語病理学 Speech-Language Pathology と聴能学 Audiology）の発展は,研究に支えられている．

　この領域は,研究の観点からいえば,多くの事柄が手つかずのままであり,研究者にとっては宝の山のようなものである．さらに,研究領域は,時代・社会のニーズ（例えば,高齢者の増加,在宅・地域ケアの必要性）に応えて,広がる一方である．また,言語聴覚士単独での研究に加えて,学際的アプローチが要求される課題（例：摂食・嚥下障害,高次脳機能障害）への取り組みも盛んに行われている．

　さらに,臨床家が研究を行うメリットとして,燃えつき症候群 Burnout Syndrome（BS）の予防に役立つことがあげられる．燃えつき症候群とは，「長時間にわたり人に援助する過程で，心的エネルギーが絶えず過度に要求された結果生じる，極度の心身の疲労と感情の枯渇を主とする症候群であり，卑下，仕事嫌悪，関心や思いやりの喪失などを伴う状態」と定義される（Freudenberger, 1975）．例えば，最重度の心身障害児の施設で言語聴覚士として働く場合，毎日全力投球しても子どもの状態にはほとんど成長や変化がみられない時などに，こうした燃えつき症候群に陥りやすいことが，知られている．しかし，このような状況下でも，研究的な視点から子どもを観察することによって，それまで気づかなかったわずかの変化を子どもの行動に見出すことができる．その結果，それまで試みたことのなかったアプローチに気づき，臨床家／研究者としてのやりがいを見出し，燃えつき症候群を回避することができるのである．

引用文献

Freudenberger H.J.: The staff burnout syndrome in alternative institutions. Psychotherapy: Theory, Research, and Practice, 12: 73-82, 1975.

伊藤元信：言語障害に対するアプローチ―発語失行症．総合リハビリテーション，20：989-992, 1992.

伊藤元信：第3回言語障害臨床学術研究会講演資料，1994.

岩田　誠：interview 文字の脳科学―過去・現在・未来―文字が文化をつくり，脳が文化を支える．週刊医学界新聞，No. 2757, 2007.

木下是雄：理科系の作文技術，中公新書，1981.

Silverman F.H.: Research design in speech pathology and audiology, Prentice-Hall, 1977（伊藤元信・羽生耀子訳：言語病理学・聴能学研究法，協同医書出版社，1983）．

新明解国語辞典　第3版，三省堂書店，1981.

新村　出編：広辞苑　第5版，岩波書店，1998.

Tsunoda T: Functional differences between right- and left-cerebral hemispheres detected by the key-tapping method. Brain and Language, 2: 152-170, 1975.

角田忠信：日本人の脳―脳の働きと東西の文化，大修館書店，1978.

Uyehara J.M., Cooper W.A.: Hemispheric differences for verbal and nonverbal stimuli in Japanese- and English-speaking subjects assessed by Tsunoda's method. Brain and Language, 10: 405-417, 1980.

第2章　研究の進め方

1. 研究課題の見つけ方

　臨床上，何か疑問に思ったら，そこが研究の出発点になる．

　臨床活動を通じて生じた疑問について，答えが得られているかどうか，同僚や先輩に聞いたり，文献を調べたりする．答えが出ていない場合，なぜ答えが出ていないのか，答えを出す方法がないか考える．この方法がベストである．

　なぜなら，より臨床に密着した問題提起であり，出された答えを直接明日の臨床に反映させうるからである．つまり自分が見つけた疑問に対する答えを見出そうとするため，好奇心を持続させやすい．したがって，研究を完成させうる可能性が高くなる．日々の臨床活動のなかから研究テーマを見つけだしていくためには，まず個々の症例を大切にすることである．1例1例に対して，正確で細心な観察を行うことが問題発掘につながる．また，同僚たちと文献を読み合うことを通じて，研究課題のヒントを得ることも多い．

　患者へのそのような対し方と同時に，既に確立している（と思われる）概念を疑う姿勢も大事である．さらに，ある障害について，これまでに何が明らかにされてきたかを十分に知っていることも重要である．同じ現象を見ても，"見る目"がなければ，問題が見えないし，問題を見落としてしまう．"見る目"すなわち，視点，枠組みを提供するのは，上に述べた臨床態度と知識＝情報量である．

　こうしたプロセスを経て，いくつかの質問・疑問が生まれてくる．それらの質問・疑問を整理し，以下のことを確かめ，次のような質問を研究課題とする．
　　①まだ提起されていないが，提起されるべき質問．
　　②すでに提起されているが，まだ全く答えられていない質問．
　　③提起されているが，部分的にしか答えられていない質問．
　参考までに，以下に，著者が摂食・嚥下障害の臨床活動を通じて抱いた疑問例をあげてみよう．

①摂食・嚥下機能（障害）について，患者はどの程度自覚しているのか？
②アイスマッサージは効果があるのだろうか？
③バルーン法は本当に有効なのだろうか？　有効だとしたら，どのような理由からか？
④過敏の除去は可能だろうか？
⑤"健常"児が，なぜ丸飲み状態に留まることがあるのだろうか？
⑥咽頭・喉頭付近にどれだけ食塊が残留すると誤嚥が起こるのか？
⑦摂食・嚥下機能（障害）と発声・構音機能（障害）とはどのような関係にあるのか？

2. 研究課題を選ぶ際に留意すべき点

研究課題を選ぶ際には，以下の点に留意する必要がある．
1) 興味
　　最も興味のある課題を選ぶこと．
2) 能力，知識，経験
　　ある研究課題を研究するのに必要な能力，知識，経験がある課題を選ぶ．
　　　例：失語症検査を実施したことがない場合は，失語症検査の実施が必要な課題は避けたほうがよい．
　　　　そのような検査を適切に実施できるようになるには，時間がかかる．むろん，失語症検査に習熟した人を共同研究者にすることもできるが，検査の実施経験がなければ，結果の解釈が十分に行えない．
3) 研究の潜在価値
　　研究価値があるとみなされる課題を選ぶ．その研究結果が臨床にどのように役立つかを考える．
4) 観察やデータ分析をする装置や設備の得やすさ
　　観察やデータ分析をする装置や設備が得やすい課題を選ぶ．
5) 被験者
　　被験者の得やすい課題を選ぶ．必要な条件をもつ被験者が十分集められないと思われる課題は避ける．
　　　例：難聴幼児通園施設の言語聴覚士にとっては，失語症者や無喉頭者

■コラム2-1　研究についての砂原・上田対談から①

(砂原茂一・上田　敏：講座　対談／PT, OTと研究(1). 理学療法と作業療法, 8：24-26, 1974. より)

今から30年以上も前のことであるが,「理学療法と作業療法」という雑誌に,砂原茂一先生（当時,国立療養所東京病院院長）と上田　敏先生（当時,東大病院リハビリテーション部医師）が,理学療法士,作業療法士と研究というテーマで行った対談が掲載されている．その対談のなかから,研究テーマの見つけ方についての砂原先生のご意見をひろってみる．

「……臨床研究というものは常に患者から出発するということが必要だと思います．……個々のケースを大切にするということで,……ちょっと心覚えをして,1例1例を貯めておくと新しい一寸変った患者を見たとき,ああいつか同じような患者を見たはずだということを思い出すきっかけになり,そこから研究のテーマが見つかる．……独創性というのは,なにもないところからものを考えることではなくて,一見無関係な2つのことの中にidentity共通な点を見つけることである．……運というのは,準備のある人にしかめぐまれない．……一人一人の患者さんをみている私たちはそれを一般的な原則に高める能力を培わなくてはならない．……同じ治療法を適用しても,治り方がいままでの人とは違う,おかしいではないかということが記録に残っており,またあの患者にはどういう点が特異な点があったから治療に対する反応がちがったのではないかという考察もでき,そこから研究を出発させることができる……独創的なアイデアが浮かぶということも,たくさんの患者さんを丁寧にみていて,しかも例外をおそれないというか説明のつきにくい点を記憶し,記録しておくことによって可能になるでしょう．そういうところから,いままでの教科書にあること,先輩のいっていることとは別な事実や法則が存在するのではないかという考え方が可能になり,そういう経験がいくつも重なってくれば新しい発見に到達することも出来ると思うのです.」

大変示唆に富むご意見であり,30年以上経過した今日でも,そのまま通用する考えである．

6) 資金
　　お金があまりかからない課題を選ぶ．あるいは，研究助成を受ける．
 7) 使える時間
　　自分が使える時間で研究が行えるような研究課題を選ぶ．そうでない場合，
　　　①共同研究を行う．
　　　②専門的能力を必要としない人を研究助手として雇う．
　　　　データ収集やデータ分析をしてもらう．
　　　③スケジュールを調整し，使える時間を増やす．
 8) 専門家の協力
　　統計学，エレクトロニクス，コンピュータなどの専門家が必要な場合，それらの人々の協力が得られる研究課題を選ぶ．

3. 研究課題の設定の仕方

　大事なことは，"答えうる"研究課題を設定することである．"答えうる"研究課題とは，観察によって答えが出せる課題である．研究課題を記述する言葉の意味が明確に，操作的に定義されることが必要である．操作的に定義できることとは，具体的な操作手続きを示すことができるということである．

　表2-1に，答えやすさに差のある質問の例を示した（Silverman, 1977）．

　答えを出すのに，観察が不可能な課題は研究課題とはならない．

　例えば，必要な観察方法がこの世に存在しない場合である．100年前には，生きている人の脳の状態を写真に撮ることはできなかったので，死後解剖して，脳の損傷部位や範囲を確かめるしか手がなかった．

　また，必要な観察道具がない場合は研究ができない．例えば，嚥下の状態をレントゲン撮影したり，内視鏡で撮影したりして，ビデオで再生する装置（Video-Fluoroscope, VF；Video-Endoscope, VE）がないと，外から見えない嚥下の動態を観察することは困難である．

　なお，研究課題を質問ないし疑問の形で示すほかに，「仮説」の形で表すこともできる．

　例えば，表2-1の右の欄の上から3番目の質問の場合，「訓練の特定の段階で特定の宿題をやらせることは，ある特定の構音の誤りを正すのに有効である」と

第2章 研究の進め方

表2-1 答えやすさに差のある質問の対(Silverman, 1977)

より答えにくいもの	より答えやすいもの
＊外傷後1ヵ月の時点から1年の時点までの間に,失語症患者はどの程度改善することが期待できるか.	＊受容性失語症患者は外傷後1ヵ月の時点から1年の時点までの間に,ミネソタ失語症検査の得点を何点上昇させることが期待しうるか.
＊アルコール飲料を飲むことが吃音を減少させるか.	＊2時間に5杯のハイボールを飲むことが,成人吃音者の吃音頻度を減少させるか.
＊構音の誤りを矯正するために,宿題は有効か.	＊訓練の特定の段階で特定の宿題をやらせることは,ある特定の構音の誤りを正すのに有効か.
＊ある特定の耳栓は騒音性難聴を防ぐのに有効か.	＊特定の耳栓を用いることは,特定の周波数で特定の強さの騒音に一定期間さらされる場合に生じる一過性の聴力低下を防ぐのに有効か.

いった仮説を立て,その仮説が正しいか否かを検証するのである.

上田(1986)が,問題の発見,仮説の提出,仮説をしぼる,仮説の検証といった臨床研究の一連の流れの説明のなかで,重要な指摘をしているので,引用する.

「……問題と説明とはあくまで別である.問題の提起は正しいが,それとワンセットになった仮説(説明)は誤っているということが少なくない.その場合他の説明の可能性を考えずにひとつの説明で突っ走ってしまうと折角の問題提起まで無駄になってしまう.…最初に思いついた説明はまだ証明されていないひとつの仮説として一応そこにおいておき,その他にこの問題を説明できる仮説が他にないかをできる限り考えてみるわけである.……広い範囲の知識を背景として,かなり突飛な仮説(説明)まで考え出せるような能力が要求される.……もしある仮説が正しいとしたら今問題としているAなる事実の他にBなる事実もCなる事実もみられる筈であると論理的に推論し(思考実験),それを確かめるためにねらいを定めて文献を探索し,B,Cの事実がみられることがわかればその仮説の確からしさは強くなり,みられなければ弱くなる.これをすべての仮説について行って,最も確からしい仮説1つまたは2つを残す.……」(221ページ).

4. 研究の進め方

　図2-1は，研究の進め方を模式的に示したものである．

　まず，臨床上，何か疑問に思ったら，そこが研究の出発点になることは既に述べた．

　次のステップとして，既に同じような研究が行われているかどうかを調べるために，文献検索を行う．文献検索のオーソドックスな方法は，索引誌を利用することである．索引誌には，専門主題ごとにその分野の論文の著者，題名，掲載誌名，巻，ページ，発行年が記載されている．日本語で書かれた論文については医学中央雑誌（医中誌）（http://www.jamas.gr.jp/）で，英文の論文についてはMEDLINE（PubMed/MEDLINE）（http://www.ncbi.nlm.nih.gov/PubMed/）で，行う．文献検索に当たっては，キーワードを組み合わせて行う．例えば，失語症の言語治療についての論文を探す場合は，「失語症」と「言語治療ないし言語訓練」といったキーワードで検索する．ともに，論文の要約も手に入る．なお，キーワー

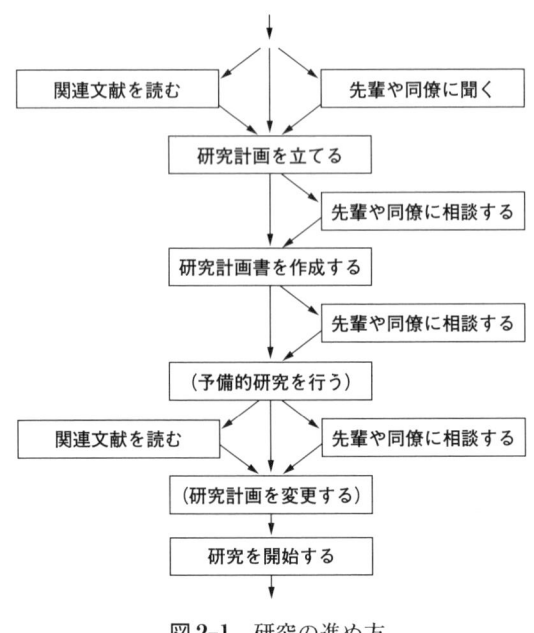

図2-1　研究の進め方

第2章 研究の進め方

ドの組み合わせ方で,検索がうまくいったりいかなかったりする.

表2-2は,複数のキーワードを入力して医学中央雑誌で文献を検索するための方法である(これは,筆者の教え子が,実際に検索作業を行って作成した,学生のための学生による検索の留意事項である).

索引誌を用いる他に,総説,文献レビュー,解説(例えば,才藤,2005；Fujiwara他,2006；田中,2007)などが役立つ.また,個人や学会の委員会などが,どんな分野でどんな研究が盛んに行われているか,どんな研究が必要かを指摘している論文や報告書が参考になる.

表2-2 医学中央雑誌で文献検索を行う際の留意事項

・〈KW〉を押し,キーワードを1つだけ入力する.〈検索〉を押す.
　(文献の一覧を見たい場合は,出てきた箇所をダブルクリック)
・この行為を,後の履歴検索で使用するキーワード全てに対して,1つずつ行う.
・〈履歴検索〉を押し,先に検索したキーワードのそれぞれの一番左の欄の数字を,
　＊か＋か－でつなげて入力する(→下図)
　入力が終わったら〈検索〉を押す.

※履歴検索の入力法(例)
　① No.1のキーワードとNo.2のキーワード両方が含まれているもの (1 and 2)

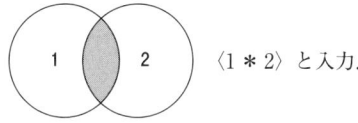

　② No.1とNo.2のどちらか一方が含まれているもの (1 or 2)

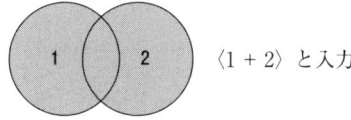

　③ No.1からNo.2の分だけ除いたもの

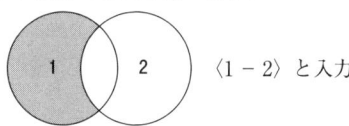

第2章 研究の進め方

表2-3 言語聴覚嚥下機能（障害）関連の論文が掲載される主な専門誌

●邦文誌（アイウエオ順）
音声言語医学
教育心理学研究
月刊言語
言語聴覚研究
高次脳機能研究
行動療法研究
コミュニケーション障害学
児童青年精神医学とその近接領域
BRAIN AND NERVE 神経研究の進歩
神経心理学
神経内科
心理学研究
精神医学
総合リハビリテーション
特殊教育学研究
特別支援教育研究
発達障害研究
日本摂食・嚥下リハビリテーション学会雑誌
リハビリテーション医学

●英文誌（ABC順）
Academy of Rehabilitation Audiology
Acta Oto-laryngologica
Advances in Speech-Language Pathology
American Annals of the Deaf
American Journal of Audiology
American Journal of Mental Deficiency
American Journal of Otolaryngology
American Journal of Psychiatry
American Journal of Speech-Language Pathology
Annals of Dyslexia
Annals of Otology, Rhinology, and Laryngology
Analysis of Verbal Behavior
Annual Review of Applied Linguistics
Aphasiology
Applied Neuropsychology
Applied Psycholinguistics
Archives of Neurology
Archives of Otolaryngology
Asia Pacific Journal of Speech Language and Hearing
Audecibel
Audiological Medicine
Audiology and Hearing Education
Augmentative and Alternative Communication
Behavior Modification
Brain: A Journal of Neurology
Brain and Language
Child Development
Child Language Teaching and Therapy
Clinical Linguistics & Phonetics
Cognition
Cognitive Neuropsychology
Cognitive Therapy and Research
Dysphagia
Ear and Hearing
Ear, Nose and Throat Journal
Education and Training of the Mentally Retarded
European Journal of Communication Disorders
Evidence-Based Communication Assessment and Intervention
Folia Phoniatrica
Hearing Aid Journal
Hearing Instruments
International Journal of Audiology
International Journal of Language & Communication Disorders
International Journal of Pediatric Otorhinolaryngology
International Journal of Speech-Language Pathology
Journal of Abnormal Child Psychology
Journal of Applied Behavior Analysis
Journal of Auditory Research
Journal of Autism and Developmental Disorders
Journal of Child Language
Journal of Childhood Communication Dis-

orders	Language, Speech and Hearing Services in the School
Journal of Clinical and Experimental Neuropsychology	Language Teaching Research
Journal of Communication Disorders	Language Testing
Journal of Computer Users in Speech-Language Pathology and Audiology	Laryngoscope
	Learning and Motivation
Journal of Experimental Child Psychology	Linguistics and Language Behavior Abstracts
Journal of Fluency Disorders	
Journal of Gerontology	Logopedics Phoniatrics Vocology
Journal of Laryngology and Otology	Mental Retardation
Journal of Linguistics	Neurology
Journal of Otolaryngology	Neuropsychological Rehabilitation
Journal of Pediatric Otolaryngology	Otolaryngology: Head and Neck Surgery
Journal of Psycholinguistic Research	Otoscope
Journal of Special Education	Phonology
Journal of Special Education Technology	Psychological Review
Journal of Speech, Language and Hearing Research	Research in Developmental Disabilities
	Rocky Mountain Journal of Communication Disorders
Journal of the Acoustical Society of America	
	Second Language Research
Journal of the American Academy of Audiology	Seminars in Hearing
	Seminars in Speech and Language
Journal of the Association for Persons with Severe Handicaps	SUPERvision
	Tejas
Journal of Voice	The Hearing Journal
Language Acquisition	The Cleft Palate-Craniofacial Journal
Language Acquisition and Language Disorders	The Clinical Neuropsychologist
	The Supervisors' Forum
Language and Cognitive Processes	Topics in Language Disorders
Language Learning and Development	

　ただし，それらの資料だけに頼っていては，最近の情報の入手が困難である．特定の研究論文が掲載される学術誌の最近号に直接目を通すことも必要である．また，原著論文の考察の箇所には，著者が考える今後の研究課題が提示されているので，その部分も参考になる．表2-3は，言語聴覚嚥下機能（障害）関連の論文が掲載される主な専門誌のリストである．

　なお，最近は，インターネットによる文献検索も可能になっている（例：Google Scholar：http://scholar.google.com/）．

　研究に着手してから後のプロセスは，表2-4の通りである．データのまとめ方以降については，第5章で詳しく説明する．

表2-4 研究に着手してから後のプロセス

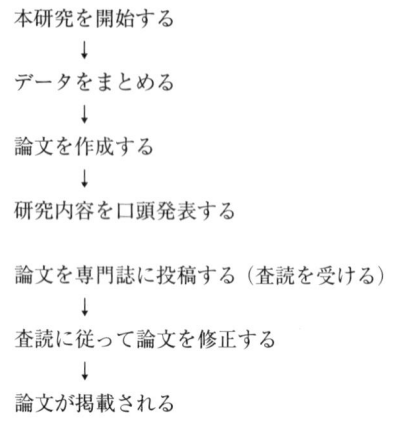

5. 研究計画書

研究計画書を作成することの意義は，以下の通りである．

①研究計画書のなかで，何を研究しようとしているか，研究の意義，どんな方法を用いるかなどを，文章に表す．頭の中でばくぜんと考えているだけではだめである．まず計画書を書くという習慣をつける．研究計画書を書くことによって，計画のあいまいな点が明らかになる．

②人の意見を聞くためにも，研究計画書の作成は重要である．研究計画書を示すことによって，適切な意見が得られる．

③研究計画書は，研究助成金を得るために必要である．文部科学省の科学研究費助成を筆頭に，多くの研究助成制度があるが，例外なく，どの助成に応募する場合も研究計画書の提示が求められる．

表2-5は，研究計画書に盛り込むべき主な内容である．

次に，筆者が助成を受けた研究費の申請書の例を以下に示す（資料2-1〜2-3）．申請書に書くべき事項はそれぞれの助成金によって異なるが，これらの例を見ると，書くべきことにはかなりの共通性がみられることがわかる．表2-6は，研究助成資源の例である．

第2章 研究の進め方

表 2-5 研究計画書に盛り込むべき内容

1. 研究題目
   内容を具体的に示す題をつける．副題を含めて 40 字以内に収める．

2. 研究の目的
   何をどこまで明らかにしようとするかがわかるように，焦点を絞り，かつ，具体的に書く．

3. 研究の意義
   研究の特色，独創的な点，期待される研究成果などを，具体的に書く．

4. 研究の方法
   研究目的を達成するための方法（対象と手続き）を，できるだけ具体的にくわしく書く．
   特殊な用語については，操作的定義を示す．

5. 得られた結果のまとめ方
   結果をどのようにまとめるか，どんな統計的方法を用いるかなどを書く．

6. 研究日程
   おおまかで構わないが，文献検索開始・終了時期，研究計画書の作成時期，調査や実験の開始・終了時期，論文作成開始・完成時期を示す日程表を書く．

7. その他
   調査・実験の謝礼金など研究に掛かる費用の概算，研究協力者がいる場合にはその名前などを書く．

表 2-6 研究助成資源の例

・文部科学省科学研究費補助金
　　　基盤研究，萌芽研究，若手研究，奨励研究など

・厚生労働科学研究費補助金

・研究費補助を行う主な民間団体
　　　上原記念生命科学財団
　　　トヨタ財団
　　　内藤記念科学振興財団
　　　ブレインサイエンス振興財団
　　　三菱財団

第2章　研究の進め方

資料 2-1　研究助成申請書記入例①（民間財団研究助成申請書の一部）

研究題目（簡明に記入してください）
　脳血管障害に伴う言語障害の治療法の開発

研究の概要（研究の目的，必要性，意義，独創的な点等具体的に記入してください）
　本研究は，最近の言語病理学，実験音声学，電子工学，学習心理学の手法と知見を導入・応用し，治療法の客観化・体系化が強く要請されている成人の脳血管障害に伴う言語障害（主として，失語症及び発語失行症）のための新しい治療法の開発と治療プログラムのシステム化を目的とする．特に，計算機技術を大幅に導入し，計算機との対話による治療システムの開発を行う．
　なお，失語症とは脳損傷の結果，言語機能（読み，書き，話し，聞く能力）が障害された状態であり，脳血管障害に伴う成人の言語障害の第一位を占める．また，発語失行症とは，脳損傷の結果生じる麻痺を伴わない発音及び韻律（リズム，抑揚，速度など）の障害であり，この障害の出現率も高い．
　本研究の特色は，最新のテクノロジーを言語障害治療の分野に導入することによって，有効適切なマン・マシンシステムの開発をめざすところにある．
　なお，失語症患者を対象とした計算機利用による治療システムは，国の内外を問わず皆無である．また，発語失行症患者を対象とした治療装置の開発にも全く手がつけられていない．

研究方法・計画（具体的に箇条書きにしてください）
本研究は 3 年計画で行う．
1. 失語症患者の言語機能及び関連機能障害の治療システム開発研究：
本研究では，失語症患者の言語機能及び関連機能障害のうち計算機との対話による効果がみこめる音韻分析能力，統語能力，喚語能力，計算能力，把持能力を改善するための治療システムの完成を目指す．本年度は，文字，数字，及び図形をディスプレイ上に表示する方式の開発研究を行う．合わせて，上記各種能力の障害機構に関する堀り下げた検索を行う．
2. 発語失行症患者の発音及び韻律障害の治療システム開発研究：
最近の研究結果（研究代表者業績参照）は，発語失行症の発音及び韻律の障害の基礎に発音運動の異常が存在することを示唆している．そこで，本研究では，発音動作を視覚的に表示する方式を用いて，患者の発音動作を改善するための治療システムの開発をめざす．本年度は，エレクトロパラトグラフなどによる患者の発音動作の解析研究を押し進めると共に，発音動作の視覚的表示方式についての予備実験を行う．

第 2 章　研究の進め方

資料 2-2　研究助成申請書記入例②（昭和 60 年度文部省科学研究費補助金一般研究 C 交付申請書の一部）

研究課題
　発話機構の神経心理学的検索：脳損傷者の発音器官の運動観測

研究の目的
　話し言葉産生のメカニズムないしプロセスについては，言語学，音声学，心理学等，様々な理論的立場・方法論に基づいた検索がなされてきている．本研究はそのような検索の一翼をになうものであり，中枢神経系の特定の部位の損傷によって生じる発話の障害（主として，失語症 aphasia, 発語失行症 apraxia of speech, 麻痺性構音障害 dysarthria）を示す患者の発音器官の運動観測を行うことにより，発話の神経心理学的機構の解明のための資料を得ることを目的とする．このような検索は，発話機構のモデルづくりに貢献するのみならず，言語障害者の教育・訓練のための有効な資料と方針を提供しうる．

本年度の研究実施計画
1. 観測装置とデータ処理方式の確立
　　光半導体位置検出装置を用いた，顎と唇の発音運動観測装置及びデータ処理方式を確立する．
2. 予備的観測の実施
　　少数の被験者（若年・老年健常者及び脳損傷による言語障害者）を対象に予備的観測を行い，1 で確立した観測装置の測定精度の検討を行う．
3. 基礎的データの収集
　　若年・老年健常者（各 5 名程度）を対象に実験を行い，次年度に収集を予定している各種言語障害者のデータとの比較検討のための基礎的データを収集する．
なお，本申請書提出の時点で，観測装置及びデータ処理方式は 8 割方完成しており，8 月中に完成する予定である．引き続き，予備的観測を行い，本年中に基礎的データを収集する予定である．

第2章　研究の進め方

資料2-3　研究助成申請書記入例③（三菱財団社会福祉事業第31回〈平成12年度〉助成申込書）

摂食・嚥下機能障害児者のケアシステム開発・実践研究

1. 研究の背景・目的

　生きるための基本的な営みの一つである食べる機能（以下，摂食・嚥下機能）とその障害についての解明はこれまで充分に行われてこなかった．

　摂食・嚥下機能に障害を有する者は，小児から老人に至るまでのあらゆる年齢層にみられ，原因疾患も，精神運動発達障害，脳性麻痺，脳血管障害，神経難病などさまざまである．摂食・嚥下機能の障害は，生活の質（クオリティー・オブ・ライフ）を著しく低下させるだけでなく，小児では栄養障害など二次的な障害をもたらすことにより発育を阻害し，成人・高齢者においては，誤嚥による肺炎の併発や窒息死など深刻な問題を生起する．

　こうした摂食・嚥下障害を予防し，早期に診断して適切な措置を講ずることは極めて重要である．しかし，摂食・嚥下障害は，医師，歯科医師，看護師，言語聴覚士，栄養士など多くの専門職による統合的な取り組みが必要な，"境界領域"の問題であるため，わが国における摂食・嚥下障害への対応は充分とはいえず（平成9年にようやく日本摂食・嚥下リハビリテーション学会が設立された），多くの障害児者が適切なケアを受けられないまま放置されている．

　本研究は，まず，こうした状況の実態を把握し，次に医療機関，福祉施設，家庭などの連携の下で，特に，摂食・嚥下障害の早期発見と機能訓練を充実させるシステムを構築し，実践し，実践結果に基づき摂食・嚥下障害のケア・マニュアルを作成し，地域医療・福祉活動に供することを目的とする．

　なお，代表研究者は早くからこの問題に着目し，リハビリテーションセンター，病院，老人保健福祉施設，地域などにおいてチームを編成し，摂食・嚥下障害の診断・治療・訓練に取り組んできており，また，日本摂食・嚥下リハビリテーション学会理事を務めており，本研究ではそうした経験を生かすことができる．

2. 調査研究の特色
　1) 摂食・嚥下障害に対する包括的なケア（診断・評価・訓練・指導・介護）システムを構築し，実践する．
　2) 摂食・嚥下ケア・マニュアルを作成し，施設・地域での利用に資する．

3. 調査研究計画
　1) 平成12年度
　まず，摂食・嚥下リハビリテーションの実態把握のために，国内および先進国であるアメリカにおける現状を調査・研究する．つぎに，それらの調査・研究結果と代表研究者が行ってきた研究結果に基づいて，リハビリテーション・プログラムを作成し，状況の異なる複数の施設においてそれぞれの施設の特色と職員構成を考慮して，リハビリテーション・ケアを試行する．
　2) 平成13年度
　平成12年度の試行結果に基づき，摂食・嚥下障害児者のための包括的リハビリテーション・プログラム（評価法，治療法，治療効果の測定法，関連職種のチーム編成など）を完成し，ケアを実践する．プログラムについては，マニュアルの形で公表する．

■コラム 2-2　研究についての砂原・上田対談から②
　　　　　（砂原茂一・上田　敏：講座　対談／PT, OTと研究(1). 理学療法と作業療法, 8: 27-29, 1974. より）

「知識の重要性」についての以下の対談は，示唆に富んでいる．

砂原：……外国のことがぜんぜんわからなくて，そんなことが外国では当たり前のことになっているのをぜんぜん知らないで，自分が発見したり，発明したりしたように思っても困る．……PT, OTや医者の研究の1つの足は，患者そのものについていなければいけない……しかし，一方の足は読書の上に立っていなくてはいけないと思います．

上田：世界的な知識の水準というものは踏まえなければいけないというわけですね．

砂原：……PT, OTなんというのは，医学全体に比べては，初めから領域が狭い訳ですから，ある程度幅のひろい知識を保つように心掛けなくてはいけない．……できたら，1冊の雑誌については，全部読んで必要なところにアンダーラインを引いておくといい，あとで何かの項目をさがすのに大変役に立つと思います．

上田：……とにかく臨床の中からなにか1つの研究のヒントなり，テーマを選んで，それにねらいを絞って攻めて文献を集めるという目的意識的な集め方，もう1つは，日ごろから1つの雑誌を丹念に読むとか，あるいは広く網を打って，いろいろなところに目を配るという人もあるだろうけれども，日ごろから蓄積しておくようなやり方ですね．……

砂原：……新しい臨床的な事実を見ても，それを理解するだけの知識がなければ，それが意味があることかどうか分からないし，珍しい所見だということさえも思いつかないでしょう．……役に立つ読み方というのは，自分が一定の問題意識を持っており，その線で論文を探していくとか，あるいは偶然おもしろい論文を見て，その論文についている文献から文献へと次々にたどっていくというやり方が，ほんとうに深みのある，生き生きした知識をうることになるような気がしますね．

■コラム2-3　ヨークストンらの研究の見落とし

　筆者は，言語聴覚士としての臨床業務を行いながら，成人構音障害者用単語明瞭度検査の開発研究を行った（伊藤，1992．本書資料p.163参照）．言い訳になるが，臨床業務を行いながらの検査法開発研究はかなりの負担であった．

　特に，先行研究の動向を調べるために，関連する研究の文献にくまなく目を通す作業は十分に行えなかった．データを取り終え，結果を分析し，論文を書きあげる段階で，米国の研究グループが同じような臨床上の必要性から単語明瞭度を測定する検査を既に公表していることを知った（Yorkston & Beukelman, 1980）．その時点であわてて論文に目を通した．

　幸い筆者の方法とは異なっていたため，研究の方法，論文の中味などに関して大幅な変更をしないで済み，また，論文のなかに彼女たちの論文を引用することもできた．この経験から，改めて，文献検索の重要性を知った．

■コラム2-4　研究助成金を得るために

　どんな助成金があるかは，「助成財団要覧」という冊子が参考になる．この冊子は，毎年，財団法人「助成財団センター」から発行されている．また，日本学術振興会のホームページ（http://www.jsps.go.jp/）からも研究助成の情報が得られる．いずれにしても，助成金は応募しなければ，得られない．

　あの名優・仲代達矢は，俳優座養成所時代に，なんとオーディションに9回落ちたとのこと．

　閑話休題．研究助成に応募して一度や二度で不採択になってあきらめているようでは，助成金は受けられない．

6. 研究の実施および完成に影響を与える条件

①必要な観察を行うのにかかる時間

観察に時間がかかればかかるほど，研究が完成する可能性が少なくなる．しかし，必要な時間が1年を超えない限り，この条件はそれほど重要ではない．

ただし，このことは，答えを出すのに時間がかかる研究課題を選ぶべきではないということを意味するのではない．

研究する価値があり，しかも，観察に多くの時間が必要な研究課題もたくさんある．そういった課題に取り組む時には，その研究を完成させる可能性が少ないこと，時間がかかることを十分承知しておくことが大事である．

言語聴覚障害の領域の研究では，縦断的研究（ある研究対象を何年間も長期に渡って観察し，時間的変化を追う研究）が，横断的研究（ある対象のある時点だけの観察研究）に比べて圧倒的に少ない．縦断的研究と横断的研究については，第4章で詳しく述べる．

②必要な観察を行うのに用いられる手段，方法の複雑さ

観察方法が複雑であればあるほど，研究を完成させる可能性が低い．複雑な測定機器が必要である場合，その機器の開発・調整そのものに時間がかかる．

③被験者の求めやすさ

被験者が得にくければ得にくいほど，研究が完成する可能性が低い．しかし，過去に，十分な被験者を得るために，15年もかかってついに完成した研究もある（米国での例）．

④研究に割くことのできる時間

時間が少なければ少ないほど，研究の完成の可能性が低い．

⑤援助をしてくれる人の得やすさ

いろいろな分野の専門家の協力や援助が得にくければ得にくいほど，研究の完成の可能性が低い．

 例：観察結果の分析にコンピュータ・プログラムが必要→コンピュータの専門家の協力が得られない．
   声の訓練の効果測定で耳鼻科医の喉頭検査が必要→耳鼻科医の協力が得られない．

⑥研究資金の得やすさ

研究資金が得にくければ得にくいほど，研究の実施および完成の可能性が低

い．言語聴覚障害の領域の研究にはあまりお金をかけないでやれることが多いが，一般的には，資金が多いほうが少ないよりも，研究がやりやすいし，研究の完成の可能性も高い．

7. 研究者の条件

　数学者の藤原正彦（1984）は，学問を志す人の性格条件として，1）知的好奇心が強いこと，2）野心的であること，3）執拗であること，4）楽天的であること，をあげている．そして，知的好奇心こそが，すべての研究の原動力であると述べている．同時に，知的好奇心の強さは，決して先天的なものではないことを強調している．先生や家庭での指導によって，いくらでも開発されるし，早期に開発されるのに越したことはないが，大学生ほどの年齢になっても，手遅れではないと述べている．

　筆者も自身の経験から，大学生の年齢どころか，50歳，60歳になっても，知的好奇心は開発されるものであると考えている．

　坪田（1997）は，これら4つの条件に加えて，コミュニケーション能力をあげている．

　また，坪田も知的好奇心を研究者の第一条件とすることに賛成しており，筆者も知的好奇心が研究を開始し，実施し，完成させるための必須条件だと思う．

　次に，このような知的好奇心の具体例をあげてみよう．

　ここに1冊の本がある．著者は高校1年生（当時）の三好万季（みよし　まき）さんで，タイトルは「四人はなぜ死んだか」（文芸春秋，1999）である（図2-2）．

　この本は第60回文藝春秋読者賞を史上最年少で受賞した．この本の帯には，「朝日新聞"天声人語"で二日間にわたって大絶賛！　15歳の少女がインターネットを駆使して見つけたあの"和歌山毒入りカレー事件"の盲点とは？　選考委員こぞって激賞」とある．

　三好さんは，中学3年生の夏休みの宿題のテーマを探している時に，「夏祭りで食中毒，手作りカレーが原因か？」という新聞記事を目にして，「カレーで食中毒なんて…，こんなのあり？」という疑問が生じたところから，インターネット検索を始めたとのことである．調べてみると，カレーで食中毒が起こりうること，ただしカレーでの食中毒の原因菌のひとつであるウェルシュ菌の場合，潜伏

第2章 研究の進め方

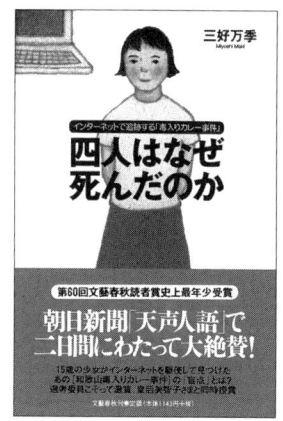

1983年4月7日生まれ。
現在、都立戸山高等学校1年生。
中学3年生だった98年、
和歌山市園部で起きた「毒入りカレー事件」を
夏休みの宿題に取り上げた。
インターネットを駆使した調査によって
綿密に練り上げられたレポートは、
それまでの報道の盲点を鋭く突くものだった。
「文藝春秋」(98年11月号) に掲載され、
第60回文藝春秋読者賞を史上最年少で授賞。

(同書より)

図2-2　三好万季さんの著書の表紙とプロフィール
(三好万季:四人はなぜ死んだのか──インターネットで追跡する「毒入りカレー事件」,文芸春秋, 1999. より)

期も長く症状もそれほど重症にはなりにくいため,和歌山の事件に当てはめるのは無理があるということがわかり,三好さんは食中毒ではないという結論に達した.

その後,マスコミは,「青酸」の検出→砒素の検出→「毒物カクテル」説→「青酸」の否定→砒素単独中毒へと,二転,三転,四転する.この間,三好さんは食品会社のホームページにアクセスして,カレーに入っているスパイス類を調べたり,東京都立衛生研究所のホームページにアクセスして食中毒の原因菌の特性を片端から調べ,さらにはお小遣いをはたいても足りず,お父さんからの資金援助も得て,「急性中毒情報ファイル」(大垣市民病院薬剤部編,廣川書店)と日本救急医学会準機関誌「救急医学の中毒についての特集号」(へるす出版)といった専門書を購入して,今回の中毒症状とその起因物質について徹底的に調べた.

そして,調査結果を400字詰め原稿用紙122枚のレポートにまとめた.添付資料はA4で厚さ4 cmほどになった.中学生が夏休みの宿題にこれほどのエネルギーを割いたということに驚かされるが,彼女の本を読んでみると彼女を支えているのは,あくなき知的好奇心であることは間違いない.

なお,ここにあげた5つの条件がすべて必要であるわけでもなく,また,これらの条件のどれにも当てはまらない研究者もいるかもしれないが,これらの条件が揃っていない場合よりも揃っている場合のほうが,研究を開始し,持続し,完

■コラム2-5　三好万季さんのその後

　三好さんは高校を卒業後，多分どこかの大学に入り，研究者の道を歩んでいるのではないかと思い，インターネットで検索し彼女のホームページにアクセスしたところ意外なことがわかった．自己紹介のページを見ると，1999年に東京都立戸山高校に入学したが，翌年の3月に同校を中退しており，それ以降の経歴についての記載はない．また，三好万季関連の情報を検索していたら，「四人はなぜ死んだか」は父親による代作であるという「噂の真相」誌の記事や，それに対する父親の反論などが目に入ってきた．父親の三好義光氏の反論を読むと，「噂の真相」誌の指摘は根拠希薄と考えざるをえないが，万季さんが研究者ないし学者の道を歩んでいないという事実を知り，驚いた．知的好奇心は研究者の第一条件であることはまちがいないが，十分条件ではなさそうである．

■コラム2-6　日高敏隆さんの教育論

　動物学者の日高さんが「ぼくにとっての学校―教育という幻想」（講談社，1999）という本のなかで，京都大学教授時代に学生や院生には「研究テーマ」を与えず，「持ち込み」を基本にしていたと書いている．また，自分が指導できないテーマがあれば，ほかの大学の研究者にも協力を求めたとのことである．また，インタビュー記事（著者に聞く：下野新聞，1999年2月20日）のなかで，「こうしなさいとやらせても，僕の能力の限界のところまでしか来れないんだから，学生もつまらないでしょう」とか，「生まれながらに持った個性を引き出すのが真の教育だという言い方が，僕は一番いやですね．生まれながらにしてそんなの持っているわけない．それは後からできてくるのでは，という気がするのです」と述べている．

　筆者も学部の学生や大学院生には同様な考えで接してきた．なお，同書の帯に，「登校拒否児が大学学長になるまで」と書かれているように，同書には，著者の半生記，文化論，脱教育論が書かれており，痛快な本である．

成させることにつながることは間違いないといえよう．

引用文献

藤原正彦：数学者の言葉では，新潮文庫，1984．

Fujiwara Y, et al.: A review of Japanese articles on perceptual assessment of speech sounds in individuals with cleft palate. 音声言語医学，47：252-257, 2006．

伊藤元信：成人構音障害者用単語明瞭度検査の作成．音声言語医学，33：227-236, 1992．

三好万季：四人はなぜ死んだのか―インターネットで追跡する「毒入りカレー事件」，文芸春秋，1999．

日高敏隆：ぼくにとっての学校―教育という幻想，講談社，1999．

才藤栄一：ヒストリカルレビュー リハビリテーション医学領域．日本摂食・嚥下リハビリテーション学会雑誌，9：3-11, 2005．

Silverman F.H.: Research design in speech pathology and audiology, Prentice-Hall, 1977（伊藤元信・羽生耀子訳：言語病理学・聴能学研究法，協同医書出版社，1983）．

砂原茂一・上田 敏：講座 対談／PT，OTと研究(1)．理学療法と作業療法，8：24-26, 27-29, 1974．

田中美郷：総説 聴覚障害児の言語教育―最近の動向―．音声言語医学，48：187-200, 2007．

坪田一男：理系のための研究生活ガイド―テーマの選び方から留学の手続きまで，講談社ブルーバックス，1997．

上田 敏：研究論―リハビリテーションにおける研究を考える―．理学療法と作業療法，20：221, 1986．

Yorkston K, Beukelman D.R.: A clinician-judged technique for quantifying dysarthric speech based on single-word intelligibility. Journal of Communication Disorders, 13: 15-31, 1980.

第3章　データと測定

1. データとは？

　データとは，ある事象の観察から得られるものであるが，ひとつの事象から1種類のデータのみが得られるのではない．ある事象の複数の側面がデータを生み出しうる．例をあげてみよう．

　発音という事象について，どんなデータが取れるであろうか？

　まず，ある観察者（あるいは，複数の観察者）にどう聞こえるかという観点からデータが得られる．次に，発音している時に，構音器官がどのような動きをしているかを，例えば，X線映画で撮影することによって，観察することができる．さらに，発音中の発語筋の運動電位の変化を筋電図計を用いて測定することができる．その他，発音時の呼気流の速さや口腔内圧を測定してデータを得ることも可能である．

　こうしたデータは大きく分けると次の2種類になる．

1) 定性的データ

　これは，事象の属性が言葉や図によって記述されるデータである．例えば，失語症の患者の理解障害について，「単語の理解は可能であるが，文については，主として把持力の低下により，簡単な口頭指示にも従えない」といった記述をした場合である．

　機器を用いた観察結果も，結果の表し方によっては，定性的データになる場合がある．例えば，ファイバースコープにより発話時の口蓋帆の動きを観察し，運動パターンを図で表現した場合は，定性的データとなる．

　定性的データは数・量によって示されないため，当然のことながら統計処理はできない．

第3章 データと測定

表3-1 食道発声話者の発話明瞭度（尾原他，2006）

項目（単位）	話者1	話者2	話者3	話者4	話者5	話者6	話者7	話者8	話者9	平均
基本周波数(Hz)	110	103	73	69.1	42.5	82.2	94.5	95.3	49.9	79.9
発声持続時間(秒)	1.39	1.82	1.96	4.22	2.25	1.87	1.57	1.84	3.43	2.3
平均発話数(モーラ)	5.1	5.9	5.3	4.7	4.3	4.5	4.1	4.2	3.8	4.7
最多発話数(モーラ)	10	14	11	8	8	9	7	7	6	8.9
最少発話数(モーラ)	1	2	1	2	1	2	1	2	1	1.4
発話速度(モーラ/秒)	3.44	4.79	3.86	3.54	2.67	3.15	3.67	3.43	2.97	3.5
平均発話時間(秒)	1.48	1.23	1.37	1.32	1.61	1.42	1.11	1.22	1.27	1.3
音声明瞭度(%)	55.2	69.4	45.8	58.2	43.6	50.8	36.8	30	65.8	50.6
単語明瞭度(%)	77.7	85.5	69	77.2	74.5	72.8	70.5	66.8	85	75.4
文章明瞭度(%)	95.7	96	85.5	93.3	96	98.8	97.6	95.3	98.8	95.2
会話明瞭度(5段階)	2	1	2	1	1	2	2	2	1	
会話明瞭度(9段階)	2.5	1.5	1.5	1.5	1.5	1.5	2	2.5	1.5	

2）定量的データ

これは，事象の属性が数字によって表現されるデータのことである．換言すれば，量として表される観測結果である．例えば，聴力損失の量をデシベルで示したり，テストの得点を示したり，舌の切除範囲を面積で示したり，発話明瞭度を示したりする場合（表3-1）などであり，統計処理ができる．

2. 測定の方法

定量的データを集める方法を測定（measurement）という．言い方を変えると，測定とは，規則に従って事象の属性に数字を割り当てること（Silverman, 1977）である．

1）機器を用いる測定

言語聴覚障害の研究で使われる機器には，オージオメータ，エレクトロ・パラトグラフ，筋電計，呼気流量計，超音波，X線映画などがある．

最近では，言語聴覚士が他の研究者・専門家と協力して，光トポグラフィー，PET，CT，MRI，VF，VEなどの機器を用いて研究することも多い．

2) テスト法

これは言語聴覚士が使用する主な測定法のひとつである．各種の言語聴覚機能検査が使われる（例：発声発語器官検査，構音検査，吃音検査，失語症検査，高次脳機能検査，実用コミュニケーション能力検査，発話明瞭度検査）．

3) 評定法＝心理尺度法

これは主として心理学の領域で開発された方法であるが，言語聴覚障害の研究でも多く用いられている．主な方法に，一対比較法，順位法，等現間隔法，継次間隔法，分割法，直接マグニチュード推定法がある．

言語聴覚障害の研究で使われる評定尺度の例（学術誌に発表された論文に記載されているもの）としては，構音障害の重症度，気息性成分の度合，圧縮した発話の聞きとり難さ，食道発声の受容度，発話明瞭，言語使用の複雑さ，非流暢性の程度などがある．

下に示すのは，実際の尺度例である．
   1：開鼻声なし　　2：非常に軽い開鼻声　　3：軽度の開鼻声
   4：中度の開鼻声　　5：やや重度の開鼻声　　6：重度の開鼻声
   7：非常に重度の開鼻声

4) 観察法

観察法とは，ある目的のもとに，一定の手順を踏んで行動を直接に観察・記録する方法である．主なものは，カテゴリー・チェック法，タイム・サンプリング法，イベント・サンプリング法である．

①カテゴリー・チェック法

予想される行動に関して，あらかじめいくつかのカテゴリーを設けておき，一定の単位時間内に，どのカテゴリーに属する行動がどれだけ生起したかを記録する．例えば，入院中の失語症患者を対象に，病院内でのコミュニケーション行動を観察する場合，感情表現，あいづち，ひとりごと，といった項目を設定し，一定時間にそれぞれの行動がどれだけ生起したかを記録する．

②タイム・サンプリング法

観察過程の全時間を対象に生起したことをすべて記録するのではなく，記録の対象とする観察時間を任意に抽出して，その時間内に起こったことをすべて記録する．例えば，1時間の観察過程を前，中，後の3期に分け，それぞれの期間か

ら5分ずつの観察時間を任意に選ぶ．あるいは，10分間の記録時間と5分間の休止時間を繰り返す．

③イベント・サンプリング法

あらかじめ研究対象とする行動を設定し，その行動が起こりやすい場面を設定し，その行動が生起し終了するまでの一切を記録する．例えば，言語発達遅滞児の指さし行動を観察し，その行動が生起してから終了するまでの一部始終を詳しく記録する．他の例としては，健常児の発話の非流暢性を観察する．この場合，非流暢性とは何か（例：音節，単語，句の繰り返し）をあらかじめ決めておく必要がある．

上記①②③をそれぞれ単独に用いることも，組み合わせて用いることもできる．

3. 測定の妥当性と信頼性

測定のための，機器を用いる方法，テスト法，評定法，観察法のどの方法を使う場合にも，共通な重要な問題である．

妥当性（validity）とは，目指すものが測定されているかどうかということである．妥当性については，以下に示すように，様々な理論が提出されており，妥当性を検討するためのいろいろな方法がある．

内的妥当性（internal validity）：測定された差異が研究で用いた独立変数の効果であって，未統制の他の要因の影響でないと明確に判断できる程度のことである．

外的妥当性（external validity）：ある研究から得られた結果を，違った母集団，状況，条件へ一般化し得る程度のことである．

内容（的）妥当性（content validity）：その測定方法によって測定しようとしているものの全体像を偏りなく抽出しているか否かを示す．例：学力テスト＝教科の内容を公平に代表する項目からなるテスト．

基準関連妥当性（criterion-related validity）：測定結果が他の基準とどの程度関連しているかということであり，他の測定方法によって得られた結果との一致度のことである．例：入学試験の得点が，入学後の成績（基準変数とする）と相関が高ければ，入学試験の基準関連妥当性は高い．

構成概念妥当性（construct validity）：測定結果が，理論から導かれる様々な事実と整合する（＝矛盾しない）かどうかを示す．例：創造性のテストと発明発見との関連性．

妥当性の高い測定をすることが重要であるが，妥当性の検証は簡単ではない．

筆者ら（綿森他，1987）が失語症患者の日常コミュニケーション能力の測定を行うために，「実用コミュニケーション能力検査（Communication Test of Daily Living, CADL）」を開発した際には，妥当性の検討の方法として，日常生活場面の観察結果と突き合わせ，検査で高い得点の患者では日常コミュニケーション能力が高く，低い得点の患者は日常コミュニケーション能力が低いかどうかを検証した（内的妥当性の検討）．また，既存の他の検査結果との突き合わせを行った．即ち，家族からの聞き取り調査結果や失語症診断検査結果との照合を行った（基準関連妥当性の検討）．

信頼性（reliability）とは，得られた結果が信頼すべきものかどうかということである．言い換えれば，測定に一貫性があるかどうかであり，一貫性があるということは，再現性があり，追試ができるということである．

同じ被験者を対象に同じ条件で同じ測定を繰り返した場合，同じ結果が得られるか．得られれば，信頼性が高いといえる．

信頼性をチェックする方法には次のようなものがある．

再検査法：同一検査を一定の期間をおいて2回実施し，2つの測定値の相関を求める．

折半法：検査の項目を二分して（例：前半と後半），両者の相関を求める．

検査者間の一致度：複数の検査者が同じ被験者を同じ方法・条件で測定し，結果の一致度（相関など）を求める．

4. 測定の感度

測定方法が妥当なものか，測定方法が正確かどうかということのほかに，測定方法の感度（sensitivity）の検討も重要である．感度とは言い換えれば，十分に鋭敏かどうかということである．一例として，会話明瞭度評価尺度を上げることができる．会話明瞭度評価尺度は，田口（1967）の5段階尺度（1：誰が聞いて

も良くわかる，2：良くわかるが，ときにわからない言葉がある，3：聞き手のほうが話題を知っていればどうやらわかる，4：時折わかる言葉がある，5：全くわからない）が広く用いられてきている．しかし，筆者は，一定期間の言語訓練によって会話明瞭度が変化するか否かを判定する物差としては，目が粗いと考えていた．そのため，単語明瞭度検査の感度を調べる研究の際に，田口の会話明瞭度尺度の5段階評価に加えて，中間点評価を含む9段階評価も行ってみた（伊藤，1993．本書資料 p.173 参照）．すなわち，原法の尺度「1」と「2」の間，「2」と「3」の間，「3」と「4」の間に新たに段階を設けた．その結果，5段階尺度よりも9段階尺度のほうが明らかに，感度が高いことが確認できた．このことからもわかるように，研究の目的に沿った感度の高い測定法を用いることが大切である．

5. 測定誤差

測定には誤りがつきものであり，測定の誤りをもたらす原因としては，次のようなものがある．

1) 機器を用いる場合
　メーターの読み違い，記録誤り，機器の狂い，機器の誤用．
2) テストを用いる場合
　テストスコアの読み違い，転記の誤り，テストの教示の誤り，ないし不完全な教示の与え方．
3) 評定法を用いる場合
　①寛大効果（leniency effect）：一般的に，望ましい特性については高く評価し，望ましくない特性については低く評価する傾向がある．また，評定者の性格などによって，評定が一定の方向に偏る場合がある．例えば，一貫して甘く評価する評定者がいる．
　②後光効果（halo-effect）：評定者が被評定者に対して，ある特別な印象を持つことによって，判断が影響されることである．例：「この患者は，アナウンサーだから言葉がはっきりしているはずだ」という考えが，発話の明瞭度判定を甘くするかもしれない．
　③中心化傾向：評定者が極端な判断を避けることによって，評定値が中央に集まることである．
このような評定誤差を少なくするためには，種々の評定誤差が意識的，無意識

的に起こることを評定者に知らせておくことや，評定練習を十分に行うことが大切である．
 4) 観察法を用いる場合
　　観察者の主観的判断や推測が，測定誤差の主要な原因である．

引用文献
伊藤元信：単語明瞭度検査の感度．音声言語医学，34：237-243，1993．
尾原恵美，伊藤元信，菊地義信：食道発声における発話明瞭度—明瞭度低下の要因について—．音声言語医学，47：5-15，2006．
Silverman F.H.: Research design in speech pathology and audiology, Prentice-Hall, 1977（伊藤元信・羽生耀子訳：言語病理学・聴能学研究法，協同医書出版社，1983）．
田口恒夫：言語障害治療学，医学書院，1967．
綿森淑子，竹内愛子，福迫陽子，伊藤元信，鈴木　勉，遠藤教子，高橋真知子，笹沼澄子：実用コミュニケーション能力検査の開発と標準化．リハビリテーション医学，24：103-112，1987．

第4章　研究の種類

　研究方法にはいろいろな種類があるが，立てた質問の答えを出すのに最も適切な方法を選ぶ必要がある．ここでは，それらについて詳しく説明する．

1. 実験的研究と非実験的研究

　実験的研究とは，ある条件の下で，ある個体がどのような反応を示すかをみるために，種々の条件を操作して系統的な観察を行うことを指す．実験者が独立変数を操作し，従属変数への影響をみる．なお，変数（variable）とは，その変化が，数量の変化として測定可能な特性を指し，独立変数（independent variable）とは因果関係の原因と仮定される要因で，行動に及ぼす影響をみるために実験者が操作する変数であり，従属変数（dependent variable）とは因果関係の結果と仮定される変数で，独立変数の影響をみるために実験者が用いる，観察可能な行動の測定値である．

　これに対して，非実験的研究では，被験者の行動に影響を及ぼす諸条件を意図的に操作することはせずに，ある種の行動の特定の側面を一定の方式にはめこんで観察・評価する．なお，厳密な意味での実験的研究では，実験群と統制群（対照群，コントロール群）が設けられ，一定の実験計画法に基づいて仮説検証実験が行われるが，試行錯誤的に条件変化を行う探索的な実験も存在する．

　非実験的研究は，記述的研究であり，実験的研究以外のすべての研究があてはまる．

　治療効果の研究に関しては，特に方法論上難しい問題がある．すなわち，言語聴覚障害の改善は，患者側の諸因子（年齢，性別，性格，既往歴，健康状態，言語聴覚障害の種類・程度・原因疾患，発症からの経過時間，合併症の有無など），環境因子（家庭環境など）および，治療側の因子（治療方法・頻度，治療者の技量など）の複雑な交互作用として現れてくる．このような諸因子に加えて，治療者の期待とか予想が治療を受ける人の行動に与える影響や治療効果の判定の難し

さが問題をさらに複雑にする．

このような問題を解決するための望ましい方法は，新薬の治療効果判定に用いられる二重盲目検査法（二重盲検，double blind test）である．この方法では，被験者を治療群と対照群の2群に無作為に分け，しかも，判定しようとしている薬ないし治療法の本質については，検査者，被験者ともに何も知らない，いわば盲目の状態にしておく．このような方法を用いることによって，結果に影響を及ぼす諸因子を統制しうるとともに，特定の薬ないし治療法に対する検査者ならびに被験者の期待の効果も排除しうる．

しかし，言語治療の効果判定の研究では，薬の効果判定のように治療法に関して完全に治療者を盲目の状態に置いておくことができにくい．また，二重盲目検査法では，表4-1に示すように，均一な被験者群を4つ設けることが必要であるが，言語治療の臨床現場では，均一の4群を設けることは，はなはだ困難である．二重盲目検査法を利用し難いとなると，治療効果の測定法をできるだけ客観的なものにするとか，治療効果の判定は，実験に直接あるいは間接に参加していない第三者にしてもらうといった工夫をすることが必要となる．

なお，臨床場面では，無治療対照群を置くことは，倫理上，許され難い．この問題を解決するためには，治療群には新しい治療法，対照群にはこれまでに用いられてきている治療法を試み，両者の比較を行うといったことが考えられる．また，無理に対照群を設けず，同一被験者を対象に，ある新しい治療法を実施し，被験者の言語聴覚行動のある側面について測定し，治療を実施しない時，あるいは，これまで伝統的に用いられてきた"古い"治療法を実施した時の測定結果と

表4-1　二重盲目検査法における被験者の割り付け

		被験者の信じている投薬	
		新薬	偽薬
実際の薬の投与	新薬	A	B
	偽薬	C	D

第4章 研究の種類

比較するといった方法をとることが考えられる．その際，順序効果や反復効果を考慮し，できれば同じプロセスを数回繰り返すことも必要である．

こうした考えによって開発された方法が，単一被験者（治療）実験法である．この方法については，後で詳しく述べる．

実験的研究の例をあげてみる．
①実験群と統制群を設けて比較する方法
例1：タブー語の認知実験（肥田野他，1961より引用）
　　目的：タブー語の認知がそうでない語の認知と比べてより困難であるかどうかを調べる．
　　方法：タブー語10語と同じ字数からなる一般語10語を，タキストスコープ（瞬間露出器）で，各語1/100秒の呈示時間でランダムに呈示する．

■コラム4-1　研究についての砂原・上田対談から③
リハ医学における比較研究
（砂原茂一・上田　敏：講座　対談／PT，OTと研究(2)．理学療法と作業療法，8：119-120，1974．より）

砂原先生がリハビリテーション医学における比較研究の方法について言及しておられる．

砂原：「……結局二重盲検というのは対照試験の1つの方法であって，根本はできるだけAとBを比較して評価するということです．できれば二重盲検までいったほうがいいけれども，しかし具体的な患者さんを扱うんですから，必ずしもいつもできるとは限らないが，出来るだけバイヤス（偏り）を防いだ比較をするという心掛けが必要です．又，客観的な効果の測定法がある場合は二重盲検にしなくても比較的正確な比較ができるでしょう．……対照試験といっても，いつも偽薬と比較する必要はないので，……新薬と現在の標準薬とを比較することの方が倫理的研究方法でしょう．……リハビリテーションのほうでも，できればランダム（無作為）に2つの群に分けて，一群にはクリニックでやっているスタンダードな治療をやるし，片方の群には，Bobathでもなんでもいいが新しい治療法をやるというような実験計画の組み方がいいのじゃないですか．」

正確に字が読めるまでに要する呈示回数を測度とする．
実験群6人にタブー語を，統制群5人には一般語を呈示．各人が所定の10語を完全に読みうるまでの呈示回数は表4-2の通り．
独立変数：タブー語と一般語
従属変数：完全に読みうるまでの語の呈示回数

表4-2　各人の呈示回数

実験群	48, 52, 68, 80, 38, 50
統制群	28, 34, 44, 30, 51

結果：U検定，危険率5%でタブー語認知は，一般語認知より困難．

例2：発語失行症者と流暢性失語症者の口蓋帆の運動観測（伊藤他，1978；伊藤，1984．本書資料 p.120, p.132 参照．；Itoh, et al, 1983）

motor programmingの障害とされる発語失行症の発生機序ないし障害構造を明らかにする目的で，筆者らは実験的観測を行ってきた．以下に，その一部を紹介する．

口蓋帆は口腔と鼻腔を仕切る口蓋の後方1/3を占める軟口蓋の後部に当たり，鼻音と非鼻音の産生上重要な役割を演じる．すなわち，口蓋帆が下降した状態にあると，呼気は鼻腔を通り抜け，音声は"鼻音化"するが，口蓋帆が上昇すると，鼻腔と口腔との通路が閉じられ，鼻音化は生じない．このように，口蓋帆は発音器官としては，もっぱら鼻音と非鼻音の産生にのみ携わり，その動作も比較的単純であるため，発音運動の観測対象として都合が良い．口蓋帆の運動は，ファイバースコープを用いて観測することができる．ファイバースコープは柔らかく自由に曲がる細いガラス繊維の束（直径1.8～6 mm）で，この束の一部の繊維は光を光源から視野に送り，残りの繊維は逆方向に映像を送る．

図4-1に示すように，ファイバースコープの先端を鼻孔から5～6 cm挿入して固定し，毎秒50コマで映画撮影する．この方法により，自然な発音運動を妨げることなく，口蓋帆の運動を直接撮影することができる．フィルムの各コマについて，視野の一定の基準の位置から口蓋帆の上面の輪郭までの高さを計測し（図4-2），その上下運動の時間経過をプロットする．なお，音声を同時に録音し，音声とフィルムとを同期させる．

第4章　研究の種類

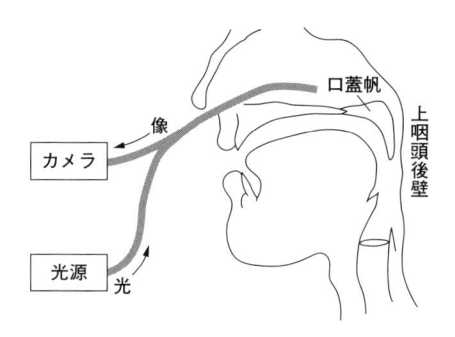

図4-1　ファイバースコープによる口蓋帆の運動観察の模式図

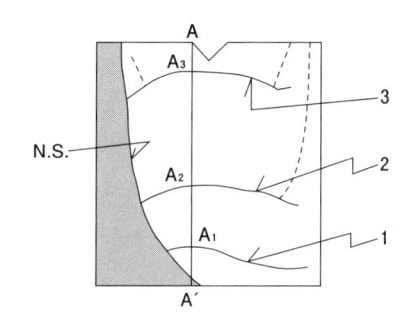

図4-2　口蓋帆の高さの計測
1：低位　2：中間位　3：高位　A-A'：規準位置　N.S.：鼻中隔

　この実験での独立変数は異なる音脈の刺激語であり，従属変数は軟口蓋の運動パターンである．
　ここで紹介する観察対象は，発語失行症者1名（TK），流暢型（ウェルニッケ・タイプ）失語症者1名（NS），および健常者1名である．
　図4-3は，有意味文「泥濘です」（/deeneedesu/）を5回音読させて得られた5つの運動パターンを重ね描きしたものである．健常者（左）では，5回の発話を通じて運動パターンに高い再現性がみられるが，発語失行症者（右）では著しい変動が生じている．口蓋帆の高さの変動（上下の変動）に加えて，時間的な変動（左右の変動）も認められる．このような変動に伴って，一部の発話では，/n/から/d/への音の置き換えが生じている．しかし，ここで注目すべきは，このような変動を示しながらも，語頭の/d/から/n/にかけて口蓋帆は下降し，そ

第4章　研究の種類

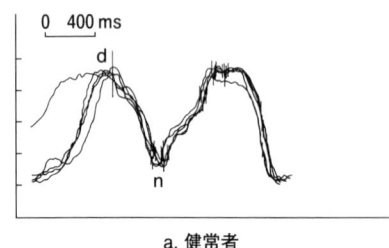

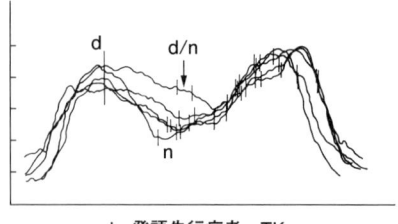

図4-3　健常者（左）と発語失行症者TK（右）の口蓋帆の運動パターン

の後上昇するという"基本的な"パターンは5回の発話を通じて常に維持されている点である．この事実はTKの示す運動パターンの変動ならびに音の置き換えが，目標とする音の選択ないし指定の誤り（すなわち，音韻操作の誤り）に基づくものとは考え難いことを示唆している．なぜなら，例えば，ここで観察された/n/から/d/への置き換えが，もし音の選択の誤りに基づくものであれば，"基本的な"運動パターンが異なるはずであるからである．すなわち，鼻音/n/を含まない音の連続としての/deedeedesu/となり，口蓋帆は一貫して高い位置に保たれているはずである．

　一方，ウェルニッケ失語症者NSの運動パターンは，健常者に比べると時間的変動が若干認められたが，口蓋帆の高さの変動は認められなかった．しかし，NSはしばしば読み誤りをした．図4-4は，「泥泥です」/deedeedesu/ を /deenee/ と読み誤った後，自分で誤りに気づいてすぐに訂正した例である．/deenee/ と読み誤った時には，口蓋帆は /d/ の直後から下がり始めて，その高さは /n/ 発音時に一番低くなり，その後上昇するというパターンを示している．一方，鼻音を全く含まない/deedeedesu/では，多少の上下運動は認められるものの，口蓋帆は一貫して高い位置に保たれている．この結果は，NSの示す音の誤りは，"音の選択の誤り"と呼べるものであり，TKの音の誤りの発生機序とは異なるものであることを示唆している．

　図4-5は，発話過程の模式図である．〈思考過程〉（レベル1）から出力された特定の概念ないし情報は，〈符号化の過程〉で意味規則や統語規則の適用を受けて抽象的な文の形に符号化され（レベル2-a），音韻規則に従って音素の選択と系列化が行われる（レベル2-b）．これを入力として，発話に必要な発音運動の

第4章　研究の種類

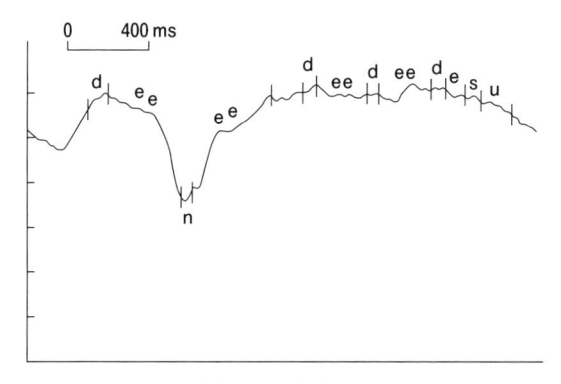

図4-4　ウェルニッケ失語症者NSが「泥泥です」/deedeedesu/ を /deenee/ と読み誤った後に，正しい文を表出した際の口蓋帆の運動パターン

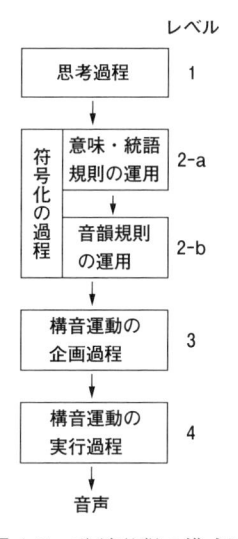

図4-5　発話過程の模式図

programmingが行われるのが，〈構音運動の企画過程〉（レベル3）であり，次の〈構音運動の実行過程〉（レベル4）でそれが実際の音声として実現されると考えられる．このような発話過程のモデルが妥当であるか否かを検討することは，理論的にも臨床的にも重要であるが，上述した筆者らの一連の実験は，ウェルニッケ失語症者NSの発音の障害は2-bのレベルの問題であるのに対して，発

第4章　研究の種類

語失行症者TKの発音の障害はレベル3の問題であることを示唆している．

②統制群を設けない方法（同じ対象者を異なる実験条件下で観察する）

例：赤ちゃんの発声量の比較（正高，1993より引用）

　図4-6は，同じ赤ちゃんを対象にして，生後2週時と8週時に行った実験の結果である．この実験では，ミルクを与える場面でお母さんが赤ちゃんを揺すった時と何もしない時との赤ちゃんの発声量を比較している．図が示すように，2週時には揺さぶった場合も揺さぶらない場合もともに発声量が少ないが，8週時には揺さぶらない時の発声数が大幅に増加している．2週目の赤ちゃんは，泣いているばかりで，ほかの種類の音は，げっぷやしゃっくりを除くとほとんど皆無であるのに，8週目になると，揺さぶってもらえないと「アー」とか「クー」という音をしきりに発するようになる．

　正高はこの結果を，赤ちゃんはお母さんからの刺激＝働きかけを快いものと感じていて，それがないと声をあげて要求しているのであると解釈している．

③単一被験者（治療）実験法

　先に述べたように，ある治療・訓練方法の効果を調べる方法としては，実験群

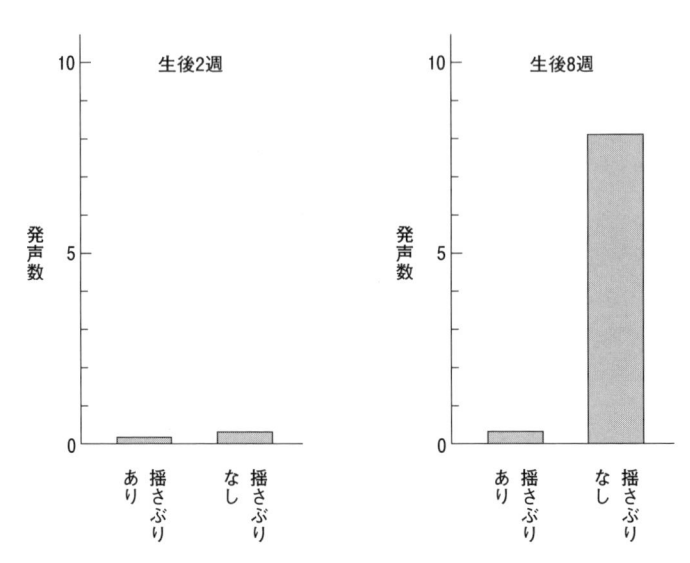

図4-6　母親が揺さぶりを与えた場合と与えなかった場合における，赤ちゃんの発声量の比較．生後2週時と8週時

（正高信男：0歳児がことばを獲得するとき―行動学からのアプローチ，中公新書，21-22，1993．より）

第4章　研究の種類

と統制群（対照群）を設けて比較する方法が言語聴覚障害の研究では一般的であり，この方法を用いた研究結果がこれまでに多く報告されてきている．この方法はグループ・デザインと呼ばれ，その長所は，データの統計処理がしやすく，結果を一般化しやすい点である．一方，短所としては，実験群と統制群の等価性の担保の困難さがあげられる．即ち，両群を量的にも質的にもほぼ同じにするために被験者を確保するのが難しい．例えば，Wertzら（1981）の米国退役軍人病院

■コラム4-2　忙しいから論文が書けない？

　大修館書店が「ことばを考える総合誌」として発刊している「月刊言語」が，1982年の12月に創刊10年を迎え，記念に懸賞論文を募集した．締め切りが前年の12月31日の午後12時であった．

　当時は東京都北区の両親の家に妻と子とで同居していた．一席には20万円という賞金が出ると言うことだったので，だめでもともとと思い応募した．テーマは言語に関するものなら何でも結構ということだったので，この章で紹介したファイバースコープによる口蓋帆の運動観測結果を基に，「発話の病理現象解明の意義—実験研究が語るもの」（伊藤，1982）と題する約20,000字（図表を含め400字詰め原稿用紙50枚分）の論文を書きあげ，応募した．当時，東京都老人総合研究所の研究員だったが，応募を決めたのは年末の休みに入ってからで，確か1週間位で書きあげ，12月31日の午後11時頃，板橋の郵便局（本局）に持ち込んで投函し，締め切りにぎりぎりで間に合った．そして，残念ながら，一席には入らなかったが，応募総数92編のなかから，二席に入選した．なお，一席の該当論文はなく，二席に筆者の他にもう一編入ったので，一席賞金20万円と二席賞金10万円を足した30万円を二等分した15万円をいただいた．その金を何に使ったかは忘れてしまったが，暮れに必死になって論文を書いたことはいまでもはっきりと思い出す．その時，時間が切迫しているほうが，よいアイデアが生まれるということを実感した．

　推理・ハードボイルド・冒険・歴史小説，さらには児童書も出している多作な小説家である北方謙三氏も，テレビのインタビューに答えて，「時間に追われるほうが良いアイデアが出る」というようなことを話していた．

　以上から，「臨床が忙しくて論文を書く時間がない」というのは単なる言い訳に過ぎないと言ったら言い過ぎであろうか？

第4章 研究の種類

■コラム4-3　テクノロジーの進歩

　ここ数十年の間のテクノロジーの進歩は著しい．その例をあげてみる．

　これは，ビデオテープの写真である．写真の手前にあるのは現在のVHSテープで，後ろのは1970年代半ばに筆者が使っていたビデオテープ（U-matic，ユーマチック）である．この写真でも大きさの違いがわかるが，当時のものはかなり大きい．現在のテープのサイズが19×10×2.5 cmであるのに対して，30～40年前のものは立派なケース入りで，テープのサイズが22.1×14×3.0 cmある．このテープは，この章で紹介したファイバースコープによる口蓋帆の運動観察実験を行った時の発語失行症者TK氏のデータを記録するのに用いたものである．

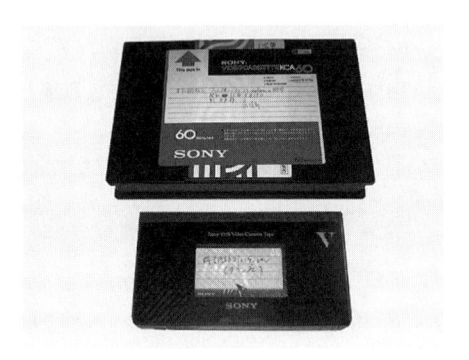

　なお，TK氏については，発症後7ヶ月の時点で笹沼澄子先生が詳しい言語検査を実施され，Darley（1968）の記述による発語失行症であると診断された．

　笹沼先生が診断されたのは，我々のファイバースコープによる口蓋帆の運動観測の実験の6年前であったが，その当時は我が国ではまだ脳のCT検査は普及していなかった．6年後の1976年でもまだ大学病院など一部の病院でしかCT検査は実施されていなかったが，当時の東大医学部音声言語医学研究施設の沢島政行先生や広瀬　肇先生のお力添えで，幸運にも我々はTK氏のCT画像を手にすることができ，病変部位を確認することができた．

　なお，筆者は1975年に米国のインディアナ州立パデュー大学で，Ph.D.の学位を取得したが，博士論文の執筆はワープロではなく，タイプライターで行った．実は，自分でタイプを打ったのではなく，妻が打ってくれたのだが，タイプとワープロの機能差は天と地ほどの違いであり，原稿を何度も何度も書き直して，妻に大変苦労をかけたことを，いまでもほろ苦く思い出す次第である．

第4章 研究の種類

による共同研究では，1,071人の患者をふるい分け，最終的に67人しか基準に合った被験者を得ることができなかった．また，グループ・デザインのもうひとつの短所は，ある治療・訓練方法の効果を調べるために，実験群にその方法を実施する一方，統制群には何もしないということが倫理的に許されない点である．これまでの研究報告のなかには，こうした比較を行うことができた場合もあるが，その場合は，患者の側の都合で治療・訓練のために通院することができなかった患者たちを統制群としている．

　こうしたグループ・デザインの短所を補う方法としてクローズアップされてきたのが，単一被験者（治療）実験法（single-subject experimental design）である（McReynolds and Kearns, 1989）．単一被験者（治療）実験法は，その名前の通り，一人一人の被験者を対象にして，治療（独立変数）を導入しない時期とする時期を設け，対象とする（治療を受ける）行動即ち従属変数を観察し，測定する実験的な方法である．

　単一被験者（治療）実験法での非治療期間はベースライン期と呼ばれ，記号Aで表され，治療期間は記号Bで表される．したがって，基本的なデザインは，A-Bという2つの要素から構成されるが，実際の治療デザインは，A-B-A（図4-7）あるいはA-B-A-B（図4-8）といった形を取ったり，行動間，場面間，被験者間，グループ間でA-Bデザインを比較する多層ベースライン・デザイン（図4-9）と呼ばれる，より複雑な実験パラダイムが採用されたりする．さらには，

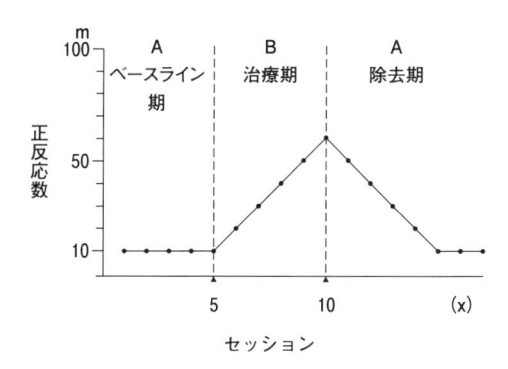

図4-7　A-B-Aデザイン

（McReynolds L.V., Kearns KP（西村辨作・小塩允護訳）：言語障害の実験研究法—心理・言語臨床家のために，学苑社，1989．より）

第4章 研究の種類

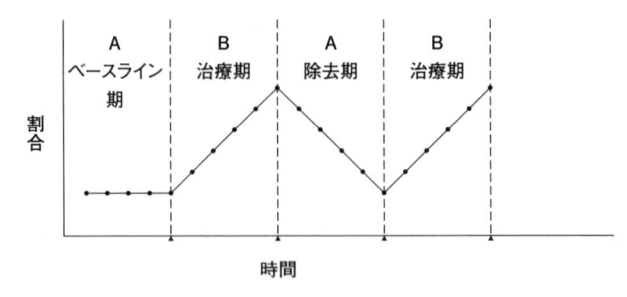

図4-8 A-B-A-Bデザイン
(McReynolds L.V., Kearns KP（西村辨作・小塩允護訳）：言語障害の実験研究法―心理・言語臨床家のために，学苑社，1989．より）

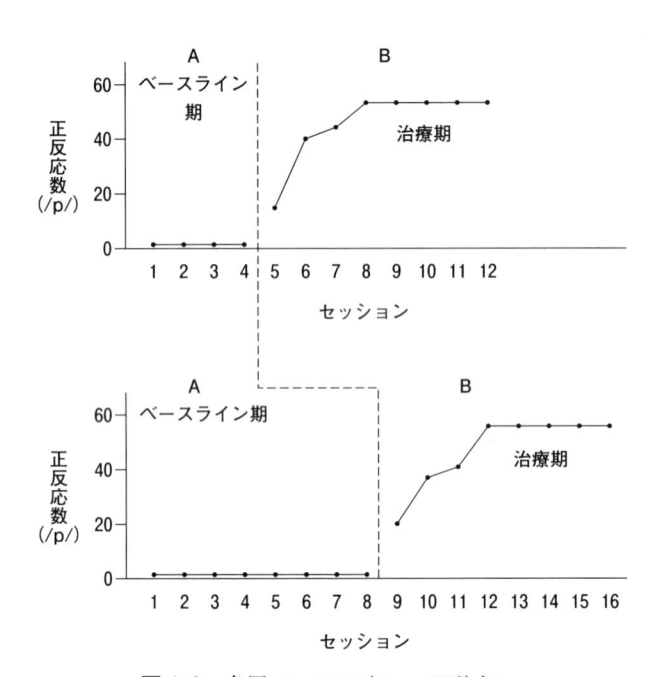

図4-9 多層ベースライン・デザイン
(McReynolds L.V., Kearns KP（西村辨作・小塩允護訳）：言語障害の実験研究法―心理・言語臨床家のために，学苑社，1989．より）

第4章　研究の種類

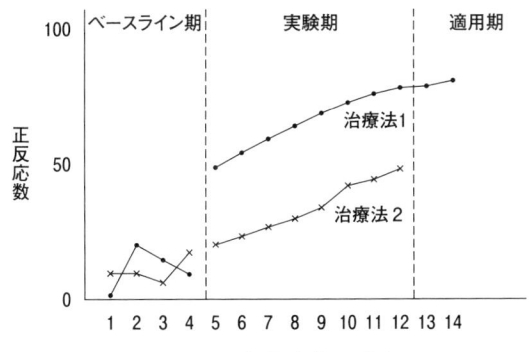

図4-10　二方向治療デザイン
(McReynolds L.V., Kearns KP（西村辨作・小塩允護訳）：言語障害の実験研究法—心理・言語臨床家のために，学苑社，1989. より）

複数の治療法の有効性を比較するために，二方向治療（比較）デザインもしくは交互訓練デザイン（Alternative-treatments design）（図4-10）と呼ばれる方法も工夫されている．

単一被験者（治療）実験法についての読者の理解を深めるために，筆者らが行った治療研究（伊藤他，1995. 本書資料p.180参照）についてやや詳しく紹介する．

この研究では，建築現場での脳挫傷の結果，左側頭葉損傷により失語症（非典型，中等度）になった25歳の男性1例を対象とした．発症後25ヵ月経過したが，通常の言語訓練では，聴覚的理解力の障害が思うように改善しないために，新しい訓練法を2つ工夫し，単一被験者（治療）実験法のひとつである交互訓練デザインを用いて，2期にわたって訓練を実施し，効果を比較検討した．

第1期では，口頭指示を繰り返し与えて，コップや鋏などの日常物品を操作させる訓練と，口頭指示を与えることに加えて指示内容を書いた文を提示し物品を操作させる訓練を行った．その結果，前者の訓練のほうがより有効であったが，2種の訓練とも5回のセッションで正答率が100％に達してしまい，聴覚的理解力の改善に結びつかなかった．これは，本症例にとって訓練課題が比較的易しかったために，短期間で課題を覚えてしまい，聴覚的理解力そのものの改善をもたらさなかったものと考えられた．そこで，第2期の訓練を追加した．第2期では，口頭指示を繰り返し与えて，色，大きさ，形の異なるトークン（厚紙で作ったふだ）を操作させる訓練と，口頭指示を与えながら指示内容を書いた文を提示しトークンを操作させる訓練を行った．表4-3は，第2期の訓練課題である．

表4-3　第2期の訓練課題

聴覚刺激法訓練課題〈セット1〉
1. 大きな黄色い四角の上に，大きな青い四角を置いてください
2. 小さな黒い丸にさわってから，大きな赤い四角にさわってください
3. 小さな白い丸の左に，小さな黒い丸を置いてください
4. 大きな赤い四角を，大きな白い四角から離してください
5. 大きな赤い丸と一緒に，大きな黒い四角も取ってください
6. 小さな黒い四角の前に，大きな黄色い四角を置いてください
7. 小さな白い四角で，小さな黄色い丸にさわってください
8. 大きな青い丸と大きな黄色い丸の間に，小さな赤い四角を置いてください
9. 小さな黄色い四角の代わりに，小さな青い丸を取ってください
10. 大きな青い丸の右に，小さな白い丸を置いてください

聴覚刺激＋視覚刺激法訓練課題〈セット2〉
1. 小さな赤い四角の上に，小さな黒い丸を置いてください
2. 大きな青い四角にさわってから，小さな白い丸にさわってください
3. 大きな黄色い丸の左に，小さな青い丸を置いてください
4. 小さな白い丸を，小さな黄色い丸から離してください
5. 小さな黄色い四角と一緒に，大きな赤い丸も取ってください
6. 大きな黒い丸の前に，小さな黄色い四角を置いてください
7. 小さな赤い四角で，大きな白い四角にさわってください
8. 大きな青い四角と大きな黒い四角の間に，大きな赤い丸を置いてください
9. 小さな黒い丸の代わりに，大きな青い四角を取ってください
10. 小さな白い四角の右に，大きな青い丸を置いてください

　その結果，第2期では前者の訓練のほうが有効であり，かつ，訓練効果の般化も認められた．すなわち，技法1（口頭指示を繰り返し与える）を用いた訓練1の成績が技法2（口頭指示に加えて指示内容を書いた文を提示する）を用いた訓練2の成績を常に上回った．また，老研版失語症鑑別診断検査の聴覚的指示に従う下位検査の成績が，訓練後に上昇し，その成績は訓練終了の2ヵ月後にも維持されていた（図4-11）．

　第1期，第2期の訓練を通して，技法1による訓練成績が技法2による訓練成績を上回った．この結果は，本症例の聴覚的理解障害の改善にとっては，聴覚刺激を繰り返して与える訓練方法のほうが，聴覚刺激に加えて視覚刺激を与え聴覚情報処理を視覚情報で補う訓練方法よりも，有効であったことを示唆している．

第4章　研究の種類

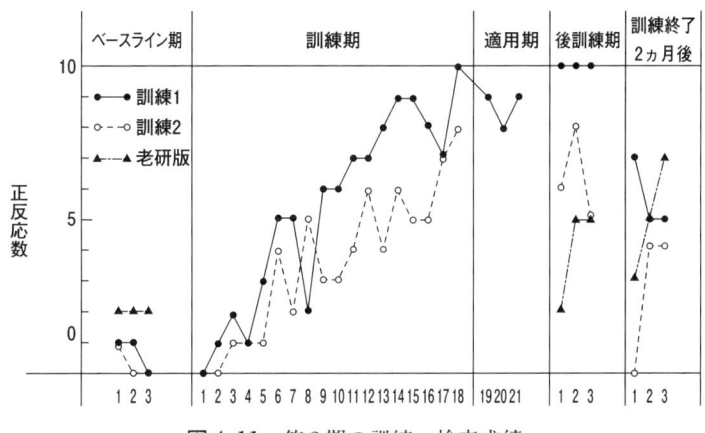

図4-11　第2期の訓練・検査成績

　このことは，本症例だけに特有なものなのか，また，なぜなのかについては，さらに症例を重ねて検討する必要がある．

　この例からも明らかなように，単一被験者（治療）実験法の利点は，先に述べた統制群を設ける方法の短所である同質の被験者集団を確保する必要性がなく，また，個人差を排除したり無視したりすることがない点である．一方，単一被験者（治療）実験法の短所は，結果の一般化が難しいことと，分散分析のような統計法が使用できないことである．しかし，これらの短所を克服するためにいろいろな工夫がなされているので，興味ある読者は，是非 McReynolds and Kearns (1989) に当たってほしい．

2. 少数例研究と多数例研究

　対象被験者の数によって，少数例研究と多数例研究に分けることもできる．前者の極端な場合が，N（被験者数）$=1$ の場合である．N がいくつ以上を多数例研究と呼ぶかについての基準はないが，$N=30$ を少数例研究と多数例研究の境目とする考え方もある（Fox, 1970）．一般的に，N の数が増せばそれだけデータの信頼性も増すが，どれくらいの被験者数が十分かという規則はない．研究の目的・方法・内容によってもその数は異なる．一般論としては，N が大きいことが望ましいが，臨床研究の場合，主として被験者の得難さから，N の数が制限され

第4章 研究の種類

ることが多い．また，臨床家にとっての研究の取りかかり易さという点からも，勢い，非実験的研究としての少数例報告が多くなる．その場合，当然のことであるが，どんな症例でもよいから報告すればよいのではなく，報告に値するものである必要がある．すなわち，これまでに報告されていない全く新しい疾患であるとか，症状であるとか，これまでに報告された同種の障害とは異なる症状を示すとか，特別な検査や訓練を行って新しい知見を得たという理由で，報告に値する場合にのみ発表すべきである．

筆者が発表した症例研究を紹介する（伊藤，1991. 本書資料 p.140 参照）．

この症例 A は，構音習得期以降10年以上にわたって改善がみられなかった男子高校生で，1週間の集中的な構音訓練を実施し，構音障害の顕著な改善を得たので，症例報告の価値があると考え，検査成績と訓練経過を詳しく報告した．表4-4 は，症例 A の訓練経過の詳細の一部であり，図 4-12 は，症例 A の訓練成績の変化（訓練ターゲットとした3種類の音群の正反応率の変化）を示したものである．また，表 4-5 は，症例 A の訓練前後の構音検査結果である．

大石ら（1989）は，第34回日本音声言語医学会総会のビデオ演題に，幼少時より喉頭乳頭腫の再発を繰り返し，喉頭原音が全く出せない症例が，自然に口腔内で音を生成し，日常生活や学校生活を送るのに支障のない明瞭な発話をしていることを報告した．これは極めてまれな症例で，報告に十分値するものであるが，このような珍しい症例に出会うことはまれである．したがって，症例報告をする場合は，症例としてはそう珍しくはなくても，これまで実施されなかった検索や

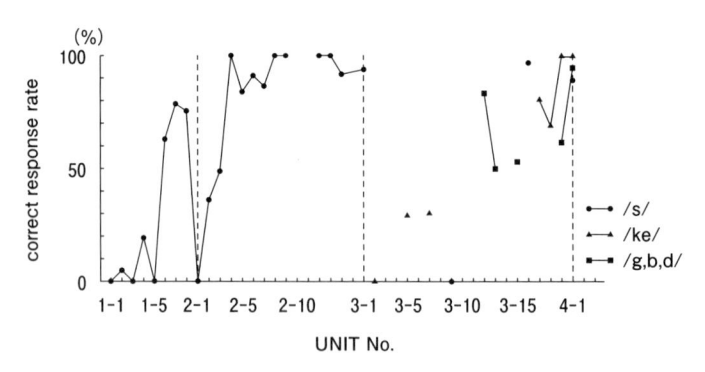

図 4-12 症例 A の訓練成績の変化（訓練ターゲットとした3種類の音群の正反応率の変化）

第4章 研究の種類

表4-4 症例Aの訓練経過の詳細の一部

T：言語聴覚士，S：症例

訓練ユニットNo.	訓練方法	刺激	反応	反応数／試行数（率）	特記事項他
セッション1(言語検査後の15分間)					
1-1	Tの発音をSに模倣させた。Tは上と下の前歯の間に舌をはさんで発音してみせた。	/sa/	/ta/	5/5(100%)	舌を意図的に歯の間に動かせない。
1-2	Tが薄い油紙を細く切って自分の舌の上のせ、その紙をふるわせるようにして、/ʃ/を発音してみせた。Sに鏡を見ながらTと同じように自分の舌の上の紙をふるわせて/ʃ/を発音させた。	/ʃ/	/tʃ/ /ʃ/	14/15(93.0%) 1/15(7%)	紙が口の中に入ると舌が後退して、紙をまるめてしまう。1回だけ偶然きれいな/ʃ/が出た。
1-3	Tが舌圧子でSの舌の側面からおさえて/ʃ/といわせた。	/ʃ/	/ki/	5/5(100%)	舌が後退して/ki/という音になってしまう。
1-4	Tが歯と歯の間から勢いよく息を出して/s/といわせた。SをリラックスさせてTのマネをさせた。	/s/	無音ないし/ts/	8/10(80%) 2/10(20%)	最初音が出なかった。偶然2回/s/が出た。
1-5	Tが/ʃ/を強調してSに模倣させた。	/haʃi/ /hoʃi/ /aʃi/	/hatʃi/ /hotʃi/ /atʃi/(/aʃi/に近い)	1/1(100%) 1/1(100%) 1/1(100%)	
1-6	Tが唇を誘張して左右に引き、/ʃi/といった。Tが発音したすぐ後に1回ずつ、唇の形をマネして発音させた。	/ʃi/	/ʃi/ /tʃi/	4/8(50%) 4/8(50%) 27/41(66%)	はっきりとした/ʃ/が出た。
1-7	Tが唇初見本を示し、後はSに続けて発音させた。Sが失敗した時点でそのモデルを示した。	/ʃi/	/ʃi/ /tʃi/	14/41(34%) 14/18(78%) 4/18(22%)	/ʃ/を初めて意図的に出すことができた。
1-8	Sの声が小さいので少し大きな声を出すように指示し、1回だけモデル提示し、その後、Sに続けて発音させた。鏡を見ながら発音させた。失敗した時だけTモデル提示。	/ʃi/	/ʃi/ /tʃi/	12/16(75%) 4/16(25%)	

〈セッション1終了。今回やったことを家で練習するように指示した。〉

第4章 研究の種類

表4-5 症例Aの訓練前後の構音検査結果

	訓練前	訓練後
単音節復唱検査	〈置き換え〉 /ke/ → /te/ /ga, gi, gɯ, go/ → /ka, ki, kɯ, ko/ /ge/ → /te/ /gja, gjɯ, gjo/ → /kja, kjɯ, kjo/ /da, de, do/ → /ta, te, to/ /bɯ, be, bo/ → /pɯ, pe, po/ /sa, ʃi, sɯ, se, so/ → /ta, tʃi, tsɯ, te, to/ /dza, dʒi, dzɯ, dze, dzo/ → /ta, tʃi, tsɯ, te, to/ /ʃa, ʃɯ, ʃo/ → /tʃa, tʃɯ, tʃo/ /dʒa, dʒɯ, dʒo/ → /tʃa, tʃɯ, tʃol/ 〈省略〉 /ri/ → /i/ /rja, rjɯ, rjo/ → /ja, jɯ, jo/ 〈歪み〉 /mja/	〈置き換え〉 /gjɯ, gjo/ → /kjɯ, kjo/ /de/ → /te/ /dʒi/ → /tʃi/ 〈歪み〉 /go/ /sa, sɯ, so/ /dza, dze, dzo/ → inter-dental化
単語・短文の復唱検査 & 長文の音読検査	単音節検査でみられた誤りの他，以下の誤りが認められた． 〈置き換え〉 /o/ → /a/ 〈省略〉 /ha, çi, he/ → /a, i, e/ /rɯ/ → /ɯ/ 〈歪み〉 /he/ /ɸɯ/ /ri/ /re/	〈置き換え〉 /o/ → /a/ /gi/ → /ki/ 〈省略〉 /ri/ → /i/ /ɸɯ/ → /ɯ/ 〈歪み〉 /go/ /sa, sɯ, so/ /dza, dze, dzo/ → inter-dental化

訓練を行って新しい知見を得たという時に，報告するよう留意すべきである．

3. 前向き研究と後ろ向き研究

　時間的側面からも研究のタイプを2つに分けることができる．すなわち，研究計画が先にあって，その後にデータが集められる場合を前向き研究（前方視的研究，prospective study）と呼ぶ．逆に，データが既にあって，それを何らかの研究意図に沿ってまとめる場合を後ろ向き研究（後方視的研究，retrospective study）という．前向き研究が一般的であるが，言語聴覚障害の領域でこれまで

に報告された研究のなかには後ろ向き研究も多くある．例えば，成人の失語症患者の言語症状の回復状況を調べる目的で，ある時点までに集積された患者の検査結果をまとめた研究（福迫他，1986）などがその例である．

Kerlinger（1973）は，後ろ向き研究の短所として，①独立変数を操作できないこと，②サンプルをランダム化できないこと，③不適切な解釈（推測）が入り込む可能性があること，をあげている．

いずれにしても，前向き・後ろ向きに関わらず，都合の悪いデータを意図的に取り除くといったことは，厳につつしまなければならないが，後ろ向き研究の場合には，そのような人為的操作が入り込む余地が，前向き研究に比べて大であることは否定できない．

4. 横断的研究と縦断的研究

横断的研究（cross-sectional study）とは，ある一時点においてある対象者（群）について，ある特性や機能を計測する研究であり，大多数の研究はこれに該当する．一方，長期間にわたって一定の研究対象者を追跡する研究を，縦断的研究（longitudinal study）という．発達や老化による行動の変化を調べるには，こちらの方法が適切であるが，この方法の欠点としては，①結果を出すまでに数年から数十年かかること，②一個人または集団が時間の経過とともにどのような変化を遂げるかを追跡していく過程で被験者が減っていくこと，があげられる．

下仲（1980）は，老人の知的能力についての講演のなかで，知能についての横断的研究と縦断的研究の違いを示す興味深い例を紹介している．

下仲は，ドペルトとワラスの横断的研究によれば，図4-13から明らかなように，WAIS全検査得点はだいたい20代から30代をピークにして，年齢とともに低下しており，動作性得点も同様な傾向を示している．しかし，言語性得点はだいたい60歳位までは保たれ，それから低下している．ドペルトとワラス以外の横断的研究のすべても同様の結果を示している．しかし下仲は，横断的方法の欠点のひとつとして，世代の違いがテスト結果に影響を及ぼすと指摘している．すなわち，教育年数が短い高齢世代と教育年数が長い若い世代とを比較すると，若い人の知能検査結果が高くなる傾向にあるのである．

次に，下仲は初期の縦断的研究の例として，オーエンズの研究を紹介している．オーエンズは，1919年に大学の新入生に知能テストを行い，30年後の1950年

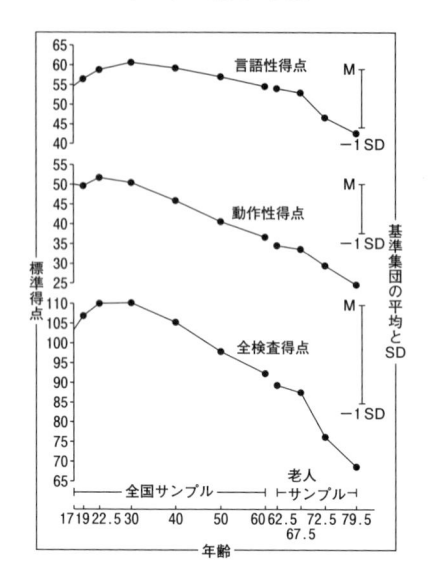

図4-13 WAIS標準化データによる年齢曲線（元データ：ドペルトとワラス，1955．下仲，1980に再掲）

（下仲順子：老人の知的能力，ゼロントロジー公開講座第13回，東京都老人総合研究所，12-20，1980．より）

に再度同じ対象者にテストを行った．さらに，1961年に3回目のテストを行っている．図4-14は，このデータを示したものである．この図から，加齢とともに，「数的」と書かれている算数問題でわずかな低下がみられるが，全体的に能力は低下せず維持されていることが明らかである．下仲によれば，その後多くの研究者によって行われた縦断的研究が，オーエンズの結果を支持し，横断的方法による初期の研究で示された，年とともに知的能力は低下するという考えは退けられたということである．

　臨床場面では，縦断的研究を実施するうえで多くの制約があり，いきおい横断的研究を行わざるをえないが，特に，発達や老化による行動の変化についての研究を実施し，結果を考察する際に，横断的研究の限界に留意すべきであろう．

第4章　研究の種類

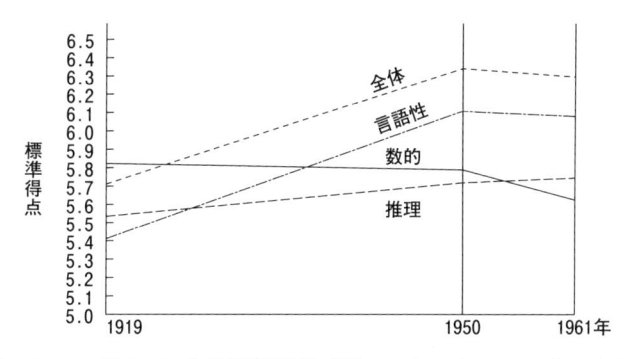

図4-14　Army Alphaによる縦断研究（元データ：オーエンズ，1953．下仲，1980に再掲）
（下仲順子：老人の知的能力，ゼロントロジー公開講座第13回，東京都老人総合研究所，12-20，1980．より）

5. 調査研究と非調査研究

　調査研究は，対象者の意見，意識，態度などを面接技法や質問紙などによって調べる方法であり，代表的なものは質問紙調査（アンケート調査）である．なお，フィールドワーク（現地調査）も調査研究に含まれる．
　一方，非調査研究は，調査研究以外のすべての研究である．
　質問紙調査については，成田（2002）がその特徴，基本的構成要素，質問紙作成の過程・留意点，質問紙による測定に関連した諸問題について，わかりやすくまとめた総説が参考になる．
　ここでは，成田の総説を参考に，質問紙調査を実施する際に知っておくべき基本的事項について述べる．
　成田は，質問紙調査の長所と短所を簡潔な表にまとめている（表4-6）．この表を眺めてみると，成田も指摘しているように，長所と短所は表裏一体のものであり，質問紙を作成する場合には，長所が最大に，短所が最小になるように設計する必要がある．長所のうち，「本質的側面」が特に重要であり，これが質問紙調査を用いる最大のメリットであろう．
　質問紙調査は，回答方法から分類すると，自由回答法，評定尺度法，多肢選択法，複数選択法，一対比較法，順位法，数値分配法，分類法などがある．また，実施方法から分類すると，郵送，面接，電話，留置，集合調査などがある．さらに，

第4章 研究の種類

表4-6 質問紙調査の長所と短所

長　所
（実利的側面）
データ収集が効率的
対象者の協力が得られやすい
多数のデータを比較的斉一な統制された条件で得ることが可能
回答者のペースで回答可能
数値による統計的分析が容易
面接者・評価者の主観の影響の排除
（本質的側面）
観察不能な意識的側面の情報が入手できる
実験できない変数（時間・ライフイベントなど）に対する研究が可能

短　所
（実害的側面）
安易な情報収集法として利用されやすい
回答者の意識的操作が現れる
黙従傾向・社会的望ましさの影響がある
（本質的側面）
回答者の言語能力に依存
言語報告の妥当性・信頼性の確保が困難
回答者自身が意識していない無意識的情報や回答時のノンバーバル情報は入手できない

（成田健一：調査研究―質問紙調査法によるアプローチ, 日本摂食・嚥下リハビリテーション学会雑誌, 6：140-147, 2002. より）

質問紙に自分で記入する自記式と調査員などが記入する他記式とに分けられる．
　質問紙は，調査者，調査の目的・内容，記入の仕方，質問文（項目）と選択肢，フェイスシート（回答者の氏名・性別・年齢・職業など），謝辞等から構成される．
　成田は，質問紙作成の全体の流れを表にまとめている（表4-7）．質問紙を作成する際にこの表を利用すると便利である．このなかの3の「予備調査の実施」は，不可欠なプロセスである．予備調査を実施することによって，語句や文のわかり難さ，回答者の答え難さなどをチェックすることができる．
　なお，質問紙によるアンケート調査を実施する際に，回答率が気になるところであるが，Pannbacker & Middleton（1994）によれば，アンケートの適切な回

第4章 研究の種類

表4-7 質問紙作成の過程

1. 測定目的・対象の明確化
2. 質問文・項目・教示の作成
3. 予備調査の実施
4. 質問文・項目・教示の再検討
5. 質問紙全体の決定
6. 質問紙調査の実施
7. 結果の分析
8. 最終的評価と反省

(成田健一:調査研究—質問紙調査法によるアプローチ, 日本摂食・嚥下リハビリテーション学会雑誌, 6:140-147, 2002. より)

答率は50%であり, 70%以上であれば非常に良いとのことである.

次に, 調査研究の例として, 筆者が実施した研究(伊藤, 1992. 本書資料p.158参照)を紹介する.

この調査は, 理学療法士, 作業療法士, 言語聴覚士がリハビリテーション医をどう見ているか, リハビリテーション医に何を期待しているかを調べ, リハビリテーション・チームにおけるリハビリテーション医とコメディカル・スタッフのあり方について検討するための資料を得ることを目的に実施した. なお, 上田(1972)が実施した同様の調査の結果との比較を行い, 約20年前と実施当時のコメディカル・スタッフの意識の変化を調べることも目的の一部とした.

首都圏と関西圏を中心とする地域の, 任意に選んだ82施設の理学療法士, 作業療法士, 言語聴覚士, 計451人にアンケートを郵送し, 回答してもらった. 回収期間は, 2ヵ月とした. 回収率は, 79.6%とかなり高かった.

図4-15は結果の一部であり, 回答者の領域に関してリハビリテーション医がどの程度知識を有しているかについての3職種の判断と期待についての回答結果を示してある. 同時に示してある上田の調査結果と比較してみると, リハビリテーション医が「重要な役割を果たしている」という意見が有意に増加し, 「むしろ妨げになる」という意見が有意に減少しており, リハビリテーション医に対するコメディカル・スタッフの評価が20年の間に良くなっていることがわかり, 興味深い.

フィールドワーク(現地調査)は, 言語聴覚障害領域ではあまり行われていな

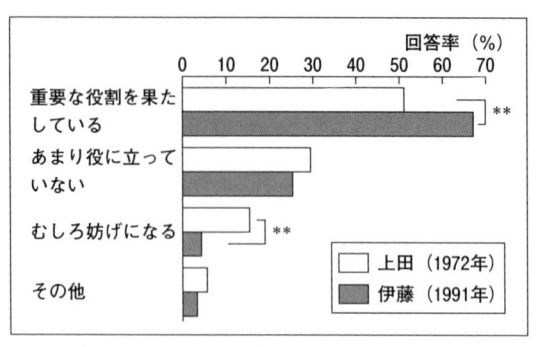

第4章 研究の種類

図4-15 調査研究結果の例（伊藤，1992）

（上：リハビリテーション医の役割についてのコメディカル・スタッフの評価（上田，1972年の結果と今回の結果の比較））

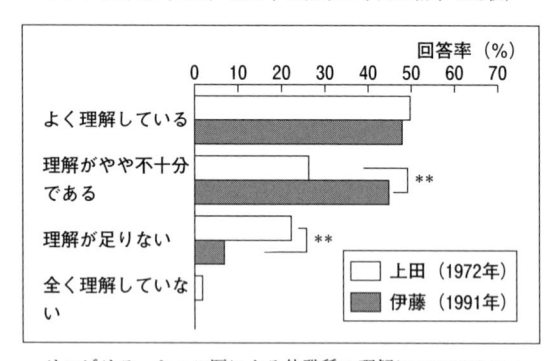

（下：リハビリテーション医による他職種の理解についてのコメディカル・スタッフの評価（上田，1972年の結果と今回の結果の比較））

いが，Bloodstein（1981）が吃音の発生率について人類学者による現地調査の結果を報告している．エジンバラ大学のモルゲンスターンによれば，西アフリカの特定の部族に非常に多くの吃音者がいること，その部族は闘争的で，教育に熱心であることなどがわかった．一方，スネディコーらは，ネイティブ・アメリカンのある部族の1,000人以上に会って質問したが，吃る者はひとりもいなかった．この部族では，言葉に対するプレッシャーも含め，文化の重圧がなく，子どもたちにかなり大幅な自由が与えられていることがわかった．こうした結果から，Bloodsteinは，個人に高い到達目標が押しつけられる競争的社会では吃音者が多く出現する可能性が高いと述べている．

6. 臨床研究と非臨床研究

　言語聴覚障害の研究は，臨床研究と非臨床研究に分けることもできる．臨床研究には，障害そのものについての研究，評価法についての研究および治療研究が含まれる．評価法についての研究には，検査機器の開発研究と検査法の開発研究がある．評価法開発研究の例としては，東京都老人医療センター，東京都老人総合研究所，七沢脳血管障害センターの言語聴覚士によって行われた実用コミュニケーション能力（Communication ADL, CADL）検査の開発研究（綿森他，1987）があげられる．

　また，筆者が行った単語明瞭度検査開発研究もその例のひとつである（伊藤，1992；伊藤，1993．本書資料 p.163, p.173 参照）．

　治療研究には，治療方法の開発研究，治療機器の開発研究，治療効果の研究が含まれる．

　非臨床研究とは，上述の臨床研究以外の研究を指し，もっぱら健常者や動物を対象とした基礎研究が含まれる．

7. 文献研究と非文献研究

　文献研究とは，雑誌，書籍，その他の文字で記録された資料の分析研究を指す．文献研究の例としては，栃木県北から茨城県を通り，太平洋に注ぎ込む那珂川上流の江戸時代の河川運輸の状況を古文書を手がかりに調べた研究（手塚，1998），などがある．

　言語聴覚障害領域での文献研究は筆者の知る限り見当たらないが，例えば，明治・大正・昭和・平成時代の小説を研究対象として，言語聴覚障害に焦点を合わせて検索し，時代の移り変わりとともに，小説のなかでの言語聴覚障害の取り扱い方がどう変わってきたかを調べてみるのも面白い．

　非文献研究は，文献研究以外の研究を指す．

8. 質的研究と量的研究

　研究は，質的研究（qualitative study）と量的研究（quantitative study）の2つに分けることもできる．量的研究とは，客観的な観察方法を用いて，数的な測

第4章 研究の種類

定を行うことにより，数値としてのデータを得る研究である．一方，質的研究は，研究者が対象に向かって自由に働きかけ，相手からの反応を記録し，分析する方法である．記録は，文章メモ，録音，映像などの形をとるが，結果は数値化されるのではなく，文章化される．鎌倉（2003）は，質的研究を，「自然文脈（現実場面）の中で，人間の行動・言葉・作品・その他を観察・聴取・採取し，記録を整理し，得られた所見から一定の推論を導く研究法」と定義づけている．

　質的研究と量的研究との違いを理解するのには，松澤と鎌倉の以下のやりとりが参考になる．以下は，「量的研究・質的研究について」という鼎談（開原他，2007）のなかの発言である．

> 松澤：……単純に言ってしまうと質的研究というのは基本的に文字データつまりテキストを分析対象とする．フィールドノーツにしても，インタビュー記録にしても，それらを分析対象にするときはほとんどが文字テキストのかたちになっている．その後に，それら文字テキストを対象として分析のプロセスが開始される．これに対して，量的研究の場合は，分析の対象が文字テキストではなく数値になっている．その数値を得る手段が，例えば実験であり，準実験であり，あるいはアンケートであり，あるいは評価尺度等ですね．それらの結果が数値データとして得られ，その数値データから分析が開始される．……

> 鎌倉：……質的研究は人の価値観とか，文化とか，行動動機ですとか，あるいは行動そのものですとか，そういうものの数値化できない部分を，いま松澤先生がおっしゃったような方法で解析しようとするのですが，全く別な言い方をすると，量的研究は，自分が取り出したデータを手がかりにしてその背後にある普遍的な真理を求めようとしているのだと思います．一方，質的研究は，ある文脈に載っているある事象についてそれを理解しようとするところに主な意図がある．普遍現象を扱うことはほぼ無理であるという認識があると思います．……

　質的研究は，主に作業療法学および看護学の分野で行われてきているが，言語聴覚障害領域においても，質的研究への関心が高まっているので，本書の読者の理解を助けるために，鎌倉（2003）が紹介している質的研究の単純な例（山﨑・鎌倉，2000）を引用する．

　この研究の動機と目的は，表4-8の通りである．

第4章 研究の種類

表4-8 山﨑・鎌倉（2000）の質的研究の動機と目的

　この研究の動機は，ある時ある母親が「A（自閉症児）の母親でよかった」と語るのを聞いて，第一著者である山﨑が強い感銘を受け，同時に，何がこの母親をこのように成長させたのかそのわけを知りたい，と思ったことにあります．ですから，研究の目的は，「この母親が抱いたわが子の育児に対する思いの変遷と，それを促した要因を，母親の生活物語の中から明らかにすること」でした．

（鎌倉矩子：質的研究の基礎．日本摂食・嚥下リハビリテーション学会雑誌，7：12-18, 2003．より）

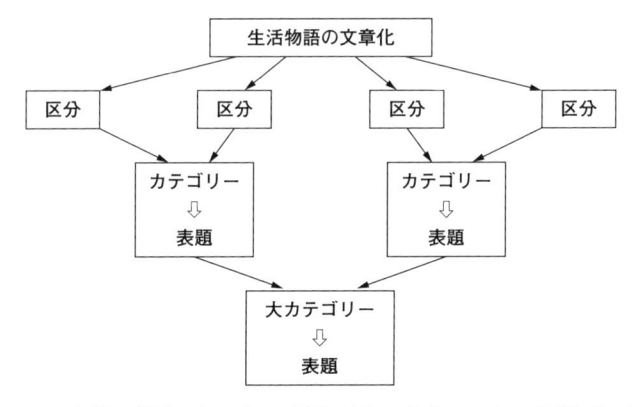

図4-16 山﨑・鎌倉（2000）の質的研究の文章データの分析プロセス
（鎌倉矩子：質的研究の基礎．日本摂食・嚥下リハビリテーション学会雑誌，7：12-18, 2003．より）

　こうした動機と目的の下に，研究者が母親を対象として延べ3時間にわたる詳細な面接を2回に分けて実施した．面接では，母親に，Aの1歳前後から小学校入学までの6年間の心の軌跡を語ってもらい，それを文章化した．そして，その内容を母親の思い毎に分類して，複数の「区分」にした．次に，その思いが類似しているものを集めてカテゴリー化し表題を付け，さらに，カテゴリーの類似性に基づき大カテゴリーを作成し，これにも表題を付けた．全体で，区分数は108，カテゴリー数は12，大カテゴリー数は6になった．図4-16は，このプロセスを模式的に描いたものである．

　次のステップとして，大カテゴリーの表題をそれらが生起した順に並べ，大カ

第4章 研究の種類

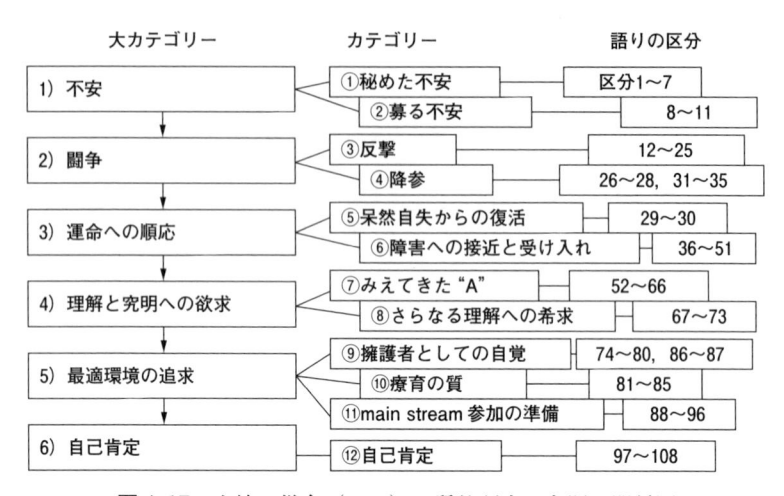

大カテゴリー	カテゴリー	語りの区分
1) 不安	①秘めた不安	区分1～7
	②募る不安	8～11
2) 闘争	③反撃	12～25
	④降参	26～28, 31～35
3) 運命への順応	⑤呆然自失からの復活	29～30
	⑥障害への接近と受け入れ	36～51
4) 理解と究明への欲求	⑦みえてきた"A"	52～66
	⑧さらなる理解への希求	67～73
5) 最適環境の追求	⑨擁護者としての自覚	74～80, 86～87
	⑩療育の質	81～85
	⑪main stream参加の準備	88～96
6) 自己肯定	⑫自己肯定	97～108

図4-17 山﨑・鎌倉（2000）の質的研究の主題の関係図
(鎌倉矩子：質的研究の基礎．日本摂食・嚥下リハビリテーション学会雑誌，7：12-18, 2003. より改変)

テゴリーを導いたカテゴリー群と，それらのカテゴリーを導いた語りの区分群を併記した（図4-17）．著者は，この図は，母親がAの育児に対して抱いた思いの変化を示すものであると述べている．最後のステップとして，この図に基づき，母親の心の軌跡について，所見の全体像を把握し，その解釈を行い，論文にまとめた．

以上，本章では，研究を実験的研究と非実験的研究，少数例研究と多数例研究，前向き研究と後ろ向き研究，横断的研究と縦断的研究，調査研究と非調査研究，臨床研究と非臨床研究，文献研究と非文献研究，質的研究と量的研究に分けて説明してきたが，実際の研究は目的によっていろいろな形を取りうる．すなわち，多数例研究で，前向き研究で，横断的研究で，実験的研究であったり，多数例研究で，後ろ向き研究で，非実験的研究であったりする．

引用文献

Bloodstein O: A handbook on stuttering, National Easter Seal Society, 103-108, 1981.

Darley F.L.: Apraxia of speech: 107 years of terminological confusion, Paper presented at the 44th American Speech and Hearing Association Convention, 1968.

Fox D.J.（小玉香津子訳）：看護研究の基礎，医学書院，227-228, 1970.

第4章 研究の種類

福迫陽子, 物井寿子, 鈴木 勉, 遠藤教子:失語症患者の社会的予後—東京都老人医療センターで言語訓練を受けた303例について—. リハビリテーション医学, 23:219-227, 1986.

肥田野 直, 瀬谷正敏, 大川信明:心理・教育統計学, 培風館, 97-98, 1961.

Itoh M, Sasanuma S, Hirose H, Yoshioka H, Sawashima M: Velar movements during speech in two Wernicke aphasic patients. Brain and Language, 19: 283-292, 1983.

伊藤元信:発話の病理現象解明の意義—実験研究が語るもの. 月刊言語, 11:7-18, 1982.

伊藤元信:リハビリテーション医についてのコメディカル・スタッフ(PT, OT, ST)の意識調査結果. 総合リハビリテーション, 20:423-427, 1992.

伊藤元信:短期間で構音障害の著しい改善が得られた一高校生の構音訓練経過. 音声言語医学, 32:269-279, 1991.

伊藤元信:成人構音障害者用単語明瞭度検査の作成. 音声言語医学, 33:227-236, 1992.

伊藤元信:単語明瞭度検査の感度. 音声言語医学, 34:237-243, 1993.

伊藤元信, 大澤富美子, 飯塚直美:失語症患者の聴覚的理解障害の改善訓練—単一被験者治療実験法による検討—. 音声言語医学, 36:197-205, 1995.

伊藤元信, 笹沼澄子, 牛島達次郎, 広瀬 肇, 吉岡博英:発語失行症における発話時の構音器官の動態—ファイバースコープおよびX線マイクロビームシステムによる観測—. 音声言語医学, 19:285-296, 1978.

開原成允, 鎌倉矩子, 松澤和正, 佐々木 博:量的研究・質的研究について. 国際医療福祉大学紀要, 12:1-12, 2007.

鎌倉矩子:質的研究の基礎. 日本摂食・嚥下リハビリテーション学会雑誌, 7:12-18, 2003.

Kerlinger F.N.: Foundations of behavioral research, Holt, Rinehart & Wilson, New York, 1973.

正高信男:0歳児がことばを獲得するとき—行動学からのアプローチ, 中公新書, 21-22, 1993.

McReynolds L.V., Kearns K.P.: Single-subject experimental designs in communication disorders, Pro-ed, 1989(西村辨作・小塩允護訳:言語障害の実験研究法—心理・言語臨床家のために, 学苑社, 1989).

成田健一:調査研究—質問紙調査法によるアプローチ. 日本摂食・嚥下リハビリテーション学会雑誌, 6:140-147, 2002.

大石公直他:口腔呵語の1症例. 第34回日本音声言語医学会総会学術講演会予稿集. 第1日第1会場11, 1989.

Pannbacker M.H., Middeton G.F.: Introduction to clinical research in communication disorders, Singular Publishing Group, Inc., 1994.

下仲順子:老人の知的能力, ゼロントロジー公開講座第13回, 東京都老人総合研

究所・東京都養育院付属病院, 12-20, 1980.
砂原茂一・上田　敏：講座　対談／PT, OTと研究(2). 理学療法と作業療法, 8：119-120, 1974.
手塚良徳：黒羽河岸を中心とした那珂川上流の河川運輸, 平成10年度芭蕉の館歴史セミナー, 1998年6月28日.
上田　敏：リハビリテーションにおける医師の役割：医師と他職種の関係を中心に. リハビリテーション医学, 9：264-268, 1972.
綿森淑子, 竹内愛子, 福迫陽子, 伊藤元信, 鈴木　勉, 遠藤教子, 高橋真知子, 笹沼澄子：実用コミュニケーション能力検査の開発と標準化. リハビリテーション医学, 24：103-112, 1987.
Wertz R.T. et al.: Veterans administration cooperative study on aphasia: A comparison of individual and group treatment. Journal of Speech and Hearing Research, 24: 580-594, 1981.
山﨑せつ子, 鎌倉矩子：自閉症児Aの母親が障害児の母親であることに肯定的な意味を見いだすまでの心の軌跡. 作業療法, 19：434-444, 2000.

第5章　データの整理と分析

データは，定性的なものと定量的なものとに分けられることは既に述べた．本章では，それらのデータを整理し，構造化し，分析する方法について説明する．

1. 定性的データの整理と分析

言葉により記録された（文章化された）定性的データ（以下，テキストという）は，まず，研究目的に沿っていくつかの群に分けられる．こうした分類を行う際に役立つ方法はカードを使用することである．カードには，インデックスカード，ファイルカードなどがあるが，使いやすいものを選べばよい．次に，カードを比較して，類似のものをまとめて分類する作業を行う．最初は，できるだけ細かく分類し，順次，より大きな項目にまとめていく．分類されたグループには名前をつける．すなわちカテゴリー化する．こうした作業を行った結果に基づき，得られたデータが何を意味しているかを考察する．

読者は既に気づかれたと思うが，この方法は，第4章で説明した質的研究のデータ整理・分析・解釈の手続きと酷似しているというか，同じである．

つまり，定性的データを扱う研究は質的研究に含まれるものであり，データは原則として，上に述べた方法で処理するのである．

カードを使ってデータを分類する方法として，よく知られているのはKJ法（川喜田，1967；1970）であり，定性的データの整理に役立つ（KJ法については第6章で詳しく解説している）．

なお，定性的データについては，次に述べる定量的データで行うような統計的処理はしない．

第5章　データの整理と分析

2. 定量的データの整理と分析

　数値としての定量的データについては，統計処理を行うが，それには記述統計処理，推理統計処理および特殊な統計処理という3種類の方法がある．

　記述統計処理とはデータを要約し，データの意味することを効果的に伝えるための方法である．一方，推理統計処理とは，推理統計の理論に基づいて，得られた結果の意味づけを行う方法である．さらに，特殊な統計処理とは，数学的手法を用いて多くの変数の間の関連性を明らかにする方法である．

1）記述統計処理

　数量的データの整理の仕方も，まず分類することから始まる．

　データを要約し分類し，データの意味することを効果的に伝えるための簡単な方法は，項目毎に出現回数を計算して度数を得て，それらがどのように分布しているかを表（度数分布表）ないしグラフ（ヒストグラム）に表す．図5-1は，データをコンピュータが表出したもので，度数分布表とヒストグラムを兼ねたものであり，データの全体的な特性を把握することができる．

　次に，代表値と散布度という2つの統計的概念を用いてデータの分布の特性を記述する．

　代表値とは，測定値の分布の位置に関するものであり，平均値，中央値，最頻

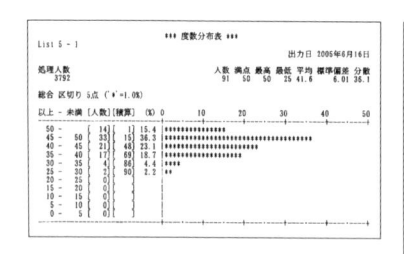

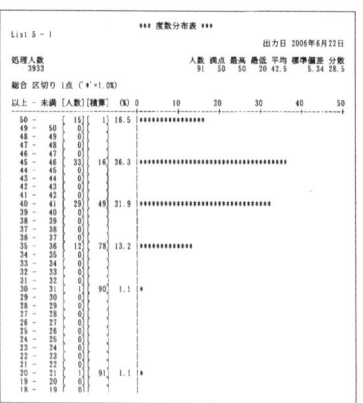

図5-1　度数分布表（兼ヒストグラム）の例（学生のテストの成績）

第5章 データの整理と分析

値があり，散布度とは分布の広がりに関するものであり，範囲，標準偏差，分散などがある．

代表値のうち最もよく使われるのは，平均値（ミーン，mean）であり，すべての測定値を合計し，件数で割ることによって得られる．

中央値（中位数，メディアン，median）は，測定値を大きい順に並べた場合に，ちょうどまん中に位置する値のことである．

最頻値（並数，流行値，モード，mode）は，一番"はやっている"数，すなわち，分布の中で最もしばしば出現する値のことである．

通常は，平均値が用いられるが，その他の代表値のほうがよい場合がある．例えば，図5-2に示すような右側の歪んだデータ分布の場合，平均値56よりも中央値（中位数）62のほうがこのデータの代表値としてより適切である．なお，左側の左右対称な分布の場合は，平均値49.8がこのデータをよく代表している．

また，最頻値のほうが平均値よりよい場合の例としては，種々の刺激提示時間に対して，図5-3のような反応が得られた場合，平均値の90msecよりも，最頻値の110msecのほうがこの分布の特徴を適切に表す．

測定値の広がり，散らばり度を表す散布度のうち，範囲（レンジ，range）は分布の中の最高値から最低値を引いたものである．範囲が同じでも分布が異なる例を図5-4に示した．

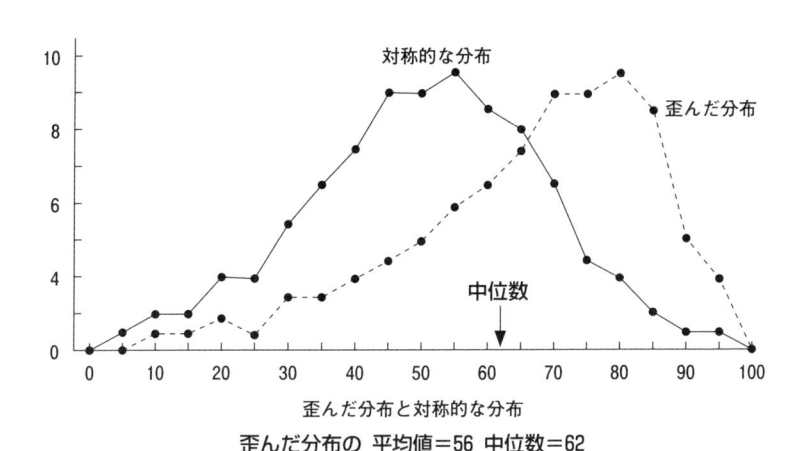

図5-2 歪んだ分布と対照的な分布の比較

（清水利信，阪本敬彦：プログラム学習による基礎統計法，高陽書院，1969．より）

第5章　データの整理と分析

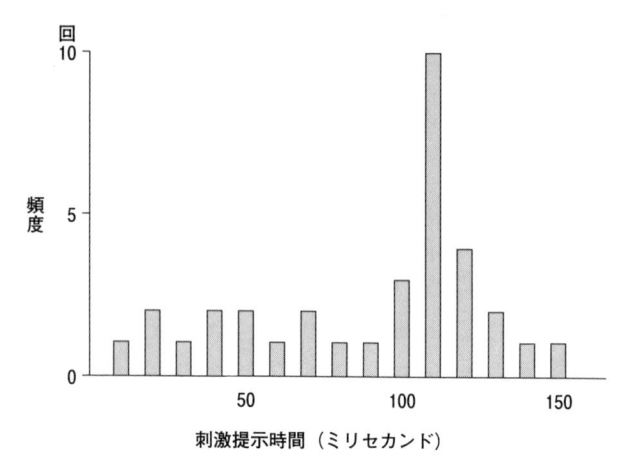

図5-3　最頻値が平均値よりも代表値として適切な分布の例

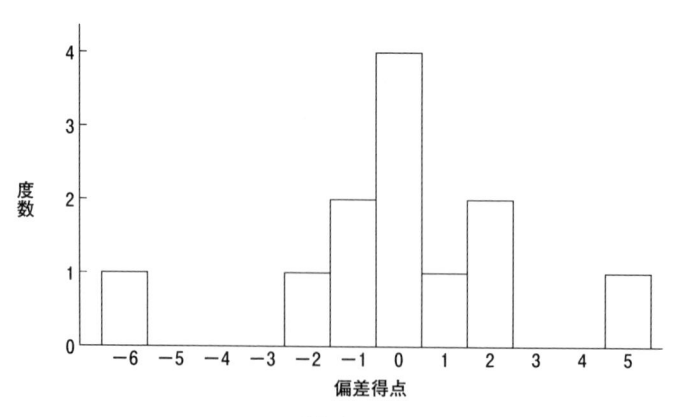

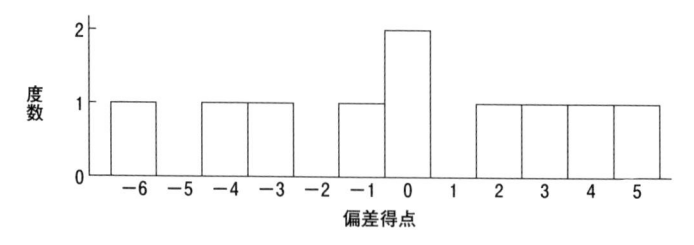

図5-4　範囲が同じで分布が異なる例
（清水利信，阪本敬彦：プログラム学習による基礎統計法，高陽書院，1969．より）

第5章 データの整理と分析

　偏差は個人のデータと代表値（主に，平均値）との差であり，各測定値が平均からどのくらいへだたっているかを示す．この偏差の2乗の平均が，分散

$$\frac{1}{N}\sum_{i=1}^{N}(\overline{X}-Xi)^2$$

である（Nはデータの個数，$\overline{X}$は平均値，Xiは個々の測定値）．分散は，分布内で測定値が平均から遠ざかっていけばいくほど，これを重要視して，粗点に重みづけをするために，2乗されている．そのため，もとの測定値と直接比較したり，関係づけたりすることはできない．

　分散を平方根でもとに戻したものを標準偏差（シグマ，σ）といい，

$$\sigma = \sqrt{\frac{1}{N}\sum_{i=1}^{N}(\overline{X}-Xi)^2}$$

これは，もとの測定値と同じ単位になるため，もとの測定値と比較することができる．

　2つの変量の間の関係の程度を示す相関の有無を調べることも，記述統計処理に含まれる．図5-5は，相関図と呼ばれるもので，2つの変量の様々な関係を示している．これらの図で，分布が対角線に近づけば近づくほど，相関は高いといえる．逆に対角線から離れ全体に散らばれば相関は低いことになる．相関の大体の傾向を示す線が右上がりの場合は，相関は積極的（あるいは＋，正の相関）であるといい，大体の傾向を示す線が右下がりの場合は，相関は消極的（あるいは－，負の相関）であるという．

　相関係数は2つの変量の間の関係の程度を表す数値であり，±0.00～±0.20はほとんど相関なし，±0.20～±0.40は低い相関あり，±0.40～±0.70はかなりの相関あり，±0.70～±1.00は高い相関ありと判断される．

　なお，相関関係と因果関係とは異なることに留意すべきである．例えば，数学と国語のテスト得点が高い相関を示しても，数学のテスト成績が良いことが原因で，国語の成績が良くなるとはいえない．

　記述統計処理のどの方法を使用するかは，測定尺度によって規定される．測定尺度とは，事象の数量的記述である測定に用いる尺度を指し，名義尺度，順序（序数）尺度，距離（間隔）尺度，比例尺度からなる．

　名義尺度とは，分類目的のためのラベルとしての数値のことである．例えば，卒業式で和服を着ている学生を1とし，そうでない学生を0として，人数を調べる．この場合の，1と0は名義尺度であり，使える統計処理方法は，度数，最頻度，

第5章　データの整理と分析

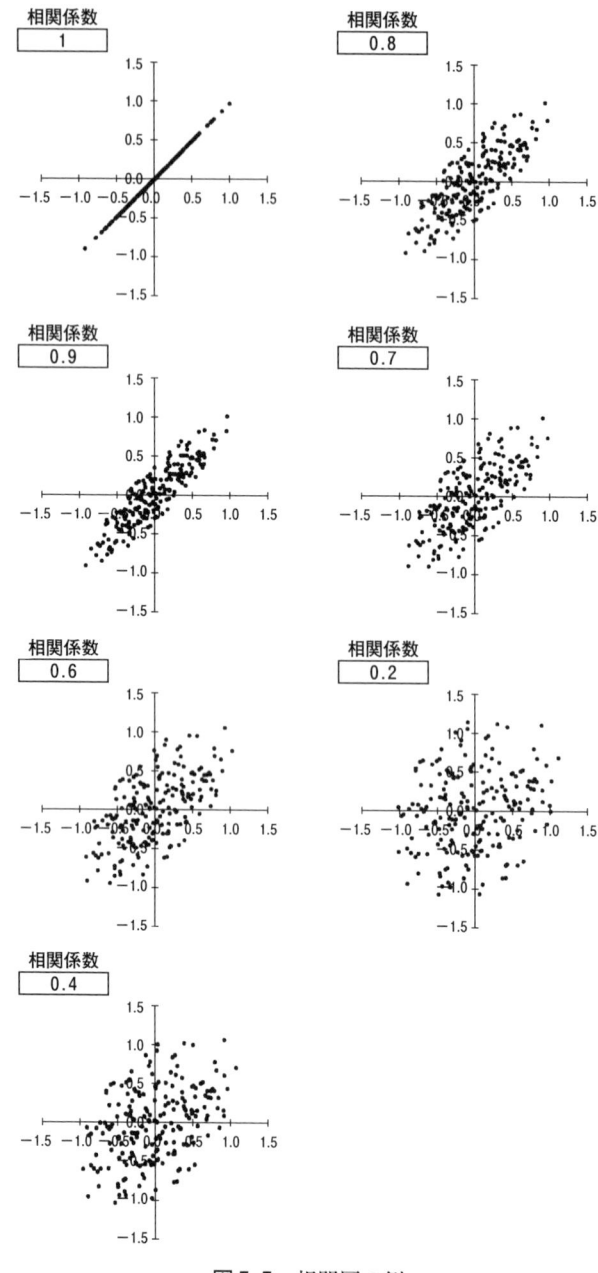

図5-5　相関図の例
（兵頭明和：数学を使わない医療福祉系の統計学，共立出版，2003．より）

定性相関係数（ファイ，Φ係数）などに限られる．

　順序（序数）尺度とは，順序を表す数値で，例えば，100m競走の1位，2位，3位などのことで，この場合，間隔は問題にしない．したがって，加減乗除の計算はできない．使える統計処理の方法は，メディアン，パーセンタイル，順位相関係数などに限られる．

　距離（間隔）尺度は，順序尺度に間隔の概念が加わった尺度であり，数値間の間隔（距離）に加法性が成り立つ場合である．例えば，国語の点数が70点，算数の点数が80点といった形のもので，加減乗除できる．数値が距離尺度の性質をもっていれば，平均値や標準偏差を計算したり，ピアソンの積率相関係数などを求めることができる．

　最後の比例尺度とは，距離尺度に絶対0点が加わった尺度であり，比を求めることが意味をもちうるもので，身長や体重測定での数値がこれに該当し，広範な統計的手法を使用することができる．

　表5-1は，これら4種の測定尺度と使用可能な統計的手法を示したものである．

表5-1　4種の測定尺度と使用可能な統計的手法

尺度	基本となる経験的操作	許される統計的手法	例
名義尺度	相等性（equality）が保証されること	事例数を数えあげることモードを決めること属性相関を求めること	学級に番号をつけること
序数尺度	数値間により大またはより小の関係が保証されること	メディアン，パーセンタイル，順位相関を求めること	鉱物の硬度臭の快度
距離尺度	数値間の間隔（距離）がどこでも同等であることが保証されること	算術平均，標準偏差，順位相関，ピアソンの相関係数を求めること	温度学力検査における「標準得点」
比例尺度	数値の比がつねに同等であることが保証されること	幾何平均，変異係数を求めること	長さ，重さ，密度音の高さの尺度（mels）音の大きさの尺度（sones）

（肥田野　直，瀬谷正敏，大川信明：心理・教育統計学，培風館，1961．より）

2) 推理統計処理

　推理統計処理とは，推理統計の理論に基づいて，得られた結果の意味づけを行うことを指す．例えば，2つの被験者グループの測定結果の差が，有意に異なるといえるかどうか，あるいは，訓練前後の成績の差が有意に異なり，訓練効果があるといえるかどうか，また，ある特定地域の特定の年齢層の被験者のある測定データが日本人全体のその年齢層のデータと同じであるといえるかどうか，といった事柄を判定するのに用いられる．このことから明らかなように，推理統計処理と先に述べた記述統計処理とは全く異なるものである．表5-2は，推理統計処理について理解するために知っておくべき用語をまとめたものであり，図5-6は，母集団と標本の関係を描いたものである．

　ある特定地域の特定の年齢層の被験者のある測定データが日本人全体のその年齢層のデータと同じであるといえるかどうかを判定するということは，言い換え

表5-2　推理統計処理で用いる主な用語

母集団（population）：対象全体
パラメーター：母集団の特性を表す値（例：平均値）
標本（サンプル）：実際に調べる対象
統計量：標本を測定して得られた値
一般化（generalization）：標本についての結果が母集団に当て
　　　　　　　　　　　　はまると考えること

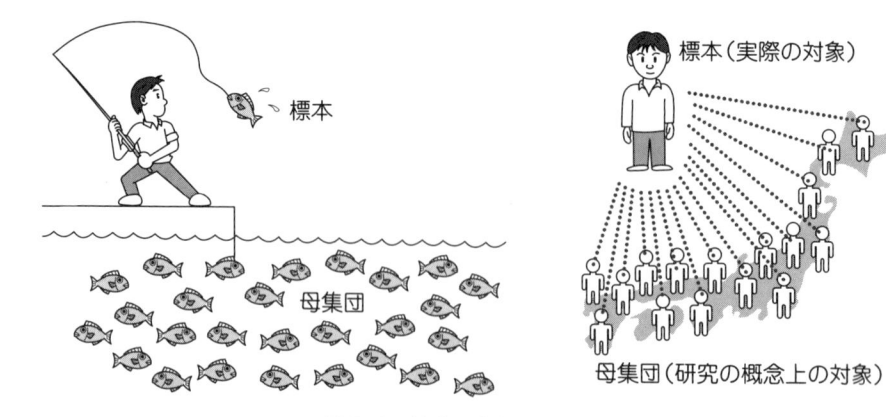

図5-6　母集団と標本の関係

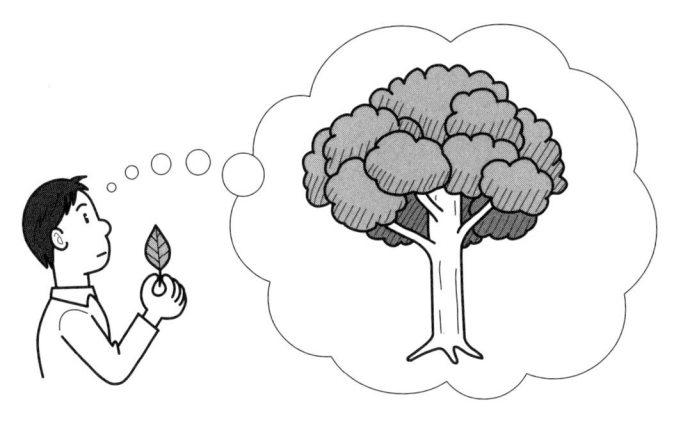

図5-7 見本で全体を推定する

れば，見本で全体を推定すること（図5-7）である．これを表5-1で示した用語で表すと，統計量からパラメーターの値を推定することである．

この方法には，推定を誤る危険性があり，その度合は，誤差の確率で数量的に表すことができる．推定を誤る最も大きな理由は，母集団を正しく代表していない標本（偏った標本）を選んでしまうことである．例えば，高校卒業生の平均読書量調査を行う場合に，大学受験組を標本としたのでは不適当である．なぜなら，母集団のなかの他の下位集団（就職組を含む非大学受験組）が除外されているからである．

正しい一般化のためには，標本は代表的でなければならない．代表的標本を得るためには，母集団の各メンバーに取り出される（標本抽出される）機会を等しく与える必要がある．

そのためにいろいろな標本抽出の方法が考案されている．

図5-8は，無作為抽出法を示している．また，図5-9は，層別抽出法の例である．

見本で全体を推定すること，すなわち，統計量からパラメーターの値を推定するということは，別の言い方をすれば，例えば，標本の平均から母集団の平均を推定することである．この場合，当然なことながら，ピタリと正確には推定できない．

範囲と確率を用いて，「母集団の平均はこれこれの数値の範囲内にあることが，

第5章 データの整理と分析

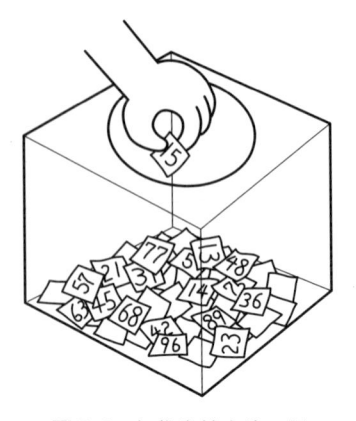

図5-8 無作為抽出法の例

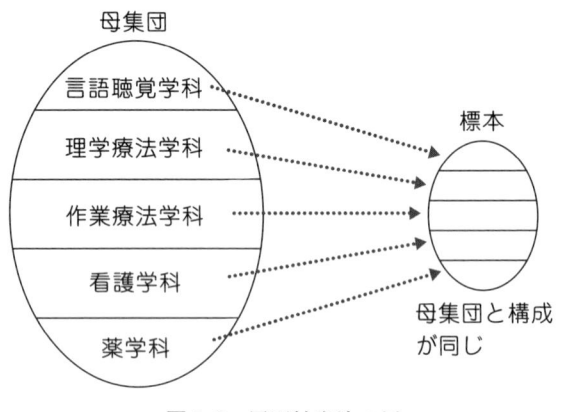

図5-9 層別抽出法の例

これこれの確率でいえる」というように表現する.

なお，母集団の平均が存在する範囲は，標本の大きさと母集団の散布度に依存するため，母集団の平均の推定を正確にするためには，標本のサイズが大きいことと，母集団の散布度が小さいこと（これは標本の散布度から推定）が要求される.

ここで，標本の統計量から母集団のパラメーターを推測する具体例（大村，2002の例を改変したもの）を示す.

サカナがたくさん入った箱の中から数匹のサカナを取り出して重さを量り，箱

第5章 データの整理と分析

の中の全部のサカナの重さの平均値 μ（ミュー）を推測する場合である．ここで，箱の中のサカナ全部は母集団であり，取り出す数匹のサカナは標本（サンプル）である．

無作為に取り出した10匹のサカナの重さは表5-3の通りである．

このデータから，標本平均 $\bar{x}$ と標本標準偏差 s とを計算すると，$\bar{x} = 400$, $s = 14.8$ となる．

表5-3 箱の中から無作為に取り出した10匹のサカナの重さ（グラム）

405	395	410	426	398
402	374	417	283	390

表5-4 t 分布表の一部

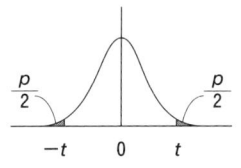

優位性の信頼水準 → p
自由度 → ϕ

ϕ \ p	0.50	0.40	0.30	0.20	0.10	0.05	0.02	0.01	0.001
1	1.000	1.376	1.963	3.078	6.314	12.706	31.821	63.657	636.619
2	0.816	1.061	1.386	1.886	2.920	4.303	6.965	9.925	31.598
3	0.756	0.978	1.250	1.638	2.353	3.182	4.541	5.841	12.941
4	0.741	0.941	1.190	1.533	2.132	2.776	3.747	4.604	8.610
5	0.727	0.920	1.156	1.476	2.015	2.571	3.365	4.032	6.859
6	0.718	0.906	1.134	1.440	1.943	2.447	3.143	3.707	5.959
7	0.711	0.896	1.119	1.415	1.895	2.365	2.998	3.499	5.405
8	0.706	0.889	1.108	1.397	1.860	2.306	2.896	3.355	5.041
9	0.703	0.883	1.100	1.383	1.833	2.262	2.821	3.250	4.781
10	0.700	0.879	1.093	1.372	1.812	2.228	2.764	3.169	4.578
11	0.697	0.876	1.088	1.363	1.796	2.201	2.718	3.106	4.437
12	0.695	0.873	1.083	1.356	1.782	2.179	2.681	3.055	4.318
13	0.694	0.870	1.079	1.350	1.771	2.160	2.650	3.012	4.221
14	0.692	0.868	1.076	1.345	1.761	2.145	2.624	2.977	4.140
15	0.691	0.866	1.074	1.341	1.753	2.131	2.602	2.947	4.073

↑ t値

（大村 平：統計のはなし 改訂版—基礎・応用・娯楽，日科技連出版社，2002．より一部改変）

第5章　データの整理と分析

一方，t分布表（表5-4）から，n＝10つまり　自由度φ＝9で両裾の面積が0.05になるようなtの値を求めると，t＝±2.262が得られる．

これらの値を，平均値μを算出する公式に代入すると，

（公式）　$\mu = \bar{x} \pm t\left(\dfrac{s}{\sqrt{n-1}}\right)$

$\mu = 400 \pm 2.262\left(\dfrac{14.8}{\sqrt{10-1}}\right)$

$\mu = 400 \pm 2.262(14.8 \div \sqrt{10-1})$

$ = 400 \pm 2.262 \times 4.94$

$ = 400 \pm 11.2$

が得られる．つまり，箱の中のサカナの重さの平均値μは，95％の確率で，400±11.2gであると推定することができる．

以上の方法により，神様しかわからなかったμの値がわかることになる（図5-10）．

次に，2つの被験者グループの測定結果の差が，有意に異なるといえるかどうかを推理統計処理の手法を用いて判断する例を示す．

これは，学習を妨害する条件についての研究である（清水・坂本，1969）．

2人の大学生を対象として，ひとりには飛行場の近くの家で学習させ，もうひとりには大学の図書館で学習させて，学習前後にテストを実施し，成績を比較

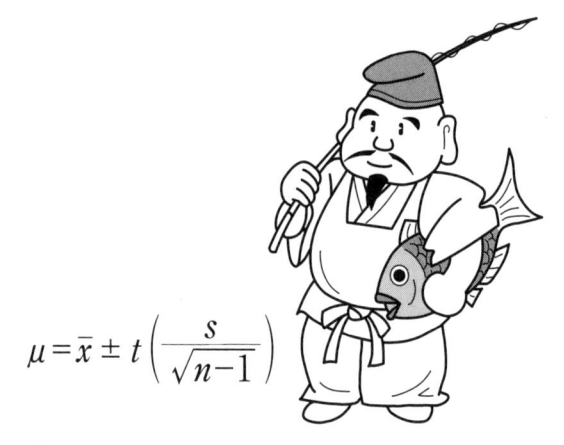

図5-10　神様にしかわからないμ（ミュー）の推定

第5章 データの整理と分析

した．

その結果，飛行場の近くで学習した学生の成績が良かった．この結果から，「妨害条件のあるときのほうが学習がよくできる」と結論してよいか？　この結論は正しくない．なぜなら，2人の学生の能力，意欲，過去の経験などが異なっているはずであり，学習成績の差はそれらの差かもしれないからである．この研究を改善するためには，実験目的に無関係な能力，意欲などの因子を統制するとともに，2つの条件下の被験者の数を増やすことが必要である．

母集団から無作為抽出された標本ならば，学習能力が正規分布するはずである（図5-11）．

この標本を無作為に2つの下位集団に分け，一方は飛行場近くで学習させ，他方は図書館で学習させる．学習前の両群の学習能力の平均と分散は理論的には等しいはずであるが，実際には，選択の際の偶然的変動のため，ある程度の差は出る．2つの下位集団の分布は，図5-12の実線で示したようになる．点線は母集団の分布である．

もし環境的因子（飛行場と図書館）が学習に影響するなら，学習後の2つの下位集団の平均と分布は図5-13が示すように，離れるはずである．そうなれば，ひとつの母集団からの2つの標本ではなく，異なった2つの母集団からの標本とみなすことができる．

実験前後のテスト結果は，表5-5の通りであった．

下位集団の平均の差がひとつの母集団から得た標本とは考えられないほど大きいか，2つの異なる母集団からの標本と考えられるかどうかを検定する．これは，

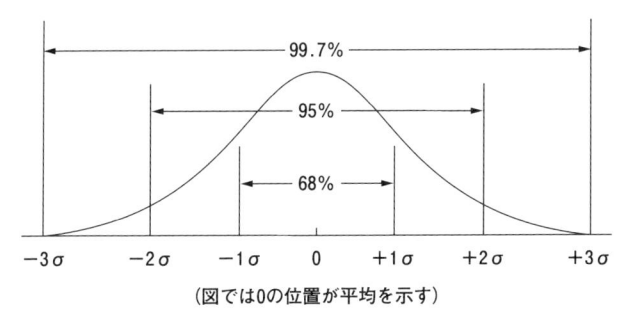

（図では0の位置が平均を示す）

図5-11　正規分布図

(清水利信，阪本敬彦：プログラム学習による基礎統計法，高陽書院，1969. より)

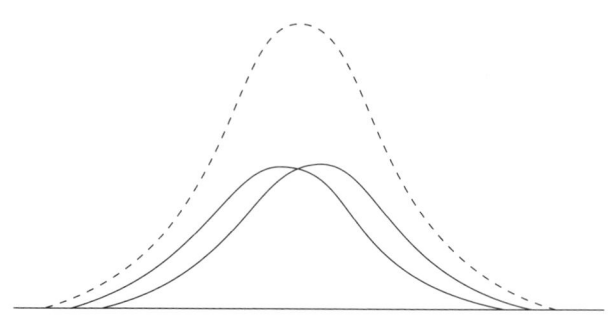

点線：母集団の学習能力分布
実線：2つの下位集団の学習能力分布

図5-12　2つの下位集団と母集団の学習能力の分布
(清水利信, 阪本敬彦：プログラム学習による基礎統計法, 高陽書院, 1969. より)

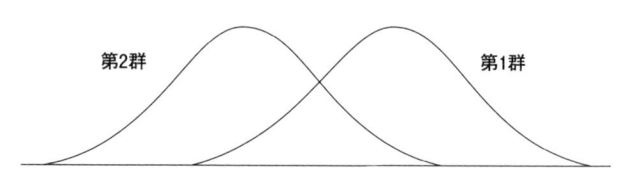

第2群　　第1群

図5-13　学習後の2つの下位集団のテスト成績の分布
(清水利信, 阪本敬彦：プログラム学習による基礎統計法, 高陽書院, 1969. より)

表5-5　実験前後のテスト結果

	実験前			実験後		
	平均点	SD	人数	平均点	SD	人数
第1群	82.1	1.3	21	85.3	1.6	21
第2群	81.5	1.2	21	95.5	1.3	21

(清水利信, 阪本敬彦：プログラム学習による基礎統計法, 高陽書院, 1969. より)

平均の差の有意性の検定である．この検定には，下位集団の平均と標準偏差を用いる．

「下位集団の平均の差が非常に大きいから，これは標本抽出の過程における偶然的変動には帰せられない」ということを確率の原理で調べる．平均の差が偶然的変動より大きいと認められた時，その差は統計的に有意であるといえる．

有意差の検定は，確率の用語で表現する．差の有意性の信頼水準1％（0.01）

とは，結果が偶然に起こる見込みが100回に1回であることを示す．信頼水準は，5%水準も用いられる．

実験前には2つの群は共通の母集団であったが，実験条件が下位集団を変化させた結果，2つの集団はいまやひとつの母集団からの2つの標本とはみなされず，2つの異なった母集団からの下位集団とみなされる．

2つの平均の差の検定であるt検定の公式は，

$$（公式）\quad t = \frac{1}{\overline{x_1} - \overline{x_2}} \sqrt{\frac{s_1^2 + s_2^2}{n-1}}$$

である．なお，ここで，$\overline{x_1}$と$\overline{x_2}$は，それぞれ標本1と標本2の平均であり，s_1とs_2は，それぞれ標本1と標本2の標準偏差であり，nは2つの標本の大きさである．この式により，$t = 21.13$となる．

自由度$\phi = n - 1 = 21 - 1 = 20$で，有意性の信頼水準$p = 0.05$の時の$t$の値は$t$の表（表5-6）から，2.086である．これは，$t$が+2.086より大きい確率が.025，-2.086より小さい確率が.025，両者を合わせて.05であることを示している．もし，片側検定なら，一方の分布のみでよいので，自由度20で5%の信頼水準なら，tの絶対値は1.725でよい（図5-14参照）．

以上から，検定の結果，有意であるということは，あらかじめ決められた確率の下で，次のことを意味している．

①同一母集団から無作為に選ばれた2つの下位集団はいまや同一集団に属するとはみなせない．

②このように，2つの集団の性質が変わったのは，主として実験的操作の結果である．

これまで，2つの下位集団の平均の有意差検定の例を示したが，平均の差は2つ以上の下位集団についても検定できる．また，散布度や相関などの統計量にも適用できる．

表5-7は，代表値間の主な有意差検定法をまとめたものである．

なお，この表の右側のパラメトリック法を用いる前提条件としては，母集団のパラメーター（平均や分散など）の特性が仮定できることと間隔尺度以上の尺度による測定であることである．

これに対して，左側のノンパラメトリック法を用いる際には，母集団のパラメーターの仮定が不要であるとともに，ほとんどが順序尺度以上の測定を要求し

第5章　データの整理と分析

表5-6　tの表（両側分布）

tの絶対値がある値より大きな値をとる確率pに対する各自由度でのtの値の分布表

p \ ϕ	0.9	0.8	0.7	0.6	0.5	0.4	0.3	0.2	0.1	.05	.02	.01	.005	.002	.001
3	.137	.277	.424	.584	.765	.978	1.250	1.638	2.353	3.182	4.541	5.841	7.453	10.213	12.941
4	.134	.271	.414	.569	.741	.941	1.190	1.532	2.132	2.776	3.747	4.604	5.598	7.173	8.610
5	.132	.267	.408	.559	.727	.920	1.156	1.476	2.015	2.571	3.365	4.032	4.773	5.893	6.859
6	.131	.265	.404	.553	.718	.906	1.134	1.440	1.943	2.447	3.143	3.707	4.317	5.208	5.959
7	.130	.263	.402	.549	.711	.896	1.119	1.415	1.895	2.335	2.998	3.499	4.029	4.781	5.405
8	.130	.262	.399	.546	.706	.889	1.108	1.397	1.860	2.336	2.896	3.355	3.883	4.505	5.041
9	.129	.261	.398	.543	.703	.883	1.100	1.383	1.833	2.222	2.821	3.250	3.690	4.297	4.781
10	.129	.260	.397	.542	.700	.879	1.193	1.372	1.812	2.228	2.764	3.169	3.581	4.144	4.587
11	.129	.260	.396	.540	.697	.876	1.088	1.363	1.796	2.201	2.718	3.106	3.497	4.025	4.437
12	.128	.259	.395	.539	.695	.873	1.083	1.356	1.782	2.179	2.681	3.055	3.428	3.930	4.318
13	.128	.259	.394	.538	.694	.870	1.079	1.350	1.771	2.160	2.650	3.012	3.372	3.852	4.221
14	.128	.258	.393	.537	.692	.868	1.076	1.345	1.761	2.145	2.624	2.977	3.326	3.787	4.140
15	.128	.258	.393	.536	.691	.866	1.074	1.341	1.753	2.131	2.602	2.947	3.286	3.733	4.073
16	.128	.258	.392	.535	.690	.865	1.071	1.337	1.746	2.120	2.583	2.921	3.252	3.686	4.015
17	.128	.257	.392	.534	.689	.863	1.069	1.333	1.740	2.110	2.567	2.898	3.222	3.646	3.965
18	.127	.257	.392	.534	.688	.862	1.067	1.330	1.734	2.101	2.552	2.878	3.197	3.610	3.922
19	.127	.257	.391	.533	.688	.861	1.066	1.328	1.729	2.093	2.539	2.861	3.174	3.579	3.883
20	.127	.257	.391	.533	.687	.860	1.064	1.325	1.722	(2.086)	2.528	2.845	3.153	3.552	3.850
21	.127	.257	.391	.532	.686	.859	1.063	1.323	1.721	2.080	2.518	2.831	3.135	3.527	3.819
22	.127	.256	.390	.532	.686	.858	1.061	1.321	1.717	2.074	2.508	2.819	3.119	3.505	3.792
23	.127	.256	.390	.532	.685	.858	1.060	1.319	1.714	2.069	2.500	2.807	3.104	3.485	3.767
24	.127	.256	.390	.531	.685	.857	1.059	1.318	1.711	2.064	2.492	2.797	3.091	3.467	3.745
25	.127	.256	.390	.531	.684	.856	1.058	1.317	1.708	2.060	2.485	2.787	3.078	3.450	3.725
26	.127	.256	.390	.531	.684	.856	1.058	1.315	1.706	2.056	2.479	2.779	3.067	3.435	3.707
27	.127	.256	.389	.531	.684	.855	1.057	1.314	1.703	2.052	2.473	2.771	3.057	3.421	3.690
28	.127	.256	.389	.530	.683	.855	1.056	1.313	1.701	2.048	2.467	2.763	3.047	3.408	3.674
29	.127	.256	.389	.530	.683	.854	1.055	1.311	1.669	2.045	2.462	2.756	3.038	3.396	3.659
30	.127	.256	.389	.530	.683	.854	1.055	1.310	1.667	2.042	2.457	2.750	3.030	3.385	3.646
40	.126	.255	.388	.529	.681	.851	1.050	1.303	1.684	2.021	2.423	2.704	2.971	3.307	3.551
60	.126	.254	.387	.527	.679	.848	1.046	1.296	1.671	2.000	2.390	2.660	2.915	3.232	3.460
120	.126	.254	.386	.526	.677	.845	1.041	1.289	1.658	1.980	2.358	2.617	2.860	3.160	3.373

ない．したがって，標本数が少なくて母集団の特性が不明で，名義尺度や順序尺度が使われることが多い言語聴覚障害領域の臨床研究の統計処理に向いている．
　ノンパラメトリック法の長所は，標本数が少ない時に使え，計算が簡単であることだが，短所としては，検定力が弱いことと，標本数が多くなると計算が面倒であり，また，複雑な検定は行えないことである．なお，ノンパラメトリック法については，岩原（1964）の解説書が詳しいが，残念ながら同書は絶版になって

第5章　データの整理と分析

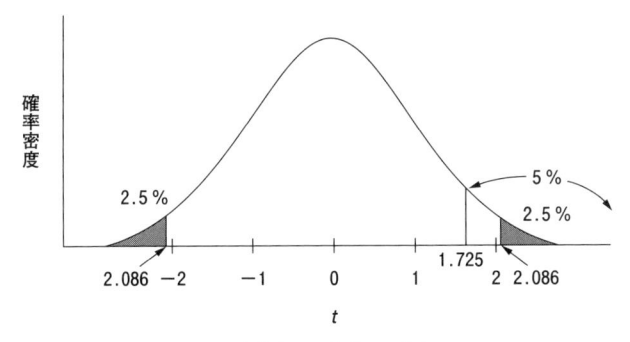

図5-14　t の値と t の分布表の関係

表5-7　主な有意差検定技法

ノンパラメトリック法	パラメトリック法
χ^2（カイ2乗）検定 （マン・ホイットニーの）U 検定 中央値（メディアン）検定 サイン検定 フリードマン検定	t 検定 F 検定

いる.

3) 特殊な統計処理法（多変量解析）

複数の個体が複数個の変数によって特徴づけられる場合，それらの変数間の相互関連を分析する統計的手法を総称して，多変量解析と呼ぶ.

多変量解析の主な技法には，回帰分析，判別分析，因子分析，主成分分析，クラスター分析などがある.

回帰分析とは，あるひとつの値を，別の変数の値を使って予測する方法である．予測したい変数のことを「目的変数ないし基準変数」といい，予測に使う変数を「説明変数ないし予測変数」という．回帰分析は，多変量解析のうち利用頻度の高い手法であり，適用範囲も広範囲にわたる（内田，1991）.

回帰分析には，単回帰分析と重回帰分析とがある．前者は説明変数がひとつの場合，後者は2つ以上の場合に用いられる．重回帰分析は，事前に得られる情報

X（説明変数）＝$(X_1, X_2, X_3\cdots)$を総合化して，ある事象Y（目的変数）の起こり方を予測・推定する方法である．目的変数が量的な場合にこの分析方法が使えるが，説明変数は「質的変数」でもかまわない．しかし，その場合は，データの値が0か1しかとらない「ダミー変数」と呼ばれる変数を導入して，元の質的なデータを変換する必要がある（内田，1991）．なお，目的変数が百分率の場合には，ロジスティック回帰という方法を適用する（内田，1996）．

表5-8は，重回帰分析の例（定村・馬場園，2005）である．ここでは，病院死亡を目的変数とし，在宅サービス・短期入所・施設入所の受給者数を人口で除して利用可能な介護保険資源の指標と，老年人口の割合などを説明変数として，重回帰分析を行っている．この表から，著者は，統計的に有意な関連が認められた説明変数は，在宅サービス，老年人口割合，がん死亡割合であることを指摘している．

判別分析とは，ある個体についてのいくつかの測定値（例えば，複数の検査成績）を総合的に判断し，その個体を分類する方法である．回帰分析と同様に，適用範囲の広い方法で，特に，医学の分野で計量診断のための手法のひとつとして，盛んに用いられている（内田，1991）．

数量化理論Ⅱ類による判別分析の例をあげてみる．

表5-8 重回帰分析の例

変数	偏回帰係数	標準偏差	標準化偏回帰変数	t値
在宅サービス	−0.07	0.01	−0.98**	−5.01
短期入所	0.05	0.04	0.19	1.21
施設入所	0.05	0.03	0.42	1.56
老年人口割合	−0.96	0.45	−0.88**	−2.14
持ち家割合	−0.05	0.07	−0.13	−0.73
平均世帯人数	−4.20	2.44	−0.29	−1.72
一般病床数	0.00	0.00	0.34	1.53
がん死亡割合	0.05	0.02	0.49*	2.50
脳卒中死亡割合	0.03	0.03	0.22	1.14

補正決定係数 $R^2=0.69$**　　　　　$F=12.27$

注　*：$p<0.05$　　**：$p<0.01$
（定村美紀子・馬場園　明：介護保険制度による介護資源の指標と死亡場所との関連．厚生の指標，52：8-14, 2005．より）

第5章 データの整理と分析

表5-9 判別分析の対象とした症例の内訳

症例	性別	年齢	頸定	精神運動機能障害	摂食・嚥下障害
1	女	4ヵ月	可	軽度	軽度
2	女	1歳	可	軽度	軽度
3	女	2歳	不可	重度	重度
4	女	2歳9ヵ月	可	重度	重度
5	女	4歳	可	重度	重度
6	男	25歳	不可	重度	重度
7	男	3歳	可	中等度	軽度
8	男	11歳	可	重度	重度
9	男	1歳10ヵ月	可	重度	重度
10	男	23歳	可	軽度	軽度
11	男	1歳1ヵ月	可	軽度	軽度
12	男	1歳6ヵ月	可	軽度	軽度
13	女	3歳4ヵ月	可	中等度	軽度
14	男	5歳	可	軽度	軽度
15	女	6歳	可	重度	軽度
16	女	5歳	可	重度	軽度

　対象としたのは，筆者が評価・訓練した摂食・嚥下障害16例（表5-9）である．年齢は4ヵ月から25歳と幅がある．

　頸定の可否，精神運動機能障害レベル（3段階），摂食・嚥下障害レベル（2段階）の3要因をもとに，頸定の可否と精神運動機能障害のレベルから，摂食・嚥下障害のレベルが推定・予測できるかを分析した．

　表5-10は判別式と計算結果であり，表5-11に予測値と誤判別の症例を示してある．＊の付いている症例15と16が摂食・嚥下障害のレベルが実際は軽度だが重度と判断された．

　摂食・嚥下障害の臨床の現場では，頸定の可否と精神運動機能障害のレベルとは，摂食・嚥下障害の重症度を規定する要因として考えられているが，例えば，頸が座るのが遅れている子どもについて，摂食・嚥下障害の予後が悪いということが，この様な判別分析の結果からかなり高い確率でいえるかどうかを検討することは，臨床上意味があると思われる．

　また，高橋（1964）は，与えられた症候群から病名を診断する原理のひとつとして，「距離法」という判別分析の方法を紹介している．

　図5-15は，高橋の距離法についての説明の図である．いくつかの症状の組み合わせで病像が示される時，色々な病気は3次元空間の特定領域として示される．

第5章　データの整理と分析

表5-10　判別式と計算結果

観測対象の数	16			
説明変数の数	3			
残差の標準偏差	0.533333333		12	
寄与率	0.644444444			
自由度調整済み寄与率	0.555555556			
二重調整済み寄与率	0.477124183			
定数項　b0	0.466666667			

	係数	標準偏差	t 値		p 値
b11	0.533333333	0.435464843	1.224744871	1.5	0.008186157
b22	−1.06666667	0.435464843	−2.44948974	6	0.006148489
b23	−1.06666667	0.307920144	−3.46410162	12	0.004681605

$y = 0.4667 + 0.5333 \times 11 - 1.0667 \chi 22 - 1.0667 \chi 23$

y>0 ならば観測対象は A グループに属する
y<0 ならば観測対象は B グループに属する

表5-11　予測値と誤判別

No.	グ	×1	×2：	×2：	y	予測値	誤判別
1	B	0	0	1	＊＊	−0.6	
2	B	0	0	1	＊＊	−0.6	
3	A	1	0	0	1	1	
4	A	0	0	0	1	0.4666667	
5	A	0	0	0	1	0.4666667	
6	A	1	0	0	1	1	
7	B	0	1	0	＊＊	−0.6	
8	A	0	0	0	1	0.4666667	
9	A	0	0	0	1	0.4666667	
10	B	0	0	1	＊＊	−0.6	
11	B	0	0	1	＊＊	−0.6	
12	B	0	0	1	＊＊	−0.6	
13	B	0	1	0	＊＊	−0.6	
14	B	0	0	1	＊＊	−0.6	
15	B	0	0	0	＊＊	0.4666667	＊
16	B	0	0	0	＊＊	0.4666667	＊

あらかじめこうした研究がしてあれば，所属不明の症例を診察した時，それぞれの病気からの距離を計り，いちばん近いものを選ぶことにより，診断を確定することができる．

　因子分析とは，多変数間の相互関係を支えている共通因子を抽出するための数

第5章　データの整理と分析

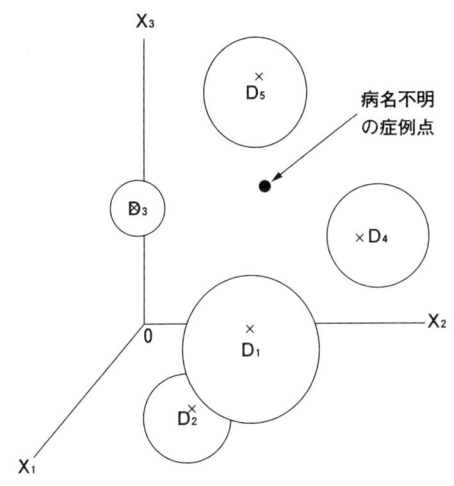

病像が，X_1, X_2, X_3 という3つの測定値の組み合わせで示される時，D_1, D_2, …, D_5 といういろいろの病気の症例の存在する範囲は，図のような3次元空間の中の領域として示される．あらかじめこうした研究がしてあれば，所属不明の症例を診察した時，その点とそれぞれの病気の領域の中心との距離を測って，そのもっとも小さいものを選ぶという診断法を用いることができる．

図5-15　判別分析の例
（高橋晄正：新しい医学への道，紀伊國屋新書，1964. より）

学的手法で，項目間の相関から各項目を群類していく．例えば，特定の失語症検査を多数の患者に実施し，結果を分析して，主要因子を取り出す．この方法により，特定の失語症検査が言語機能のどの側面を調べているかがわかり，失語症の障害構造の解明に役立つ．表5-12は，因子分析の手法を用いて，老研版失語症鑑別診断検査のデータを分析した結果の一部（笹沼他，1978）である．

多変量解析の方法には，その他，数あるデータのなかから特徴を探し出して分析する主成分分析や，変数の数値が似た（近い）もの同士を集めてグループを作り，対象をそこで作成されたグループに分類する方法であるクラスター分析などがある（内田，1991）．

以上みてきたように，多変量解析の様々な手法を用いることによって，多くの変数の間の関連性を明らかにすることができるため，多くの変数が複雑に関与する言語聴覚障害について調べ，結果を分析するのに有用である．統計学者や数学

第5章　データの整理と分析

表5-12　老研版失語症鑑別診断検査のデータを分析した結果の一部

（数字は因子負荷量を示す）

		16検査項目の,元のテストバッテリーにおける因子構造と因子負荷量						16検査項目に対する180例の成績の因子分析				
		語の認知	統合因子	音韻の操作	音声器官の機能	視覚運動	流暢性	語の認知	統合因子	音韻の操作	音声器官の機能	視覚運動
聞く	単語の聴覚的認知（高頻度語）	.65						.70				
	復唱		.44	-.74				.43	-.54	-.49		
読む	文字単位の視覚的認知（かな）	.66	.42	-.45				.73				
	文字単位の聴覚的認知（漢字）	.77						.79				
話す	軟口蓋の運動				-.83						-.84	
	嚥下機能				-.83						-.83	
	単音節の繰り返し（パ,タ,カ）			-.51			-.49			-.75		
	三音節の繰り返し（パタカ）			-.57			-.41			-.73		
	呼称（高頻度語）			-.75					.48	-.53	-.52	
	情景画の口頭叙述		.48	-.68					.50	-.56	-.49	
	音韻変化			-.70			-.40			-.76		
	流暢性			-.54			-.53			-.74		
書く	文字の再現（漢字）					-.85						-.90
	文字の再現（かな）					-.86						-.90
	単語の自発書字（かな）			.45					-.66			
	短文の書き取り			.83					-.69			

（福迫陽子，笹沼澄子：失語症簡易検査―その構成と臨床的意義．総合リハビリテーション，Vol.6，No.6，p434，1978．より）

者の協力を得て，それらの技法を活用することが望まれる．

なお，最近は，統計学の本の多く（例えば，兵頭，2001, 2003；長谷川，2002）に，体験版の解析ソフトウェアが入ったCD-ROMが付録として付けられているので，それらを活用すると便利である．その他，データだけ放り込めば計算可能なアドインソフトも市販されているが，そうしたソフトを利用する場合には，統計についての基本的な概念は最低限，把握しておくべきである．

引用文献

福迫陽子，笹沼澄子：失語症簡易検査—その構成と臨床的意義．総合リハビリテーション，6：433-441，1978．
長谷川勝也：Excelで楽に学ぶ　これならわかる多変量解析，技術評論社，2002．
肥田野　直，瀬谷正敏，大川信明：心理・教育統計学，培風館，1961．
兵頭明和：統計学—調査と実験，共立出版，2001．
兵頭明和：数学を使わない医療福祉系の統計学，共立出版，2003．
岩原信九郎：新しい教育・心理統計—ノンパラメトリック法，日本文化科学社，1964．
川喜田二郎：発想法—創造性開発のために，中公新書，1967．
川喜田二郎：続・発想法—KJ法の展開と応用，中公新書，1970．
大村　平：統計のはなし　改訂版—基礎・応用・娯楽，日科技連出版社，2002．
定村美紀子・馬場園　明：介護保険制度による介護資源の指標と死亡場所との関連．厚生の指標，52：8-14，2005．
清水利信，阪本敬彦：プログラム学習による基礎統計法，高陽書房，1969．
高木廣文：ナースのための統計学—データのとり方・生かし方，医学書院，1984．
高橋晄正：新しい医学への道，紀伊國屋新書，1964．
内田　治：ロータス1-2-3による多変量解析入門，日本経済新聞社，1991．
内田　治：すぐわかるロータス1-2-3/Wによる多変量解析，東京図書，1996．

第6章　研究のまとめと発表

　本章では，得られたデータのまとめ方，研究の発表の仕方，論文の体裁と論文作成上の留意点などについて，説明する．

1. データのまとめ方

　質的データと量的データの処理方法が異なることは，すでに第5章で述べた．ここでは，その先，どうしたらよいかを述べるが，この方法については，木下（1981）に詳しい．

　木下の方法を参考にし，筆者自身の経験から考えると，文章を書き出す前の，いわば準備作業として，次のことを行うとよい．すなわち，①データを図，表にまとめてみる，②思い付くままのメモを書いてみる，そして，③メモを構造化してみる．

　①データの図・表化

　データを図や表にまとめてみると，それまで見えなかったことが見えてくる．例を示そう．図6-1は，第4章で示したものと同じ，ファイバースコープによる口蓋帆の運動観測データ（伊藤他，1978）である．これは，「泥濘です」（/deeneedesu/）を被験者に5回繰り返して発話してもらった時の，口蓋帆の上

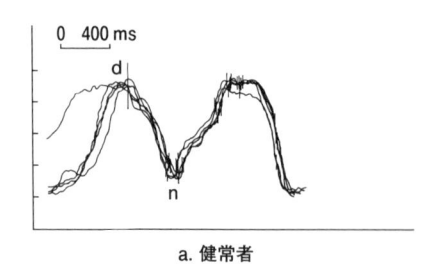

　　　　a. 健常者　　　　　　　　　　　b. 発語失行症者，TK

　　　図6-1　ファイバースコープによる口蓋帆の運動観測データ（伊藤，1978）

下運動を時間軸に沿ってプロットし，重ね描きしたもので，左が健常者，右が発語失行症者である．

　この図から，いろいろなことがわかるが，その詳細はここでは省く（第4章 p.40 および本書資料 p.120 参照）．この観測で得られた生のデータは，ある時点での口蓋帆の高さである．そのデータを時間軸に沿ってプロットするとひとつの運動パターンが描き出される．当然なことながら，最初のデータは，口蓋帆のある時点の高さであるから，5とか6という数字で表されている．それらの数字を眺めているだけでは，何も得られない．また，それらの数字について記述統計処理しても意味がない．図に描くことによって初めて，データが意味をもってくる．また，ここでのポイントは重ね描きをしたことにある．そうすることによって，ひとつのパターンが示していた時には見えなかったことが見えてくる．ここでは，健常者の運動パターンの再現性の高さと対比的に，発語失行症者のそれの，発話毎のパターンの乱れが，明らかに見てとれる．

　どのような図を描くかは，データの種類や研究の目的によって異なり，そこが研究者の智恵の出しどころ，工夫のしどころである．いずれにしても，最初の図は手書きでよい．ともかく，一時も早く，データが語りかけていることをキャッチすることが大事である．

　表についても，図と同じことがいえる．第5章で紹介した質的研究のデータのまとめ方のところで，その例はすでに示してあるので，ここでは，それ以上説明しないが，表を作成することによって，それまで意味がなかった数字や言葉があるまとまりを持つことによって，何かを語りかけてくるようになる．

　以上のように，得られたデータをただ見つめているだけでなく，まず図や表に表してみることが大事である．

②思い付くままのメモの作成

　筆者は，研究を開始する前から，思いついたことはなんでもメモする癖がある．枕元にメモ用紙を重ねて置いておき，夜中でも何か思いついたら，鉛筆でメモ用紙に書き留める．文章を書き出す前の準備作業として，同じようなことを，木下（1981）も述べている．以下に，彼の文章を引用してみる．

　　「……筆をとる前に数十日――時として数年，時として数日――のあいだ主題をあたためるのを常とする．つまり，始終そのことを考えているわけではないが心のどこかにそのことが潜んでいる，折りに触れてそれが浮かびあがってきてしばらくのあいだ集中して考える――という状態をつづけるわけ

第6章 研究のまとめと発表

表6-1 思い付くままのメモの例

…… imperative moodがない，なぜ？ まあ ぐらい "word" を引いてみる 梅棹式 brainstorming 長さの制限 1ページ何枚？ 1st hand knowledge/information 目的意識 形容詞の節約 客観的形容詞 主観的…… 40〜50字／文（加藤秀）veryを削れ 主要構成要素 課題 規定 さだめ 役割 役part 機能 major headings 材料あつめ 5W＋H 目的が自発的な文書 他発的な…… Writing helps thinking 文より構成 「もっと短く」 図・表 書くべきことを探す 配列する "working hypothesis" 自分の意見 ……

（木下是雄：理科系の作文技術，中公新書，1981．より）

である．
　〈考えている〉ときに念頭に浮かぶもの，こと，項目を，なんでも，そのまま無秩序に，私は手帳に書き込む．……」

表6-1は，木下が「理科系の作文技術」(1981) の原稿を書く前に手帳に書き込んだメモの一部である．

③メモの構造化

　次のステップとして，思いつくままのメモを文章に組み立てる．これにはいろいろな方法がある．例えば，インデックスカードに1項目ずつ書いて，並べてみる．そして，数百枚のカードをグループ分けする．似たような方法であるが，技法として確立しているものにKJ法がある．KJ法とは，文化人類学者の川喜田二郎氏が考案した情報の分類・統合法である（川喜田，1967；1970）．この方法は，膨大なメモを関連するものにグループ化する方法である．グループは最初は，小さなものを，次にいくつかの小グループを中グループに，そして，大グループに，というふうにまとめていく．そして，それぞれのグループに名前をつける．この方法は，第5章の質的研究のデータのまとめ方と類似していることがわかる．

　この方法は，質的研究で用いるだけでなく，量的研究の場合に，数的データに基づいて思いつくままのメモを作成し，そのメモを分類し統合して文章を作成する時にも使える方法である．木下 (1981) も，この方法が有効であると述べている．

2. 構成案の作成

　上記の準備作業を経て，いよいよ文章化の作業を行うが，ここでは，後述する学会や研究会での口頭発表やポスター発表の原稿作成，さらには学術誌へ投稿する原著論文の作成の両方に共通する構成案の作成について述べる．なお，それぞれの項目についてのより詳しい内容については，誌上発表の項で説明する．

　構成案は，題名，序論，研究方法，結果，考察，要約と結論という項目からなる．第2章で触れた研究計画書がきちんと書かれていれば，それに，結果以下を付け加えればよい．

　「題名」は，論文作成の最終段階で付けられることが多く，比較的軽視されがちであるが，おろそかにできない．なぜなら，第2章の文献検索のところで述べた索引誌・抄録誌ともに主として題名に基づいて論文を分類していると思われるので，内容を正確に表す題名を付けないと，まるで見当違いのところに分類されてしまう恐れがある．また，多くの読者は，論文の題名から内容を推測することが多く，読者の興味を引くためにも題名を工夫する必要がある．題名の付け方の一般原則としては，研究対象（被験者）と研究内容を盛り込み，しかも，長すぎないようにすることである．ちなみに，筆者が筆頭執筆者である日本語の原著論文の題名の長さは，10字から36字で，平均22字である．なお，主題が長くなりそうな場合には，副題を付けるとよい．

　「序論」では，研究の意義・重要性を記述する．場合によっては，関連する研究についての簡単な紹介も行う．また，これから何を明らかにしようとしているかを，質問ないし仮説の形で示すことも多い．筆者の場合は，「はじめに」というタイトルで，短いものだと50字以内，長くても1,000字程度で，平均500字前後である．この字数は，横組み2段で1行24字の場合は，20行程度であり，短いほうである．なかには，序論が数ページにわたる原著論文もあるが，限られた紙数のなかでは，序論のページ数は抑え，研究方法，結果，考察により多くのスペースを割くべきである．

　「研究方法」では，どのような対象（被験者）を，どのような手続きで観察したかを詳しく述べる．論文の読者である第三者が，そこに示されている情報だけに基づいて同じ研究を実施することができるように，詳細に書くことが肝心である．ただし，測定方法については，他の論文（同じ著者に限らない）で詳しく述べられている場合には，方法の概略を記載し，文献名をあげておくだけでよい．

しかし，原則としては，簡単すぎるより，詳しすぎるくらいのほうが望ましい．

「結果」では，観察された事実を述べる．記述は，図や表を効果的に用い，しかも簡潔に表現することが必要である．図や表に番号とタイトルないし短い説明文を付ける．なお，データを示しながら，筆者の意見や解釈を述べる場合もあるが，その場合には，観察された事実と意見・推測・解釈の部分とを峻別して記載すべきである．

事実を記述する文は，できるだけ名詞と動詞で書き，主観に依存しがちな修飾語を混入させないようにする．

「考察」では，結果をどう解釈するか，質問・疑問や仮説に対してどのような答えが得られたかを書く．また，得られた結果を臨床にどう役立てうるか，当該研究の限界・問題点，今後の研究課題などを記載する．

「要約と結論」では，論文の概略を述べ，結論を簡潔に（箇条書きでもよい）まとめる．

「要約と結論」のあとに，通常は行を改め，活字のサイズを少し落として，研究を行うにあたって，お世話になった人に謝辞を述べる．また，文部科学省の科学研究費などの補助を受けた場合には，この部分でその旨を記す．さらに，学会や研究会で発表した研究であれば，そのことも記載する．

3. 研究の発表

ここでは，口頭発表（ポスター発表を含む）と誌上発表について，説明する．

1) 口頭発表

研究データがまとまったら，いきなり誌上発表するのではなく，学会や研究会で発表するのがよい．発表には必ず質疑応答の時間が設けられているので，自分の研究が他者にどう受け取られるか，どんな点が評価されるか，逆に，どんな点が弱点・欠点として指摘されるかを知ることができる．それらの聴衆の反応が，後に論文を作成する時の参考にもなる．

かつては，学会や研究会で発表する場合は，研究の概要を示した800字程度の抄録を提出し，審査を受け，審査に通ったもののみ発表が許可されたが，現在は事前に抄録を提出することは必要だが，どの学会・研究会でも，発表が拒否されることはほとんどないようである．

第6章　研究のまとめと発表

　通常，学会ないし研究会の発表には，口頭発表，ポスター発表，ビデオ発表といった形式がある．いずれの発表形式の場合も，関連のある演題が複数まとめられ（例えば，「高次脳機能障害」とか「卒後教育」），座長の司会のもとに，発表と質疑が行われる．

　口頭発表では，聴衆を前に，スライドを用いて，口演する．最近は，パワーポイントを用いたパソコンでの発表が多くなり，発表時間は7分，質疑は3分程度である．ポスター発表とビデオ発表の発表時間と質疑時間は，口頭発表に準じる場合と，少し短くしたり長くしたりする場合があり，これは学会によって異なる．

　口頭発表は伝統的な発表形式で，従来はこの形のみであったが，最近は，ポスター発表が飛躍的に増えている．かつては，学会によっては，口頭発表の発表時間に収まらない演題をポスター発表に回したこともあったが，最近は，どちらにするかを発表者に選ばせることが多い．

　ポスター発表では，決められた発表時間の前に発表資料を貼り付け，発表後に撤去する．ポスターの大きさや枚数が指定されるが，先に構成案のところで述べた，題名，序論，研究方法，結果，考察，要約，結論といった情報を提示することができる．学会によっては，司会者を立てず，発表者がポスターの前に常時待機して，聞き手が現れた時に説明するという形式をとる場合もある．

　口頭発表とポスター発表の一番の違いは，聴衆の数と提示する内容の違いである．前者は，会場の大きさによって聴衆の数は異なるが，少なくとも，数十人から数百人という数に上る．一方，後者では，聞き手は多くて20人程度である．

　仮に，口頭発表とポスター発表の発表時間と質疑の時間が同じ場合でも，前者ではパワーポイントのスライドと説明の音声が次々と流れて消えていくが，後者では，ポスターが貼ってあるので，内容を詳細に確認できるというメリットがある．

　ポスター発表は，大勢の前で話すのが苦手な人でも発表しやすいというだけではなく，情報をきちんと聞き手に伝えて反応を得られるため，伝統的な口頭発表よりも優れた発表形式であるといえるかもしれない．また，発表も質疑も英語で行われる国際学会の場合は，少人数に語りかけ，質問が良く聴き取れない場合には質問を繰り返してもらうことのできる，ポスター発表のほうがやりやすい．

　口頭発表の場合もポスター発表の場合も，①手持ち用のメモないし原稿を用意し，②読み上げるのではなく，できるだけ話しかけるように努力し，③どちらかというとゆっくり話し，④聞き手の反応を確かめながら話す，ことが大切である．

第6章　研究のまとめと発表

　なお，口頭発表の際に用いるパワーポイントのスライド原稿は，1枚に情報を盛り込ませ過ぎないことが大事である．木下（1981）は，1枚には，1行35字で8行以内に収めることを勧めている．また，10分の発表であれば（先に述べたように，最近の学会では，10分も発表させてくれるところは少ないが），スライドは7～8枚が限度で，話す量も400字詰め原稿用紙で6枚が目安であるということである．

　最近はプレゼンテーションの仕方についてもたくさんの本が書かれており（例えば，浅井，2005），参考になる．

2) 誌上発表

　研究論文の構成は次の通りである．先に述べた構成案がしっかりできあがっていれば，論文は一気呵成に完成することができる．

　　　題名（和文と英文），抄録（和文と英文），キーワード（日本語と英語），
　　　序論，研究方法，結果，考察，要約・結論，謝辞，引用文献

　ここでは，筆者の原著論文を取り上げ，かつ，構成案のところで触れなかった事項についてのみ，説明する．

　資料6-1は，「音声言語医学」誌に掲載された筆者らの原著論文（伊藤・古川，1991．本書資料p.151参照）の最初のページを転載したものであり，ここには，論文の題名，著者名，要約と索引用語が，日本語と英語で書かれている．なお，ページの最下段に小さな文字で書かれているのは，著者の所属名とその住所の日本語と英語による記載である．

　末尾に，論文の原稿が「音声言語医学」誌の編集委員会に受理された日付（1990年10月12日）が記載されている．ページの左上に記載されているこの論文が掲載された日付は，1991.10となっているので，この2つの情報から，この論文を投稿してから，ちょうど1年経って掲載されたことがわかる．

　この論文のタイトルは，「舌切除・再建術を受けた患者の発話明瞭度」と短い．しかし，19字のなかに，対象者が誰でどんなことを行ったかについての情報を盛り込んである．

　和文抄録は，学会誌によって異なるが，200字から400字程度で，英文抄録（abstract）は200語程度である．英文は，英語を母国語とする人のチェックを経ることが要求されるが，学会側が用意したネイティブ・スピーカーに有料でチェックしてもらえる場合もある．

第6章　研究のまとめと発表

資料6-1　原著論文の例（伊藤・古川，1991）

Vol. 32 No. 4, 1991. 10

音声言語医学 32：347—353，1991

原　著

舌切除・再建術を受けた患者の発話明瞭度

伊藤　元信[1]　　古川　政樹[2]

　要　約：舌切除後，種々の皮弁を用いた再建手術を受けた10症例について，発話明瞭度判定を中心とした評価を行った．10例中，4例については，言語訓練を実施し，訓練前後の単音節・単語明瞭度を比較した．
　明瞭度判定の結果はおおむね先行研究の結果と一致するものであったが，切除範囲と明瞭度との関係，術後の経過期間と明瞭度との関係については，必ずしも先行研究結果とは一致しなかった．言語訓練の結果，4例中2例で明瞭度の明らかな改善が得られた．
　これらの結果をふまえて，舌切除後の構音障害の特徴，明瞭度判定の方法上の問題，言語訓練の適応基準，言語訓練効果について考察した．

　索引用語：舌切除，皮弁による再建，発話明瞭度，構音訓練

Speech Intelligibility of Glossectomized Patients with Reconstruction using Myocutaneous Flap

Motonobu Itoh[1], Masaki Furukawa[2]

Abstract : This study investigated the speech intelligibility of 10 glossectomized patients with reconstruction using the myocutaneous flap, and the effectiveness of speech therapy for four of the patients.
　The results of the present study were consistent with those of previous studies except for the relationships between size of excision and intelligibility, and between time elapsed after operation and intelligibility. It was also found that speech therapy was effective for improving intelligibility in two out of the four patients.
　Based on these findings, this paper discussed articulation characteristics of glossectomized patients, methodological problems relating to intelligibility judgment, indications of speech therapy and efficacy of speech therapy.

Key words : glossectomy, reconstruction with myocutaneous flap, speech intelligibility, speech therapy

[1] 横浜市総合リハビリテーションセンター機能訓練室：〒222　横浜市港北区鳥山町1770
[2] 横浜市立大学医学部付属病院耳鼻咽喉科学教室：〒236　横浜市金沢区福浦3-9
[1] Yokohama Rehabilitation Center : 1770 Toriyamacho, Kôhoku-ku, Yokohama-shi 222
[2] Department of Otorhinolaryngology, Yokohama City University School of Medicine : 3-9 Fukuura, Kanazawa-ku, Yokohama-shi 236
原稿受理：1990年10月12日

　資料6-2と資料6-3の和文と英文の要約（abstract）を比べてみると，この例では，ほぼ和文通りに英訳していることがわかるが，部分的には，一対一の対応をさせにくい場合もある．
　資料6-4は，「はじめに」の部分である．この論文の序論は，24字×10行＝240字と短い．先行研究はひとつだけ取り上げ，ついで本研究で行った概要を記載するだけにとどめている．序論をこのように簡潔に書きあげる方法もあるが，スペースが許せば，もう少し詳しく先行研究に触れた後で，研究の目的や意義についても，やや詳しく記載するのがよいであろう．
　資料6-5は，研究方法のうちの対象の記載である．本書の至るところで，繰り

第6章 研究のまとめと発表

資料6-2 和文の要約の例（伊藤・古川，1991，再掲）

> 要　約：舌切除後，種々の皮弁を用いた再建手術を受けた10症例について，発話明瞭度判定を中心とした評価を行った．10例中，4例については，言語訓練を実施し，訓練前後の単音節・単語明瞭度を比較した．
> 　明瞭度判定の結果はおおむね先行研究の結果と一致するものであったが，切除範囲と明瞭度との関係，術後の経過期間と明瞭度との関係については，必ずしも先行研究結果とは一致しなかった．言語訓練の結果，4例中2例で明瞭度の明らかな改善が得られた．
> 　これらの結果をふまえて，舌切除後の構音障害の特徴，明瞭度判定の方法論上の問題，言語訓練の適応基準，言語訓練効果について考察した．

資料6-3 英文の要約（abstract）の例（伊藤・古川，1991，再掲）

> **Abstract** : This study investigated the speech intelligibility of 10 glossectomized patients with reconstruction using the myocutaneous flap, and the effectiveness of speech therapy for four of the patients.
> 　The results of the present study were consistent with those of previous studies except for the relationships between size of excision and intelligibility, and between time elapsed after operation and intelligibility. It was also found that speech therapy was effective for improving intelligibility in two out of the four patients.
> 　Based on these findings, this paper discussed articulation characteristics of glossectomized patients, methodological problems relating to intelligibility judgment, indications of speech therapy and efficacy of speech therapy.

資料6-4 序論の記載の例（伊藤・古川，1991）

> **1．はじめに**
>
> 　舌切除例の構音機能についての研究は，比較的古くから行われている（たとえば，柳野，1963）．しかし，構音機能の評価法，言語訓練適応の有無の判定基準などについては，検討の余地が多く，さらにデータの蓄積・分析が必要である．
> 　今回われわれは，舌切除後，種々の皮弁を用いた再建手術を受けた症例について，発話明瞭度判定，構音機能の観察，言語訓練の実施を通じて，構音障害の特徴，評価法，言語訓練の適応判定基準，言語訓練効果などについて検討する機会を得たので報告する．

第6章　研究のまとめと発表

資料6-5　研究方法のうちの対象の記載例（伊藤・古川，1991）

> ２．対象と方法
>
> １）対　象
> 　対象者は，頭頸部悪性腫瘍のため他施設で舌切除手術ならびに種々の皮弁を用いた再建手術を受け，1989年5月より1990年6月までの間に横浜市総合リハビリテーションセンター（以下センターと略す）で術後の構音機能評価を行った10例である（表1）．T1からT5までは，舌の全摘ないし亜全摘例，H1とH2は半切例，P1からP3までは部分切除例で，全例が両側ないし片側の頸部郭清を受けている．なお，他施設での言語訓練の経験は全例ない．

返し述べているが，「研究方法」については，どのような対象（被験者）を，どのような手続きで観察したかを，論文の読者である第三者が，そこに示されている情報だけに基づいて同じ研究を実施することができるように，詳細に書くべきである．

　資料6-6は，研究方法のうちの方法の記載のすべてである．

　なお，資料6-6にある「②　単音節と単語の明瞭度判定」のうちの単語明瞭度の判定については，詳細の説明が不十分であった．実は，この単語明瞭度検査については，この論文を発表した翌年（1992年）に，「成人構音障害者用単語明瞭度検査の作成」（本書資料p.163参照）として「音声言語医学」誌の33巻3号に発表している．今にして思えば，例にあげている1991年のこの論文でも，もっと詳しく記述すべきであった．

　資料6-7は，結果の記載例である．ここでは，図と表を用いて，説明している．なお，図表はきれいに，正確に書き，必ず，番号と説明をつける．資料6-7の図と表からわかるように，図の番号と説明は，図の下に，表の番号と説明は表の上に書くのが決まりである．

　資料6-8は，考察の一部である．ここでは，結果を再度記述し，それについての筆者の意見・推論を書くと，読者にとって理解しやすい．

　資料6-9は，謝辞の記載である．先に述べたように，謝辞は，「要約と結論」の後に，通常は行を改め，活字のサイズを少し落として書く．謝辞のみの場合は，「謝辞」とタイトルを付けてもよいが，補助を受けた研究費や発表した学会のこ

第6章　研究のまとめと発表

資料6-6　研究方法のうちの方法の記載例（伊藤・古川，1991）

> 2）方　法
> 　構音機能評価として，全例について，1）会話明瞭度判定，2）単音節と単語の明瞭度判定，3）構音検査，4）発声・発語器官の機能検査を行った．これらのうち，本報では1）と2）の結果について報告する．なお，10例中4例には言語訓練を実施し，訓練前後の単音節と単語の明瞭度を比較した．
> 　① 会話明瞭度判定
> 　検査者(筆者の一人＝言語治療士)と患者の対話(5～10分程度)および物語文「北風と太陽」(239字)を患者が音読したものをカセットテープに録音し，検査者が5段階評価(1：誰が聞いても良く分かる，2：良く分かるが，時に分からない言葉がある，3：聞き手の方が話題を知っていればどうやら分かる，4：時折分かる言葉がある，5：全く分からない)し，会話明瞭度とした．
> 　② 単音節と単語の明瞭度判定
> 　ランダムに配列した日本語100単音節リスト(ないし大久保ら＜1985＞の25単音節リスト)および当センターで作成した単語リスト(2～5モーラ語計120語，品詞の種類・具象抽象性・音節の種類ができるだけ多様になるように配慮してある)を患者に音読させカセットテープに録音したものを，3名の聴取者(言語治療士を除く，当センター職員，患者の家族，見学者，研修生など)に聞かせ，聞こえた通りに書きとらせた．正しく聞き取られた音節数および語数の平均値を単音節・単語明瞭度とした．
> 　③ 言語訓練
> 　訓練適応があると判断された4例(T2, T4, T5, H2)に対して言語訓練を実施した．言語訓練の期間は，1～3ヵ月(月1回～週1回)であった．訓練内容は個々の患者で若干異なるが，共通して，代償構音の出し方，ゆっくり話すこと，唾を定期的に勢い良く飲み込むこと，を訓練した．

とも記載するのであれば，タイトルは付けない．
　資料6-10は，引用文献の記載例である．引用文献の記載の仕方は，学会誌の末尾に記載されている投稿規定に載っている（資料6-12参照）．

第6章 研究のまとめと発表

資料6-7 結果の記載例（伊藤・古川，1991）

1）舌の切除範囲と発話明瞭度

図1は対象とした10例の会話明瞭度と単語明瞭度の散布図である．横軸は会話明瞭度，縦軸は単語明瞭度をそれぞれ示している．横軸の左に向かうにつれ会話明瞭度が高くなり，縦軸の上に向かうにつれ単語明瞭度が高くなる．したがって，図の左上に位置すると会話・単語明瞭度とも高いことを意味し，右下に位置すると両明瞭度とも低いことを示す．

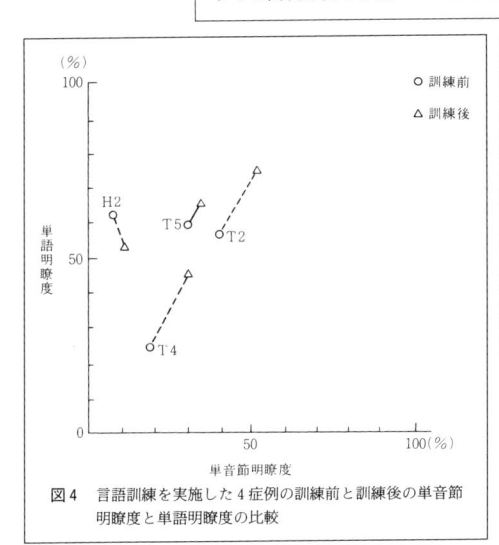

図4 言語訓練を実施した4症例の訓練前と訓練後の単音節明瞭度と単語明瞭度の比較

表4 改善例と非改善例の訓練後の/k, g/音，舌尖音，両唇音の改善の有無（訓練前後の構音検査結果から判定）

明瞭度	症例	/k, g/音の改善	舌尖音の改善	両唇音の改善
改善例	T2	有り	最初から良好	有り
	T4	有り	有り	有り
非改善例	H2	なし	なし	最初から良好
	T5	有り	有り	有り

資料6-8 考察の記載例（伊藤・古川，1991）

4．考　察

1）舌の切除範囲と明瞭度の関係

舌亜全摘の症例T3は，単語明瞭度が15％と低いにもかかわらず，会話明瞭度は2と3の中間であり，2種の明瞭度間に差がある．T3は，/k/，/g/，/t/，/d/，/z/，/r/行音のすべてないし一部，および拗音のほとんどすべてに構音の誤りを示したが，誤りのタイプは主として置き換え（舌尖音→両唇音，奥舌音→摩擦音＜声門，硬口蓋ないし唇＞）であり，聞き手が構音の誤りパターンを把握するとスピーチを了解しやすい．そのため，会話明瞭度が比較的良いものと思われる．

第6章 研究のまとめと発表

資料6-9 謝辞の記載例（伊藤・古川, 1991）

> 本研究にご協力いただいた横浜市立大学医学部付属浦舟病院形成外科の吉田豊一先生，横浜市立大学医学部付属病院頭頸科の佃　守先生に感謝いたします．

資料6-10 引用文献の記載例（伊藤・古川, 1991）

> **文　献**
> 1) 牛島達次郎，広瀬　肇：舌切除術後の構音機能に関与する要因―自験例からの考察―．音声言語医学，26：209-214，1985．
> 2) 江口実美，他：舌癌手術後のSpeech motor functionについて．頭頸部腫瘍，3：101，1976．
> 3) 大平章子，他：舌広範囲切除症例の構音動態について．音声言語医学，26：215-223，1985．
> 4) 大久保洋，他：舌癌治療後の構音機能．音声言語医学，26：236-244，1985．
> 5) 川口寿郎，他：25語音リストによる口腔癌術後の構音機能．音声言語医学，31：226-234，1990．
> 6) 熊倉勇美：舌切除後の構音機能に関する研究．音声言語医学，26：224-235，1985．
> 7) 柳野権次郎，他：舌半側切除と音声言語．日耳鼻，66：512-517，1963．

3) 研究論文を書く際に，留意すべきこと

木下（1981），坪田（1997）を参考に，研究論文を書く際に留意すべき点をまとめてみる．ここで，「研究論文」と書いたのは，科学的な論文という意味であり，したがって，以下は科学的な文章を書くための基本的な約束事の概要である．

①事実と意見の書き分け

事実とは，得られた結果，データであり，意見とは異なる．意見とは，推論，判断，確信，仮説，理論である．事実と意見を混入させてはいけない．事実を書いているのか，意見を書いているのか，いつも意識する必要がある．事実の裏打ちのない意見の記述は避ける．事実を記述する文は，できるだけ名詞と動詞で書き，主観に依存する修飾語を混入させない．

②パラグラフ（段落）の構成

あるトピック（小主題）について，あるひとつのこと（考え）を記述する．パ

第6章　研究のまとめと発表

資料6-11　松本清張の「点と線」からの抜粋

> 　安田辰郎は、一月十三日の夜、赤坂の割烹料亭「小雪」に一人の客を招待した。客の正体は、某省のある部長である。
> 　安田辰郎は、機械工具商安田商会を経営している。この会社はここ数年に伸びてきた。官庁方面の納入が多く、それで伸びてきたといわれている。だから、こういう身分の客を、たびたび「小雪」に招待した。

（松本清張：点と線，新潮文庫，1971. より）

ラグラフが長すぎると，読者の読む気を失わせる．逆に，短すぎると，散漫な印象を与える．1パラグラフは，200字から300字程度がよい．

③わかりやすい簡潔な表現

まず，書きたいことを一つひとつ短い文にまとめ，それらを論理的にきちんとつないでいく．頭から順に読みくだして，そのまま理解できる文を書く．

木下は，「理科系の作文技術」（1981）のなかで，「仕事の文は，短く，短くと心がけて書くべきである」ことを強調している．筆者も同感である．同書の1行は26字で，木下は1文2行を目指しているとのことである．

資料6-11は，松本清張の小説「点と線」（1971）の冒頭の部分である．これは，仕事の文章ではなく推理小説の文章であるが，ひとつの文章が非常に短く，句点が多いため，歯切れが良い．

④日本語として正しい文を書く

日本語として正しい文とは，言葉同士の関係がきちんと保たれた文のことである．あるべき言葉が脱落したり，言葉のつながりがねじれている文は書かない．

⑤まぎれのない文を書く

まぎれのない文とは，あいまいさのない文のことである．あいまいな文とは次のようなものである．

　　黒い肌のきれいな女の人

この書き方だと，「黒い，肌のきれいな，女の人」なのか，「黒い肌の，きれいな女の人」なのかがわからない．どちらともとれる．

まぎれのない文を書くための原則は，修飾語（句）を置く位置を修飾する語に密着させ，適当な箇所に句点を入れることである．

第6章 研究のまとめと発表

以下に，木下（1981）から，悪い文の例を引用してみる．

「ここで問題となるのは，前に述べたように，陽子容量とケーブル容量がおおきすぎると発振が停止したり，不安定になったりする．」

文が完結していない．「……不安定になったりすることである．」と結ばなければならない．

「我々は蒸着膜の静聴初期過程の研究に適した水晶振動子型膜厚計を考案・試作し，その結果，蒸着実験において周波数安定性がえられた．」

文がねじれている．「我々は，……周波数安定性を得た．」とすれば正しい文になる．

「安全な歩き方の指導は，歩道・路側帯などの歩車分離がある時の歩き方と，歩車分離がない時の歩き方との2通りの指導がある．」

正しい文として完結していない．「安全な歩き方の指導には，……2通りある．」とするか，「安全な歩き方の指導は，……との2通りである．」とすればよい．

「黒い目のきれいな女の子（がいた）」

木下（1986）は，この文に対して次の5通りの意味を示している．

「黒い，目のきれいな女の子」

「黒い目の，きれいな女の子」

「黒い目のきれいな，女の子」

「黒い，目のきれいな女の，子」

「黒い目の，きれいな女の，子」

「AさんとBさんは高校時代からの親友です．」

この文は，意味が次の2通りにとれる．「AさんとBさんは，お互いに高校時代からの親友」あるいは，「AさんとBさんは，私の高校時代からの親友」である．

これらは一読すればおかしな文だとわかるが，書いている本人がそのおかしさに気がつかない時があるから，要注意である．

なお，英語の学術論文を多読することは，日本語の論文を書く力をつける．なぜなら，そもそも英語は日本語よりも論理的な言語であり，学術論文については，特にその傾向が強いからである．英語の学術論文を読むことによって，前述した

ような文章上の問題に気づくことができるとともに，文章の構成の仕方についても，学ぶことが多い．また，逆に，英語で論文を書いてみることも勉強になる．そして，思い切って海外の学術誌に投稿してみるとよい．英語の論文を書くことは，日本語の論文を書くうえでも，大変役立つ．英語の論文を書くための参考書も多く出版されている（例えば，杉原，1994；Robbins，1989；Zeiger，1992）ので，それらを参考にするとよい．

4. 査読

　論文を書きあげたら，各学会誌の投稿規定に従って，投稿する．資料6-12は，「音声言語医学」誌の投稿規定である．字数ないし仕上がりページ数の制限が設けられており，それらを超えると，掲載料を取られる．また，字数ないし仕上がりページ数を守ったうえで，特別料金を支払うと，超特急で掲載される場合がある．

　投稿後すぐに，学会誌の編集部から原稿を受け取った旨の通知がくる．その後は，2人ないし3人の審査員による「査読」と称する審査が行われる．

　査読では，研究方法の妥当性と議論の論理性が厳密に審査され，特に，科学論文の最重要条件としての検証可能性という点から研究方法についての詳細で正確な記述が求められる．

　一定の期間を経て，そのような査読の結果が投稿者に送られてくる．資料6-13と資料6-14は，ある学会誌への筆者の投稿原稿に対する2つの査読結果である．この2つの査読結果を比較してみると，2人の査読者の意見がずいぶん異なることがわかる．

　すなわち，査読者のひとりは，表記・用語などの一部修正の指摘にとどまっているのに対して，もうひとりは，細かい指摘をしている．2人の意見が分かれてひとりは採択，もうひとりは不採択という判定が下される場合もある．査読者が3人の場合は，多数の意見が重視されるが，2人の場合で，このように意見が分かれる時は，編集長の判断にゆだねられることが多いようである．

　資料6-15は，査読結果（資料6-13，資料6-14）に対する，筆者の回答である．査読結果1，2，それぞれに対して回答している．このように，査読者に指摘された事柄についてはすべて，回答することが必要であるが，査読者の勘違いとか，時には，誤った指摘もあるので，その場合は，きちんと反論すべきである．

第6章 研究のまとめと発表

資料6-12 「音声言語医学」誌の投稿規定（一部）

投 稿 規 定

1) 投稿者は，共著者も含め，原則として本学会正・学生会員とします．
2) 投稿原稿は，他誌へ未発表のものに限ります．
3) 原稿は和文または英文とします．和文原稿は横書き，楷書で明瞭に書き，当用漢字，新かなづかいを用いて下さい．可能な限り，ワードプロセッサを使用し，原稿1枚につき20字×20行にして下さい．やむを得ず，ワードプロセッサを使用しない場合は400字詰原稿用紙を使用して下さい．また，英文原稿は和文の投稿規定に準じますが，A4判の用紙片面に，ワードプロセッサを用いて，ダブルスペースで印字して下さい（1行60字，1ページ28行が標準）．
   原稿の電子ファイル（元のファイルとテキスト・ファイル）のディスク（FD, CD, MO等）も同時に送って下さい．ただし，ディスクは返却いたしません．
4) 原稿は原則として図表も含めて刷り上がり6頁以内とします．刷り上がり1頁は原稿用紙約4枚を目安にして下さい．やむを得ず規定頁数を超過する場合は，超過分の費用として1頁あたり1万円を申し受けます．
5) 原稿の第1頁に，論文題名，著者（共著者）の姓名，所属，およびその所在地を明記して下さい．なお，著者（共著者）名には必ずふりがなをつけて下さい．また，著者（校正の担当者）の連絡先（所在地，電話番号，ファックス番号，メール・アドレス）も明記して下さい．
6) 和文原稿の第2頁に，論文の要旨を400字以内にまとめて下さい．また要旨の下に索引用語（キーワード）（5語以内）をつけて下さい．
7) 英文の題名，200語前後の英文抄録（ダブルスペース），著者（共著者）のフルネーム，所属，およびその所在地，5語以内のKey wordsを英語で付して下さい．所属に公式英文名がない場合は，ローマ字で付して下さい．また，英文抄録に日本語訳も必ず添えて下さい．なお，英文抄録（英語の論文の場合）全文は編集委員会が定める校閲者の校閲を経るものとし，英文校閲料を申し受けます．
8) 日本語で表せる用語は，できるだけ日本語で記載し，専門用語は正確に使用して下さい．ただし，文献ならびに人名，薬品名，地名は原語を用いて下さい．
9) 文献の書き方は引用順に1), 2), 3)……の番号をつけ，次のように記載して下さい．

a. 雑誌の場合
著者名（3名まで明記し，それ以上の場合には「，他」「，et al」を用いて省略する）：題名，雑誌名（略名，欧文誌はIndex Medicusに準ずる），巻：通頁，年次（西暦）．
  （例）1) 石毛美代子，村野恵美，熊田政信，他：外転型痙攣性発声障害に対する音声治療．音声言語医学，44：172-177, 2003.
      2) Tamura E, Kitahara S, Kohno N, et al: Use of freeze-dried autologous fascia to augment the vocal fold: An experimental study in dogs. Acta Otolaryngol, 122: 537-540, 2002.

b. 著書（分担執筆）の場合
著者名（3名まで明記し，それ以上の場合には「，他」「，et al」を用いて省略する）：題名，書籍名（編集者名），発行社名，発行地，頁，年次（西暦）．
  （例）1) 新美成二：治療・保存的療法—．喉頭麻痺—基礎と臨床—（廣瀬肇，他編），文光堂，東京，156-159頁，1992.
      2) Yamaguchi H, Nakamura K, Tsukahara K, et al: Surgical procedure concerning vocal cord cysts. Bronchology and Bronchoesophagology: State of the Art (edited by Yoshimura H, et al), Excerpta Medica, Elsevir Science BV, Amsterdam, pp 265-267, 2001.

c. 著書（単著）の場合
著者名：題名，書籍名，発行社名，発行地，頁，年次（西暦）．
  （例）1) 廣瀬 肇：音声障害の臨床，インテルナ出版，東京，1998.
      2) Tucker HM: The Larynx, 2nd ed, Thieme Medical Publishers, New York, 1993.

10) 図表は一括して別紙に作成し，原稿の末尾に添付するとともに，挿入場所を本文の枠外に明記して下さい．図版，写真の製版は実費をいただきま

（音声言語医学，48：371, 2007. より）

資料6-13 某学会誌の筆者の投稿原稿に対する査読結果1

査読結果1

1) そのまま掲載可．
   a) 修正無し
   b) 表記，用語などについて一部修正あり   本文 P.8
                                            句切り → 区切り？

2) 別記事項につき著者の修正を求め，その後再査読を要す．

3) 保留または掲載不適当と考え，編集委員会の議題として提出する．

第6章 研究のまとめと発表

資料6-14 某学会誌の筆者の投稿原稿に対する査読結果2

査読結果2

1) そのまま掲載可.
   a) 修正無し
   b) 表記，用語などについて一部修正あり

②) 別記事項につき著者の修正を求め，その後再査読を要す.

3) 保留または掲載不適当と考え，編集委員会の議題として提出する.

①英文タイトルのミスプリント　articulaton → articulation
②p.1 上6 （　）内の　例えば　は不要
③p.3 上4 軽度の失行 の根拠が希薄 p.5も同じ
　　舌の意図的（随意的）運動が不器用な normal もいる．ましてIQが低い場合には尚更だとおもうが，このことをどのように説明するか
④p.4 上4 など は不要
　　上5〜6 正しく とは正しい語としてか，構音された通りにという意味かが曖昧
⑤p.6 下3〜p.7 上2 言語性IQと動作性IQとの差から脳損傷による云々とあるが，この程度の差からそれが言えるか疑問．差が大きいとはどの程度の差以上を言うかが問題
⑥p.11 下3 喉仏 は technical term ではない．甲状軟骨全体を意味したいのか又は甲頭隆起，上甲状切痕を意味するのか曖昧になる
⑦p.12 上1 発音－構音の使い分けを明確にすべき p.13下7
⑧p.13 上7〜10の文章が理解しにくい
⑨p.14 中 構音障害－1歳2ヵ月で構音障害というのはどのようなものか具体的に例示されたい．s, r, k の構音障害はよく見られる症例であるが，これを脳損傷（しかも熱性ケイレンのみ）の結果発症したとするのはどうか
表3　⑤音→音素？
表6　反応数／試行数　反応とは正反応？

＊音のWordからの分離能力が構音訓練上大切だと思うが，この点に触れていないのは何故か．

編集委員会の検討事項として
　本論文は言語聴覚士への啓蒙的意図が読み取れるが，学会誌の原著論文としての価値はいかがか．単なる構音訓練の結果に過ぎないのではないか等，気になる点がある．

第6章　研究のまとめと発表

資料6-15　某学会誌への投稿原稿についての査読結果に対する筆者の回答

査読結果に対する反応　　　　　　　　　　　　　　　　　　　　　　　　　　伊藤元信

査読結果1に対して
　本文p.8「句切り」を「区切り」に訂正

査読結果2に対して
①について
　「articulation」と訂正
②について
　「例えば」を削除
③について
　表1に示したように，複数の構音器官に明らかな運動障害（麻痺によるものではない）が認められたことから，単なる不器用さや低IQでは説明できない．したがって，著者は「失行」と解釈する．ただし，100％確実とはいえないため，「疑わせる」「要素が強い」といった表現にしてある．なお，キーワードから発語器官失行とOral apraxiaを削除した．
④について
　研修生や患者に付き添ってきた患者の親戚などを含むため「など」とした．
　「正しく」を「刺激語通りに」と訂正
⑤について
　「なお，言語性IQは79，動作性IQは60未満，全検査IQは64であり，言語性IQと動作性IQの差がある．」と訂正
⑥について
　「喉仏（甲頭隆起）」と訂正
⑦について
　「構音」に訂正
⑧について
　当時の他施設による評価結果であり，詳細は不明．しかし，熱性けいれんのあとで四肢麻痺とともに構音の障害が生じたと報告されていることから，それらが中枢性の原因によってもたらされた症状であると考えることはそれほど無理ではないと思われる．
表3について
　「音」を「子音」に訂正
表6について
　誤反応も含む．表の同じ行の「刺激」と「反応」を比べれば正反応か誤反応かはわかる．
その他
　この論文で示した方法で構音の著明な改善が得られたため，構音への他のアプローチは行なっていない．そのため，音のWordからの分離能力に触れなかった．触れる必要はないと考える．
　言語聴覚士への啓蒙的意図が，本論文の目的のすべてではない．著者が本論文の「はじめに」のところで述べていることを踏まえて，症例報告として価値があるか否かの判断をしてほしい．学会誌の原著論文にもいろいろな種類があって良いと思う．　　　　　　以上

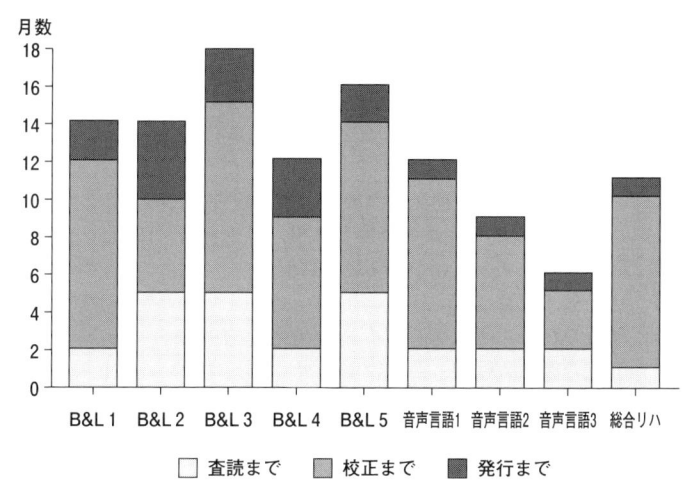

図6-2　学術誌への投稿から発行＝掲載までの期間の比較
B&L：Brain and Language，音声言語：音声言語医学，総合リハ：総合リハビリテーション

　査読結果に対する回答が1回で査読者に受け入れられるとは限らず，投稿者と査読者の間でのやりとりが，複数回行われることもまれではない．
　なお，ある学術誌の編集委員会ないし編集部で不採択と判定された場合に，他の学術誌に投稿し直し，採択されるという場合も想定できるが，通常，査読者は当該論文で扱っているテーマについての専門家であるので，その査読者の指摘はまず妥当と考えられ，謙虚に耳を傾け，修正すべきところは修正して，再投稿するのがよい．
　読者の参考までに，投稿から発行＝掲載までの学会誌ごとの期間を図6-2に示した．「Brain and Language」誌には5回，「音声言語医学」誌には3回投稿しているが，発行までの期間がその都度かなり異なっていることがわかる．なお，このデータはかなり前のものであるので，現在は状況が変わっているかもしれない．

第6章 研究のまとめと発表

引用文献

浅井宗海：プレゼンテーションと効果的な表現―話の目的から考える表現技法，エスシーシー，2005．

伊藤元信・古川政樹：舌切除・再建術を受けた患者の発話明瞭度．音声言語医学，32：347-353，1991．

川喜田二郎：発想法―創造性開発のために，中公新書，1967．

川喜田二郎：続・発想法―KJ法の展開と応用，中公新書，1970．

木下是雄：理科系の作文技術，中公新書，1981．

松本清張：点と線，新潮文庫，1971．

坪田一男：理系のための研究生活ガイド，講談社，1997．

Robbins M.L.（斉藤和久監訳，茂木富美子訳）：Dr.ロビンスの上手な英語医学論文の書き方，医学書院，1989．

笹沼澄子・伊藤元信：Apraxia of Speech―その臨床像と障害構造をめぐって．精神医学，23，1981．

杉原厚吉：理科系のための英文作法，中公新書，1994．

Zeiger M（盛　英三訳）：実例で学ぶ医学英語論文の構成技法，医学書院，1992．

■コラム6-1　誌上発表率

　学術大会・研究会で発表された"研究"のうち，どれくらい誌上発表されるのであろうか？

　図Aは，1991年から2000年までの，日本音声言語医学会の学術総会での一般演題（口頭発表とポスター発表）の数と「音声言語医学」誌の原著論文（症例報告を含む）の推移を示したものである．

　ここでは，学会で発表した翌年に誌上発表するという前提で，図を構成してある．この図から，学会発表された演題のうちの約2割程度しか誌上発表されないことがわかる．

　日本音声言語医学会，日本神経心理学会，日本高次脳機能障害学会，日本摂食・嚥下リハビリテーション学会のある年の学術大会の一般演題数に対する，その翌年に誌上発表された原著論文数の割合を，"誌上発表率"として計算してみると，10%から20%の間であった．やはり，よくて2割程度である．ということは，見方を変えれば，大多数の"研究"は，口頭発表ないしポスター発表どまりということである．

　図Bは，筆者の場合である．この図の左側の都老人研（東京都老人総合研究所）時代は，研究が主な仕事であっただけに，発表数が多いが，1981年は学会発表も誌上発表もひとつも行っていない．この時期は，言語聴覚士の国家資格制度運

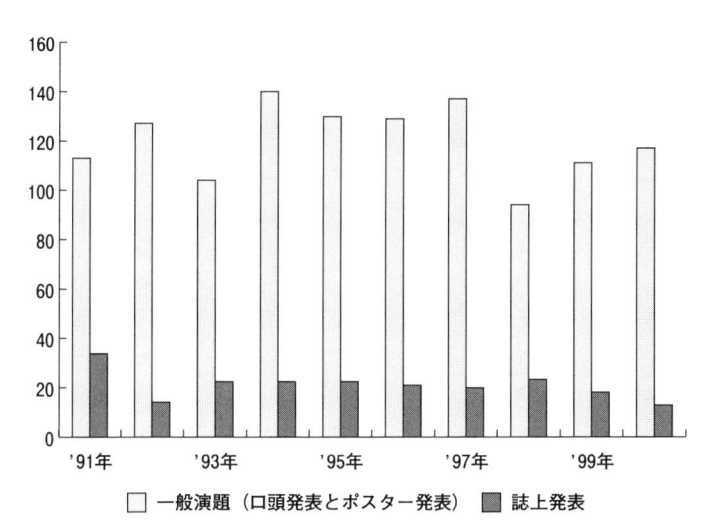

図A　日本音声言語医学会での一般演題と誌上発表の関係

第7章 言語聴覚・嚥下障害の研究動向

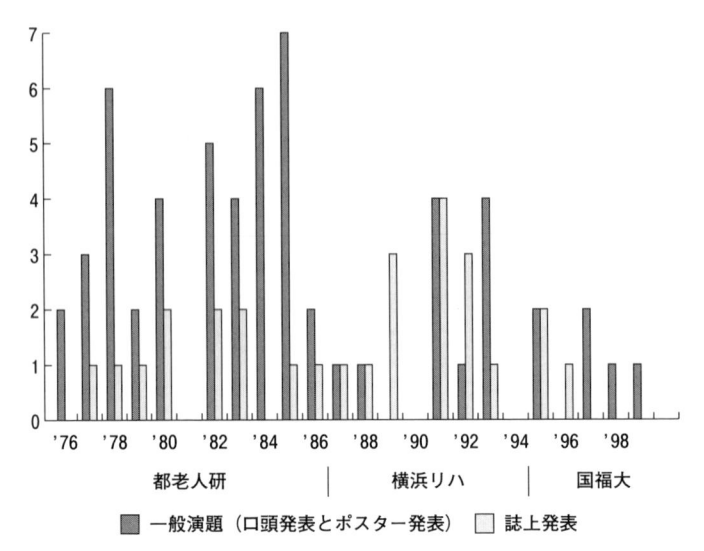

図B 日本音声言語医学会での一般演題と誌上発表の関係（筆者の場合）
都老人研：東京都老人総合研究所，横浜リハ：横浜市総合リハビリテーションセンター，国福大：国際医療福祉大学

動の真っ只中で，あちこち飛び回っていて，研究どころではなかったためである．

　図の真ん中の横浜リハ（横浜市総合リハビリテーションセンター）時代は，臨床活動に加えて機能訓練室の責任者としての仕事も行っていたが，口頭発表も誌上発表も継続して行えている．この事実は，やる気があれば臨床業務で忙しくても研究はできるし原著論文も書けることを示している．

　研究とは，「科学的な手続きを経て疑問に対する答えを出す過程」であり，「科学的」であるためには，「検証可能性」が求められることは，第1章で述べた．研究は学術大会での発表では完結しない．原著論文の条件を満たして，査読を経て，誌上に掲載されて初めて完成するといえる．なぜなら，学術大会での発表（特に，口頭発表）では，発表時間や質疑の時間が限られているため，その研究を追試するための十分な情報が提供されえない．したがって，そこで提示された情報だけに基づいて追試することは，まず不可能である．研究の追試可能性が担保されないのである．

　学術大会の発表および抄録は，完成された「研究」とは呼べないことを肝に銘ずるべきである．

第7章　言語聴覚・嚥下障害の研究動向

本章では，言語聴覚・嚥下障害の研究動向を，米国と比較して述べる．

笹沼（1995）は，日本音声言語医学会40年史の特集記事「音声言語医学の発展」のなかで，「世界の言語障害学：最近の動向」と題して，1985年から1995年までの10年間の言語聴覚障害領域の臨床と研究の動向を紹介している．表7-1は，その記事のなかで示された表の英文の部分を翻訳して転載したものである．

表7-1　1991～1993年のASHA Convention Program（Topical listing）
（笹沼，1995の表の英語の部分を翻訳して，転載）

	1991 S.M./T.P.	1992 S.M./T.P.	1993 S.M./T.P.
①運動性発話障害と	12/37	14/75	12/40
嚥下障害	5/24	6/35	7/30
②音声科学	3/27	4/57	3/25
③言語評価	20/80	28/55	23/237
④言語介入	25/37	30/75	37/10
⑤失語症と後天性神経原性障害	15/67	14/44	21/17
⑥AAC	12/22	14/45	29/5
⑦音韻性（構音）障害		16/49	16/10
⑧音韻性障害と頭蓋顔面障害	18/60		
⑨言語科学	13/70	23/68	8/19
⑩文化的・言語的多様性		12/37	22/0
⑪コンピュータの利用	44/44	32/32	27/36
⑫サービス提供		35/72	33/146
⑬教育関連		24/53	35/6
⑭専門職関連	61/92		
	228/560	252/697	273/581

S.M.：ショート・コース　および　ミニ・セミナー
T.P.：一般演題（口頭発表およびポスター発表）
原図注：音声障害，吃音，聴覚（障害）関係は，含めていない（これらの研究動向については，平野（1995），小池（1995），内須川（1995），田中（1995），永渕（1995）に記載されている）

（笹沼澄子：世界の言語障害学　最近の動向．音声言語医学，36：442-447，1995．より改変）

第7章 言語聴覚・嚥下障害の研究動向

　この表は，ASHA の 1991 年から 1993 年までの 3 年間の学術集会でのショート・コース，および，ミニ・セミナーと一般演題（口頭発表およびポスター発表）の数を示したものである．この表から，笹沼が指摘していることをまとめると以下の通りである．

　①演題数は，音声障害，吃音，聴覚（障害）関係を含めると，1,000 題を超える．それらは，2,000 を超える応募演題から厳選されたものである．1,000 題という数は，過去 10 年間を通じて，ほぼ不変である．なお，20 年前の 1973 年の演題数は約 500 で，ほぼ倍増している．

　②演題数が膨大であるだけでなく，会員向けの卒後教育を目的としたショート・コースやミニ・セミナーの数が多く内容も盛りだくさんである．

　③成長・発展の目立つ分野としては，頭部外傷，認知症，右半球損傷などに伴う言語・コミュニケーション障害，嚥下障害，拡大・代替コミュニケーション（Augmentative & Alternative Communication, AAC），コンピュータの利用，文化的・言語的多様性の領域である．

　④従来の「機能的構音障害」に対して，音韻論的視点からの関心が高まり，音韻性（構音）障害（Phonological <Articulatory> disorders）という呼び方が定着してきている．

　⑤口蓋裂に関する演題数が減少している．

　笹沼は，こうした動向の背景要因として，人口の高齢化に伴う疾病構造の変化，交通事故による外傷性脳損傷例の増加，医療技術の進歩による重症患者の存命率の上昇などをあげている．加えて，医学，心理学，言語学，情報科学，コンピュータその他のハイテク技術の進歩が音声科学や言語科学の発展をもたらし，それらが臨床技術の諸側面の改善に結びついていると述べている．

　この特集記事が掲載された時期（1995 年）の我が国では，言語聴覚士の国家資格がまだ制定されておらず（制定は，1997 年），4 年制大学での言語聴覚士の養成がようやく始まったばかりであり，言語聴覚障害についての学会発表数も限られていた．

　ASHA の当時の会員数は 6 万人強であったが，その後，さらに増加を続けており，ASHA のホームページ（http://www.asha.org/）の記載によれば，2007 年 12 月現在，127,420 人とのことである．

　また，ASHA の会員向けのニュースレターである the ASHA leader（2005, November, 29）によれば，249 大学の 359 プログラムが Speech Language Pa-

第7章 言語聴覚・嚥下障害の研究動向

表7-2 日米の言語聴覚士が参加する主な学会の2005年の発表演題数

分野	言語聴覚学会	音声言語医学会	2学会	%	ASHA	%
成人言語障害	39	9	48	27	130	11
小児言語障害	18	9	27	15	253	22
発声発語障害	18（うち吃音1）	23	41	23	319（うち吃音93）	28
聴覚障害	8	16	24	13	101	9
摂食・嚥下障害	22	5	27	15	57	5
AAC	(5再掲)	0	(5再掲)		60	5
その他	13	0	13	7	234	20
計	118	62	180	100	1154	100

thologyとAudiologyの教育プログラムとして認定されているとのことである．これらはすべて修士以上の課程であり，そのうち半数は博士課程も有している．

表7-2は，第6回日本言語聴覚士協会総会・日本言語聴覚学会プログラム・抄録集（2005），第50回日本音声言語医学会総会・学術講演会—プログラムおよび予稿集—（2005），ならびにthe ASHA leader（vol. 10, no. 11, 2005）をもとに，日米の言語聴覚士が参加する主な学会の2005年の発表演題数を示したものである．この表の右側下のASHAの演題数の合計は1,154題である．なお，これはセミナーやショート・コースを含まない数であるが，笹沼（1995）の集計には含まれていなかった音声障害，吃音，聴覚障害関係の演題も入れてある．セミナーおよびショート・コースの合計は，382題であり，それらと一般演題1,154題の合計は1,536題である．このように，過去10年の間に，演題数の合計は約1.5倍に増えており，セミナーおよびショート・コースの数も1993年の273から，382と約1.4倍になっている．

発表の内容については，笹沼（1995）が指摘した傾向が，ほぼそのまま現在も続いている．すなわち，頭部外傷，認知症，右半球損傷などに伴う言語・コミュニケーション障害，嚥下障害，拡大・代替コミュニケーション（AAC），コンピュータの利用，文化的・言語的多様性の領域が，さらに発展しているといえる．

次に，我が国の研究動向を見てみる．

表7-2の左側に，我が国の言語聴覚士が参加する主な学会である日本言語聴覚

第7章　言語聴覚・嚥下障害の研究動向

学会と日本音声言語医学会の2005年の発表演題数を示してある．日本の言語聴覚士は，この2つの学会の他に，日本神経心理学会，日本高次脳機能障害学会，日本リハビリテーション医学会，日本摂食・嚥下リハビリテーション学会などにも参加して研究発表しているが，米国の場合も Academy of Aphasia, Clinical Aphasiology Conference, Dysphagia Research Society などの学会での言語聴覚・嚥下障害関連の発表については，ここでは比較の対象としていないので，2つの学会に限定した．

この表から，我が国の言語聴覚障害の研究動向が垣間見えてくる．すなわち，学会での研究発表の数は米国の約10分の1であり，成人の言語障害と摂食・嚥下障害関連の研究発表が多い．また，吃音やAACについての研究発表数に極端に差があるとともに，小児の言語障害についての発表が相対的に少ない．なお，卒後教育関連演題は，特別講演を含め，シンポジウムでの発表演題をすべてカウントしても，12演題と少ない．

米国の言語病理学領域のパイオニアの多く（例えば，ウェンデル・ジョンソン，チャールズ・バン・ライパー）は，自身が吃音者で，かつ優れた臨床家／研究者であったことはよく知られているが，そうした伝統が今も受け継がれ，吃音研究は常に隆盛である．それに比べて，我が国では，吃音の臨床家／研究者が極端に少なく，研究発表数も限られている．

次に，摂食・嚥下障害関連の演題数の割合が高いことが目立つが，言語聴覚士は，日本摂食・嚥下リハビリテーション学会の会員5千名強（2007年9月現在）のうちの約37％（2,000名弱）を占め，学術集会でもここ数年100題前後の研究発表を行っている．日本言語聴覚学会と日本音声言語医学会での摂食・嚥下障害関連の演題数も30題近くあることを考えると，言語聴覚士の関心がこの領域に集中していることがわかる．

我が国の言語聴覚士の数は，日本言語聴覚士協会ニュース44号（2007年7月30日発行）によれば，2007年6月1日現在，6,915名とのことである．また，日本言語聴覚士協会のホームページ（http://www.jaslht.gr.jp/）によれば，2008年4月1日現在，言語聴覚士の養成校は61校で，そのうち4年制大学は14校である．なお，大学院の修士課程を有しているのは7校のみである．

ASHAの会員数13万人弱と比べると，我が国の言語聴覚士の数7千人は，約20分の1であり，我が国の言語聴覚士の養成校の数は専門学校を含めても約5分の1であり，大学以上の養成校に関しては，約18分の1である．

第7章　言語聴覚・嚥下障害の研究動向

このように，言語聴覚士の数も養成校の数も少ないにも関わらず，研究発表の数は米国の約10分の1であるということは，我が国の言語聴覚士は非常に健闘しているといえるかもしれない．しかし，本書の序文でも触れたように，我が国の言語聴覚障害研究の質については，一部の研究を除いて，世界に通用するレベルではない．

本書の読者である若い言語聴覚士が研究のノウハウをきちんと身につけ，国内の学会のみならず，海外の学会にも積極的に参加し，国際的な専門誌にも活発に投稿することによって，日本においても言語聴覚障害の質の高い臨床／研究活動が活発に行われていることを世界に示してほしいものである．

引用文献

平野　実：世界の音声医学．音声言語医学，36：435-438，1995．
小池靖夫：日本の音声医学．音声言語医学，36：439-441，1995．
永渕正昭：成人の聴覚障害と言語の研究．音声言語医学，36：451-452，1995．
笹沼澄子：世界の言語障害学　最近の動向．音声言語医学，36：442-447，1995．
田中美郷：聴覚障害—乳幼児の場合—．音声言語医学，36：450，1995．
内須川　洸：世界における吃音研究状況について．音声言語医学，36：448-449，1995．

資　料

- ●伊藤元信, 笹沼澄子, 牛島達次郎, 広瀬　肇, 吉岡博英：発語失行症における発話時の構音器官の動態―ファイバースコープおよびX線マイクロビームシステムによる観測―. 音声言語医学, 19：285-296, 1978. ……………………… 120
- ●伊藤元信：講座　言語障害の評価(6) 実験的アプローチ. 総合リハビリテーション, 12：971-978, 1984. ……………………………………………………… 132
- ●伊藤元信：短期間で構音障害の著しい改善が得られた一高校生の構音訓練経過. 音声言語医学, 32：269-279, 1991. ……………………………………… 140
- ●伊藤元信, 古川政樹：舌切除・再建術を受けた患者の発話明瞭度. 音声言語医学, 32：347-353, 1991. ………………………………………………………… 151
- ●伊藤元信：リハビリテーション医についてのコメディカル・スタッフ（PT, OT, ST）の意識調査結果. 総合リハビリテーション, 20：423-427, 1992. …… 158
- ●伊藤元信：成人構音障害者用単語明瞭度検査の作成. 音声言語医学, 33：227-236, 1992. …………………………………………………………………… 163
- ●伊藤元信：単語明瞭度検査の感度. 音声言語医学, 34：237-243, 1993. ………… 173
- ●伊藤元信, 大澤富美子, 飯塚直美：失語症患者の聴覚的理解障害の改善訓練―単一被験者治療実験法による検討―. 音声言語医学, 36：197-205, 1995. ………… 180

資　料

発語失行症における発話時の構音器官の動態
―――ファイバースコープおよびX線マイクロビームシステムによる観測―――

伊　藤　元　信[*]　　笹　沼　澄　子[**]　　牛　島　達次郎[***]
広　瀬　　　肇[****]　吉　岡　博　英[****]

Articulatory Dynamics in a Patient with Apraxia of Speech
―――Fiberscopic and X-Ray Microbeam Observations―――

Motonobu Itoh, Sumiko Sasanuma, Tatsujiro Ushijima,

Hajime Hirose and Hirohide Yoshioka

To obtain an accurate picture of the syndrome called apraxia of speech and to gain some insight into its underlying mechanisms, observations of the articulatory movements were made of a patient diagnosed as having apraxia of speech by means of a fiberoptic system and an X-ray microbeam system. The data obtained from the apraxic subject were compared with those of the normal and dysarthric subjects.

The results indicated that the articulatory movements of the apraxic patient were clearly different from those of the normal as well as the dysarthric subjects in terms of the patterns, consistency and velocity of movements. Based on these observations, possible mechanisms responsible for the syndrome called apraxia of speech were discussed.

I. はじめに

　脳損傷に伴って発現する言語障害としては，言語表象の操作機能の障害である失語症（aphasia）と，神経・筋系の病変に基づく構音障害である麻痺性構音障害（dysarthria）とが良く知られている。

　ところで，大脳皮質の前言語野（ブローカ領域）に損傷を受け（多くの場合，部位は推定されたものであるが），その言語症状から失語症と診断された患者のなかに，一貫性のない構音の誤り，ぎこちない構音動作，発話速度・リズム・抑揚など韻律面での異常といった諸症状を特徴的に示す患者がいることが，古くから多くの臨床家によって報告されてきた。

　最近に至り，Darley (1968)[1]は，このような諸症状を一括して，構音動作に際しての発話運動の企画（motor programming）の障害を反映するものであるとし，発語失行症（apraxia of speech）と呼ぶことを提唱した。脳損傷に伴って生じる言語障害に関するこのような新しい

[*]　東京都老人総合研究所
[**]　横浜国立大学・東京都老人総合研究所
[***]　東京大学医学部耳鼻咽喉科教室
[****]　東京大学医学部音声言語医学研究施設

資　料

視点の提供は，その後の研究を促進し，以後，発語失行症に関する多数の報告がなされてきた（Johns と Darley, 1970[2]; Aten ら, 1971[3]; Deal と Darley, 1972[4]; Rosenbek ら, 1973 a [5], 1973 b [6]; Skelly ら; 1974[7]; Trost と Canter, 1974[8]; Keith と Aronson, 1975[9]; LaPointe と Johns, 1975[10]; Dabul と Bollier, 1976[11]）；このような研究の大多数は，発語失行症患者の発話の特徴を音韻論的に分析したものであり，これらの報告を通じて，発語失行症の症状が次第に浮きぼりにされつつある．

発話の障害としての発語失行症の実態を明らかにするためには，発話の音韻分析を系統的に行うことが重要であることはいうまでもない．しかし，発語運動の企画の障害が構音器官の運動にどう反映されているかを知るためには，発話時の構音器官の運動解析が不可欠である．しかしながら，この方面の検索にはほとんど手がつけられておらず，わずかに Shankweiler ら (1968)[12] の筋電図的手法を用いた研究結果が報告されているにすぎない注1)．

今回われわれは Darley ら[1,2,30] の記述にあてはまる諸症状を示す 1 症例に関して発話時の構音器官の運動解析を行う機会を得たので，その結果を報告する．

II. 症　例

今回観察の対象としたのは，61歳男子1名である（なお，観察結果の記述にあたっては，正常人または他種の構音障害を伴う症例について，同一の方法で観測された結果と対比させた）．

本症例の現病歴および言語検査結果は以下のとおりである．1970年3月14日，ゴルフ中に突然右腕の感覚がなくなり，めまいが約30秒続いた．休息後，それらの症状が消えたので一人で車を運転して帰ろうとし，車をスタートさせた直後に再びめまいが生じ，前方の車に追突した．幸い，双方に怪我がなかったので，近くの交番に行き警察官に事故を報告しようとしたところ，一語も発することができず，直ちに付近の病院に入院した．1週間目にやっと声が出るようになったが，言語音らしきものが出せるようになるには約1カ月かかった．入院時には，臨床検査上特記すべき異常は認められなかったが，上記の症状から，脳血栓と診断された．発症後7カ月の

注1) 彼らの報告は Darley (1968)[1] の提唱以前に書かれたものであり，発語失行症という用語は用いられていない．しかし，彼らの症例における "phonetic disintegration" あるいは "residual articulatory disorder" といった表現であらわされている症状は，明らかにDarleyのいう発語失行症の症状と一致する．

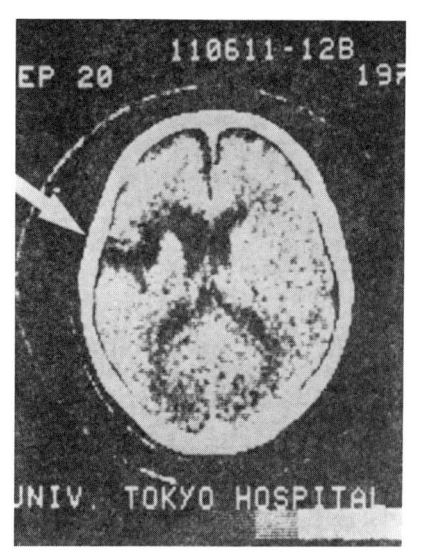

図 1　本症例の CT スキャン図（矢印は損傷部位をあらわす）

時点で，はじめてのくわしい言語検査を受け，その結果，書字と読字能力の軽微な低下を除いて言語能力そのものは良く保たれていることが明らかとなったが，一貫性のない構音の誤りやプロソディーの変化が顕著であることが認められ，Darley ら[1,2] の記述による発語失行症と診断された（Sasanuma, 1971)[13]．なお，発症6年後の1976年8月に施行された CT (computerized axial tomography) により，左半球シルビウス溝前部付近の皮質から皮質下にかけて病変が確認された（図1）．

III. ファイバースコープによる発話時の口蓋帆の運動観察

1. 目　的

発語失行症における構音の誤りの発生機序に関する手がかりを得る目的で，構音器官としてはその動作が比較的単純な口蓋帆の運動を観察した．

2. 方　法

観測は Sawashima と Ushijima (1971)[14] および沢島ら (1976)[15] の方法により行った．すなわち，鼻腔内に挿入したファイバースコープを通じて口蓋帆を毎秒50コマで撮影し，口蓋帆上面の輪郭の高さを計測し，その上下運動の時間経過をプロットした．なお，音声を同時録音し，音声とフィルムとを同期させた．各音素に対

資　料

/teNteNteNteN/

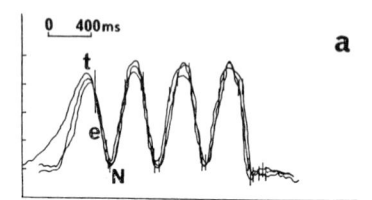

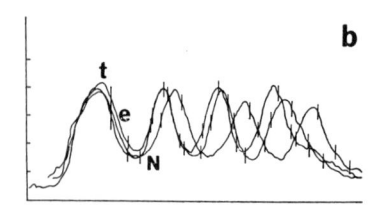

/deeneedesu/

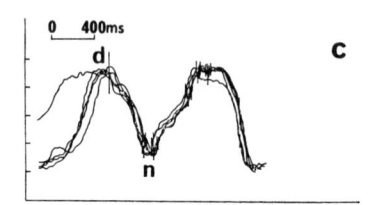

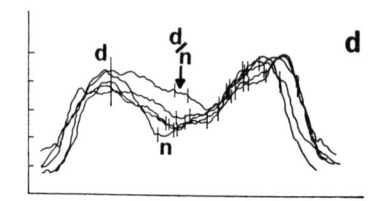

/teedeNdesu/

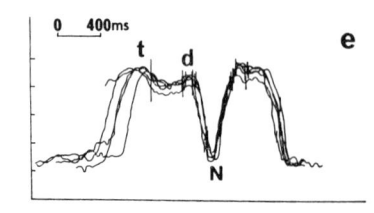

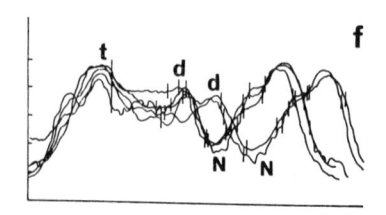

NORMAL　　　　**APRAXIC**

図2　無意味音節および有意味語発話時の口蓋帆の運動パタンの再現性
（左：正常者，右：発語失行症患者）　なお，この図はシネフィルム1コマごとに測定した口蓋帆の高さを時間軸上に点としてプロットした後，それらの点を線で結んだものである．毎秒50コマで撮影してあるので，点と点との間隔は20msecである．

応する時間区分はオシログラフ・トレースにより決定した．
　検査語としては，無意味音節のくりかえしおよび有意味語を用いた．無意味音節のくりかえしは/teNteNteNteN/で，これを3回くりかえさせた．有意味語は，非鼻子音/d/，/t/，/s/，母音/e/および鼻音/n/，/N/の組み合わせによる4モーラの，アクセント核のない「泥濘」「静寧」「青年」「停年」「停電」「声援」「点影」「精鋭」の8語である．これらの語を「――です」というフレームを付して発話させた．発話順序はランダムにし，各語につき5回ずつ発話させた．実際にはこれらの検査語を書いた字カードを提示して，検者がまず音読し，そ

れを模倣させる形で患者に発話させた．発話速度については，検者が示す普通の会話速度に近づけるよう指示したが，患者の発話速度は正常者のそれに比較して明らかに遅かった．

3. 結　果

1) 運動パタンの一般的特徴

正常者の口蓋帆の運動パタンに比較して，この発語失行症患者は以下に述べるような多くの特異なパタンを示した．

(1) 運動の再現性

図2は種々の発話条件下での，正常者（左）および発語失行症患者（右）の口蓋帆の高さの時間的変化を示す．横軸は時間，縦軸は計測上の任意に定めた尺度，曲線上の短い縦線は各音素に対応する時間区分，長い縦線は基準時点としての第一音節の母音の立ち上がりを，それぞれ示している．上段は無意味音節のくりかえし/teNteNteNteN/の3回の運動パタンを重ねて描いたものであり，他は有意味語の5回の運動パタンを重ねて描いたものである．正常者の/teNteNteNteN/（上段）では，口蓋帆は音節ごとに振幅の大きな上下動を規則正しくくりかえしており，かつ，3回の発話間で，運動パタンの一致度が高い．これに対して，発語失行症患者の発話では，正常者でみられるような規則性をやや欠くと同時に，3回の発話間での変動が著しい．有意味語に関しても同様に，正常者では，同一発話条件下で高い再現性がみられるが，発語失行症患者では著しい変動が生じている．口蓋帆の高さの著しい変動（上下の変動）に加えて，時間的な変動（左右の変動）も認められる．たとえば/deeneedesu/（中段）において，語頭の/d/から/n/にかけて，発話ごとに口蓋帆の下降の勾配が著しく変化しているだけでなく，/d/から/n/までの経過時間にも変動が認められる．なお，このような変動に伴って，一部の発話では同時に記録した音声信号において/n/から/d/への音韻変化が生じている．しかし，このような変

動を示しながらも，語頭の/d/から/n/にかけて下降した後上昇するという"基本的"な運動パタンは5回のくりかえしを通じて常に維持されている．次の/teedeNdesu/（下段）では変動が大きく，口蓋帆の運動パタンは一見ランダムに見えるが，ここでも"基本的"な運動パタンは維持されている．すなわち，語頭の/t/の後に若干下降するがその高さが一定区間維持された後に，/d/の直後で大きく下降し，その後に上昇するというパタンが5回の発話のすべてに共通して認められる．ただし，語頭の/t/から/d/にかけての所要時間が発話ごとに著しく変動しているのが特徴的である．

(2) 鼻音・非鼻子音の口蓋帆の高さ

発語失行症患者の運動パタンの第2の特徴として，鼻音・非鼻子音ともに口蓋帆が中間的な位置をとることがしばしば観察された．たとえば，図3に示すように/seeneedesu/の正常者の発話（左）では，非鼻子音/s/，/d/に対する口蓋帆の位置は高く，鼻音/n/に対する口蓋帆の位置は低い．/n/の発話に際し，口蓋帆の位置は安静呼吸時の位置までは下降しないが，すべての母音および非鼻子音にくらべ低い．これに対して，発語失行症患者の発話（右）では，語中の/d/に対する口蓋帆の位置が低くなっている反面，/n/に対する位置が高く，両者の高さが接近している．なお，音声サンプルにおいて，この/n/は/d/へと音韻変化している．/N/についても同様なことが観察される．正常者の場合（図2の左），/N/のための口蓋帆の高さは安静呼吸時の位置に到達ないし接近しているのに対し，発語失行症患者の発話（図2の右）では，安静呼吸時の位置よりもかなり高い位置にあることが多い．

2) 予測による構音結合の状態

連続構音の際に，隣接あるいは近接する音が互いに影響しあう現象は構音結合（coarticulation）として知られており（Daniloff と Hammarberg, 1973)[16]，運動制御機構の構音への関与を直接反映するものとして，多

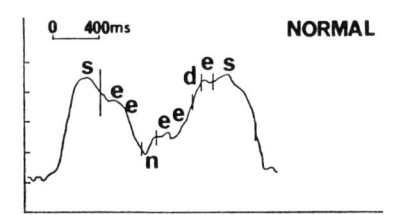

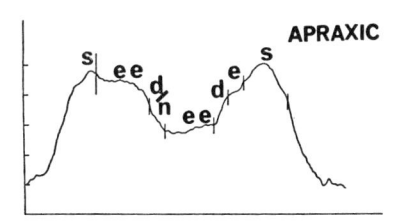

図3 /seeneedesu/ 発話時の口蓋帆の運動パタン
（左：正常者，右：発語失行症患者）

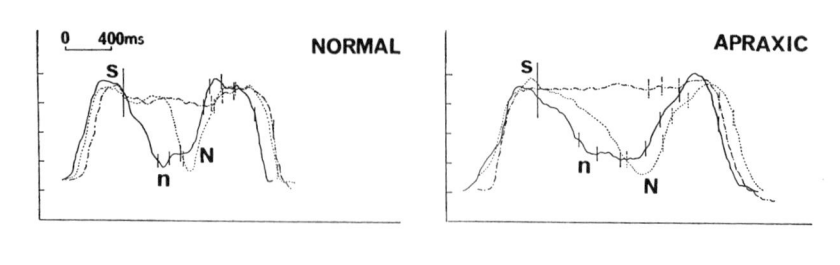

資　料

```
― ― ― /see'eedesu/　　――― /seeneNdesu/　　･･････ /see'eNdesu/
```

図4　3種類の音環境下での口蓋帆の運動パタン
（左：正常者，右：発話失行症患者）

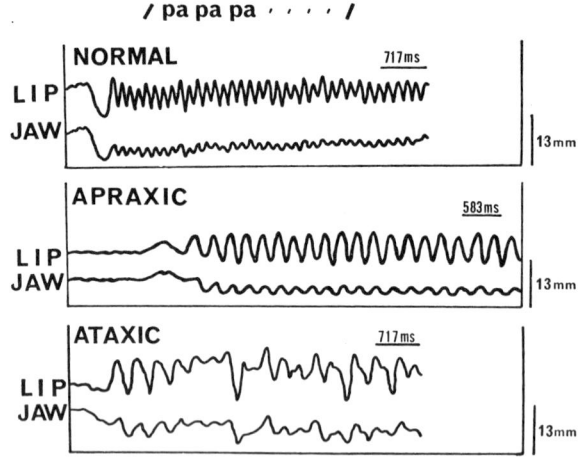

図5　単音節 /pa/ くりかえし時の下口唇および下顎の運動パタン
（上から正常者，発話失行症患者，小脳変性症患者）　なお，
発話失行症患者の図の時間軸は，他の2者のそれに比しいく
ぶん拡大されている。

くの研究者の注目を集めている．このような構音結合という観点から正常者と発話失行症患者の口蓋帆の運動パタンを比較してみた．

図4は，/see'eedesu/，/seeneNdesu/および/see'eNdesu/の運動パタンの比較である．正常者の発話（左）において，一点鎖線で示してある非鼻子音環境の/see'eedesu/では，口蓋帆は一貫して高い位置に保たれているのに対して，実線で示してある鼻音環境/seeneNdesu/では/n/に対する口蓋帆の下降が/s/の直後から始まっており，いわゆる予測による構音結合（anticipatory coarticulation）が認められる．同じような現象は，発話失行症患者の発話（右）においても同様に観察される．また，このような予測による構音結合は，鼻音を含む他の発話/deeneedesu/，/seeneedesu/および/teeneNdesu/においても，正常者，発話失行症患者ともに認められた．しかし，図4の左右の図をさらに吟味すると，正常者の発話（左）では，点線で示してある/see'eNdesu/において，撥音/N/に対する口蓋帆の下降が/s/の直後からは始まらず，途中までは，一点鎖線で示してある非鼻子音環境の/see'eedesu/と同じ高い位置に保たれている．これに対して，発話失行症患者の発話（右）では，/see'-eNdesu/，/seeneNdesu/ともに，口蓋帆は語頭の/s/の

直後から下降を開始していることが注目される.

IV. X線マイクロビームシステムによる発話時の構音器官の運動観測

1. 目的

発語失行症患者の発話時の構音器官の動態をさらにくわしく調べるために，複数の構音器官の同時観測を行うとともに，各構音器官の運動速度の測定を行った．

2. 方法

X線マイクロビームシステム（Kiritani ら，1975）[17] を用い，口蓋帆，奥舌，下口唇，下顎の発話中の動きを観察した（ただし，観察の対象とした構音器官は検査語によって異なる．なお，患者の義歯のため，舌尖および中舌の運動の観察は不可能であった）．検査語としては，音節/pa/，/ta/，/ka/，/teN/，/pataka/ などのくりかえしおよび有意味語としての「泥濘」(/deenee/)をcarrier phrase に挿入したものを用いた．

3. 結果

1) 複数の構音器官の間の時間的協調性

(1)音節のくりかえし

図5は，/pa/を速やかにくりかえして発話した際の，下口唇および下顎の上下方向の運動パタンを示す（なお，ここでの正常者および小脳変性症患者のデータは，広瀬ら（1977）[18] および Hirose ら（1978）[19] から引用した）．この図から明らかなように，発語失行症患者の発話（中段）においても，正常者の発話（上段）と同様に下口唇と下顎の運動の同期性は良く保たれている．また，小脳変性症患者の発話（下段）にみられるような運動の範囲や速度の大きなバラツキや，運動方向の変換の困難さは認められない．なお，他の音節（/ta/，/ka/，/teN/）の速やかなくりかえしにおいても，同様の結果が得られている．

(2)/deenee/発話時

次に，図6は正常者が carrier phrase 中の /deenee/

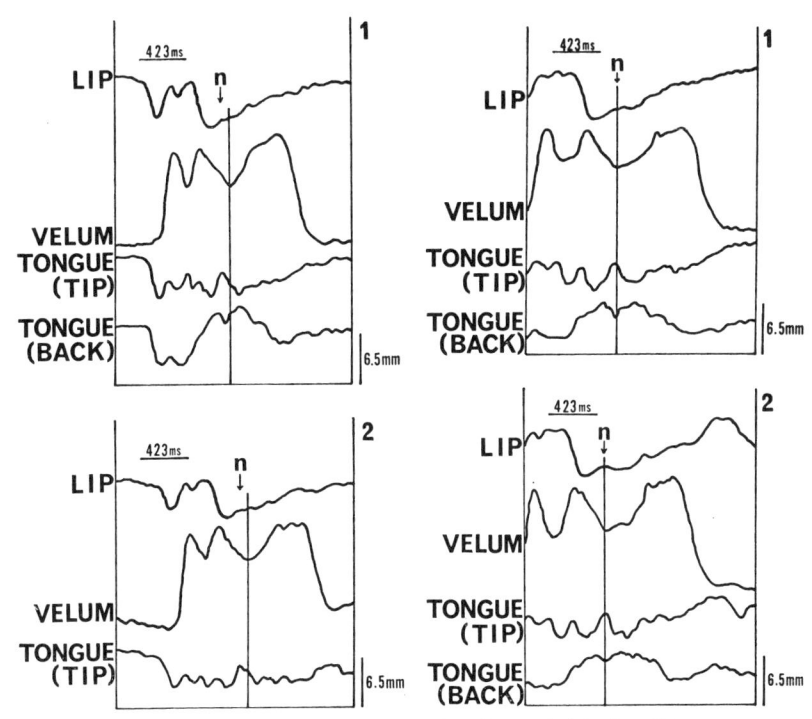

図6 Carrier phrase 中の /deenee/ 発話時の運動パタン（正常者の普通の速度（左）と遅い速度（右）での2回の発話の比較）

資料

を普通の速度(左：4Hz のクリック音をイヤホーンできき，これに発話リズムを合わせるようにしたもの)と遅い速度(右：3Hz のクリック音を基準としたもの)で2回ずつ発話した際の運動パタン(下口唇・口蓋帆・舌尖・奥舌の上下運動パタン。ただし，普通の速度での2回目の発話に関しては奥舌のデータはない)の比較である。

ここで特に注目すべき点は，/n/ に対する口蓋帆の下降運動と舌尖の上昇運動との時間関係である。普通の速度の発話(左)と遅い速度の発話(右)とでは，両者の間に若干の差があるが(/n/ のために口蓋帆が下降し終わり，上昇を開始する時点を基準にした場合——図中縦線で示してある——，遅い速度の発話では普通の速度の発話にくらべ，舌尖の上昇ピークがやや遅れる傾向にある)，それぞれ2回の発話を通じて，口蓋帆の下降運動と舌尖の上昇運動の時間関係にほとんど変動がないことが明らかである。

一方，図7は，発語失行症患者が carrier phrase 中の/deenee/を3回発話した際の運動パタン(下口唇・口蓋帆・奥舌の上下運動パタン。ただし，3回目は前2者の運動パタンのみ)の比較である。すでに述べたように，義歯のため舌尖の運動パタンは得られていないが，/n/のための歯茎部閉鎖時に，下口唇と奥舌に特徴的な運動パタンが認められているので，それらの運動と口蓋帆の運動とのタイミングを発話ごとに比較することを試みた。

図7から明らかなように，/n/ に対する口蓋帆の下降運動と他の構音器官の運動との時間関係が発話ごとに著しく変動することが認められる。すなわち，1では/n/に対する口蓋帆の下降の谷が，下口唇の上昇のピーク(おそらく舌尖の上昇のピーク)と奥舌の下降の谷とにほぼ同期しているが，2では/n/に対する口蓋帆の下降の谷が下口唇の上昇のピークと奥舌の下降の谷に先行している。3においても/n/に対する口蓋帆の谷が下口唇のピークに先行している。なお，音声信号において2では/n/音の非鼻音化傾向が認められ，3では/n/から/d/への明らかな音の置換が生じている。

2) 運動の速度

図8は，正常者(速い発話と遅い発話)，発語失行症患者，小脳変性症患者，筋萎縮性側索硬化症(ALS)患者の/pa/のくりかえし時の下口唇の運動速度を比較したものである(ここでの正常者，小脳変性症患者および ALS 患者のデータは Hirose ら (1978)[19] から引用した)。なお，ここでは下口唇の変位から下顎の変位分を差し引いて運動速度を算出してある。

この図から明らかなように，正常者の速い発話では，下口唇の開閉速度が速く，しかも開放時，閉鎖時とも速度はほぼ均一である。これに対して，発語失行症患者の発話では，運動速度は正常者のそれの1/2程度であり，ALS の運動速度に近い。なお，正常者の遅い発話の場合には閉鎖区間が延びているが変位そのものは速い発話時とほぼ同じであり，発語失行症の発話の遅さとは様相を異にしている。しかし，発語失行症患者の発話においては，小脳変性症患者および ALS 患者の発話にみられるような運動速度のバラツキ(ALS 患者では速度のバラツキは小脳変性症患者ほど顕著ではないが，なお，ある程度認められる)はほとんどない。なお，各種の音節を速やかにくりかえした場合のその他の構音器官の運動速度に関しても，表1にみられるごとく，発語失行症患者の運動速度は正常者のそれにくらべて著しく遅い(ここでの正常者のデータは，沢島，広瀬 (1977)[20] から引

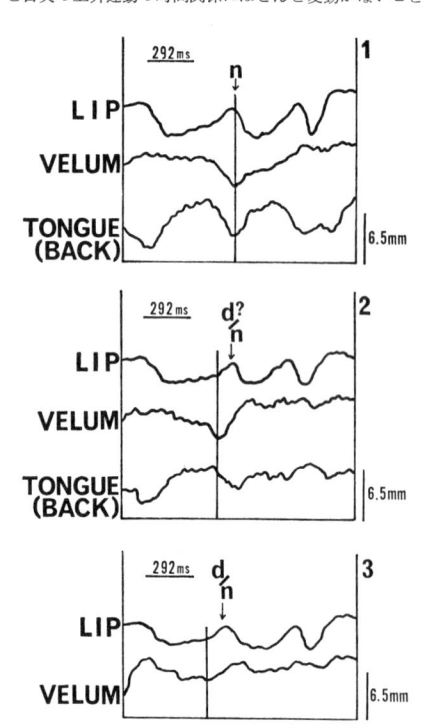

図7 Carrier phrase 中の /deenee/ 発話時の運動パタン(発語失行症患者の3回の発話)　なお，データ処理の都合上，図6の時間軸に比し，この図のそれはやや拡大されている。そのため，タイミングのズレがいくぶん誇張されている。

資 料

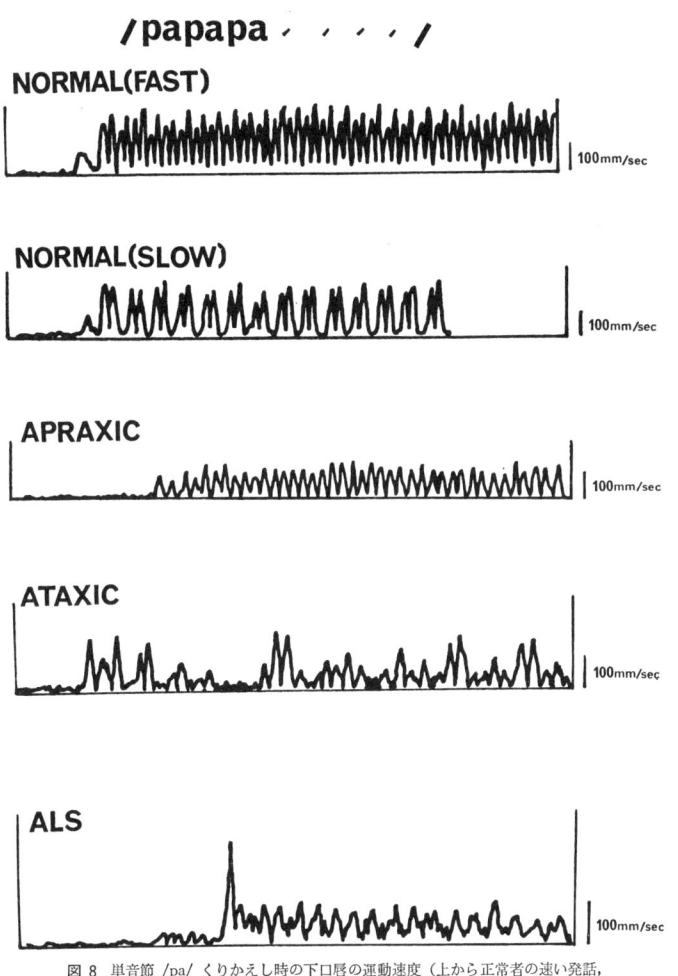

/papapa ╱ ╱ ╱ ╱/

図 8 単音節 /pa/ くりかえし時の下口唇の運動速度（上から正常者の速い発話，正常者の遅い発話，発語失行症患者・小脳変性症患者・ALS 患者の発話）

用した).

V. 考 察

　ファイバースコープによる観察で得られた結果のうち最も重要と思われるものは，発語失行症患者の口蓋帆の運動パタンが，同一発話条件下の発話ごとに著しい変動を示しながらも，特定の音連鎖における"基本的"な運動パタンは正常者のそれに近似しているという事実である．たとえば，/deeneedesu/（図 2-d）において，語頭の/d/から/n/にかけて発話ごとに口蓋帆の下降の勾配が著しく変化し，/d/から/n/までの経過時間にも変動が認められている．このような変動に伴って一部の発話では/n/から/d/への明らかな音の置換が生じているが，予測による構音結合としての口蓋帆の下降というパタンは常に保たれているといえよう．この事実は，本症例にみられた運動パタンの変動ならびに音韻変化が, target

資　料

表1　発話時の構音器官の運動速度

構音器官	構音の種類	運動速度 (mm/sec)	
		正常者	発語失行症患者
下口唇	/pa/ のくりかえし	190〜250	81〜136
舌体	/ka/ のくりかえし		56〜118
	/pataka/ のくりかえし時の /ka/ の構音時	200〜220	87〜149
口蓋帆	/teN/ のくりかえし	最大 105	28〜93

音素の選択ないし指定の誤り,すなわち,音韻操作の誤り,に基づくものとは考えがたいことを示唆している.なぜなら,もし観察された /n/ から /d/ への音韻変化が,音素の選択の誤りに基づくものであるとすれば,"基本的"な運動パタンそのものが異なるはずであろう.すなわち,非鼻子音環境/deedeedesu/ となり,口蓋帆は一貫して高い位置に保たれているはずである.とすれば,ここで観察された発語失行症患者の発話時の口蓋帆の運動パタンの特異性はどのような要因によるものであろうか.

異なった音環境下で,口蓋帆の高さに関する一定の値を実現するためには,口蓋帆の高さの変位や,上昇・下降の速度を考慮に入れた運動指令の編成(あるいは企画)が,発話に先行してなされる必要があると考えられる.事実,Ushijima と Hirose (1974)[21],沢島ら (1976)[15],牛島ら (1976)[22] および Ushijima ら (1977)[23] の正常者を対象としたファイバースコープと筋電図による口蓋帆の動態解析の結果は,音環境や発話速度に応じて,運動指令の編成がたくみになされていることを示している.今回の観察結果は,発語失行症患者の発話時には,このような運動指令の編成が円滑に行われていないことを示すものであると考えられる.

加えて,本症例においては,複数の構音器官の時間的協調性の乱れが存在することを示唆する結果が得られている.すなわち,すでに,述べたように,/deeneedesu/ を5回くりかえした際に,語頭の /d/ から /n/ の間の母音区間の持続時間が発話ごとに著しく変動し,しかも一部の発話に /n/ から /d/ への明らかな音韻変化が認められる.つまり,/n/ のための口蓋帆の下降と歯茎部閉鎖のための舌尖の上昇運動との間に発話ごとにタイミングのズレが生じていることが推測される.

なお,音韻変化が生じた発話は,そのようなタイミングのズレが著しい場合と考えられよう.複数の構音器官の運動の同時記録を行った X 線マイクロビームシステムによる観察結果は上記のような解釈を支持するものである.すなわち,carrier phrase 中の /deenee/ を数回発話した場合,/n/ に対する口蓋帆の下降運動と他の構音器官の運動との時間的関係が発話ごとに変動していることが観察された[注2].しかし,ここで興味深いことは,音節のくりかえしという比較的単純な構音では,複数の構音器官の間の時間的協調性が良く保たれていることである.この事実は,複数の構音器官の間の時間的協調性の乱れが,より複雑な音連鎖においてのみ顕在化することを示唆している.このような所見は,発語失行症の症状の臨床観察とも良く一致している.

発語運動の中枢制御機構の解明にはほど遠い現状であるが,発話に際しては,個々の構音器官の制御に加えて,さらに複数の構音器官の統合的制御が行われているとの考えも提出されている (Kent ら,1974)[24].このような考えに従えば,発語失行症においては,個々の構音器官の運動制御の障害の他に,複数の構音器官の統合的制御にも問題があると考えることができよう.

ところで,発語失行症患者の発話/seeNdesu/, /deeneedesu/, /seeneedesu/ および /teeneNdesu/ において,予測による構音結合としての口蓋帆の下降現象が認められた.このことは,発話のための運動の企画の障害とされる発語失行症においても,構音動作の実行に際して,後に続く segment の構音の指定を先行する segment に持ちこむという基本的な操作は保たれていることを示唆している.ただし,この基本的操作は必ずしも常に正確に実現されているとは限らない.図4にみられるように,/see'eNdesu/ においては,口蓋帆の下降開始のタイミングのズレがある.つまり,運動の企画面の障害がここにも反映されているといえよう[注3].

[注2] ファイバースコープによる観察時,X線マイクロビームシステムによる観察時ともに口蓋帆と舌の運動との間にタイミングのズレが認められたが,これら2種類の観察時の間で,ズレの方向が逆になっている.すなわち,ファイバースコープによる観察時では,歯茎部閉鎖のための舌尖の上昇運動に対して,口蓋帆の下降運動に遅れが生じていることのが示唆されていたのに対して,X線マイクロビームシステムによる観察時には,口蓋帆の運動に対して,下口唇の上昇(すなわち,おそらく舌尖の上昇)運動に遅れがみられた.なぜこのような差異が生じたかは明らかではないが,両観察時の発話速度の違いが関係しているかもしれない.

[注3] なお,CVV'VN という音素連続において,予測による構音結合の範囲に"制限"が加わるという現象は,アメリカ英語で実証された Moll と Daniloff (1971)[81] の口蓋帆の構音結合のモデルでは,説明できない事実として,すでに,Ushijima と Hirose (1974)[21] および沢島ら (1976)[15] によって指摘されているが,この現象が,なぜ生じるかについてはいまだ明らかではない.しかし,予測による構音結合は,後続する segment を同定しやすくするための知覚的な手がかりを与えるとする

128

資料

なお,「発語失行症」という用語は, Darley (1968)[1] の提唱以後,特に米国において広く用いられてきているが,最近に至り,この用語をめぐっての論争が展開されている.すなわち, Martin (1974[25], 1975[26]) は,「発語失行症」の示す構音の誤りは,発語運動の企画の障害とはいえず,音韻操作の誤りに基づくものであり,従って,「発語失行症」という用語は適切でないと主張している.

Martin は,失語症患者(発語失行症患者を含む)における構音の誤りを弁別素性を用いて分析した諸研究 (Lecours と Lhemitte, 1969[27]; Martin と Rigrodsky, 1974[28]; Trost と Canter, 1974[5]) に言及し,これらの研究で対象とした患者の構音の誤りの大多数が弁別素性の1つないし2つしか違わない"似た"音への置換であることを指摘している.彼によれば,このように関連性の高い音への置き換えは,「発語失行症」の特徴として指摘されてきたランダムな構音の誤りにも明確な規則性が存在することを意味しており,そのような誤りは音韻操作の誤り,すなわち,音韻論的(言語学的)領域の問題である.

このような Martin の主張に対して, Aten ら (1975)[29] は,音素産生のためのプログラミングの障害は音韻操作の障害(音韻論的障害)とは独立して生じうるという主張を固持している.すなわち, Martin が証拠として取り上げた諸研究においても,発語失行症患者が必ずしも常に"似た"音への置換を示してはいないこと,また,"似た"音への置換の存在が必ずしも発語運動の企画領域の問題を否定するものではないことを指摘し反論している.

われわれの観察結果は Aten らの主張の一部を支持するものと考えられる.すなわち, /deeneedesu/ を数回くりかえして発話した際に,一部の発話では /n/ から /d/ への音韻変化が認められたが,ここでの誤りは弁別素性が2つしか異ならない音(鼻音—非鼻音,継続音—非継続音)への置換である.しかし,ここでの音韻変化は音素の選択の誤り,つまり,音韻操作の誤り,としては説明困難であることはすでに述べた.

ところで,表2は発症後7カ月および今回の検討時(発症後6年4カ月)に行った音韻分析の結果である[注4].表2から明らかなように,発症後7カ月の時点での主要な誤りは,音位転換 (metathesis) および逆行

表 2 発語失行症患者の読み誤りについての音韻分析の結果

誤りの種類*	発症後7カ月	発症後6年4カ月
I. 置換		
1. 音位転換		
(1) 単語内		
a. 隣接	18	1
b. 非隣接	2	0
(2) 単語間	3	0
2. 逆行性同化		
(1) 単語内	14	0
(2) 単語間	7	0
3. 順向性同化	4	1
4. ランダムな置換	13	2
II. 付加	4	0
III. 省略	2	0
IV. 反復	1	0
計	68	4

* 音の歪みと自己修正については集計していない.

性の音の同化 (backward assimilation) である.このうち特に音位転換および語の境界を越えてあらわれている逆行性の音の同化は target 音素の選択ないし指定の誤りを反映するものと解釈された.このような観察結果に基づき Sasanuma (1971)[13] は,発症7カ月の時点での本症例の発話面の障害は純粋に発語運動に限定されたものではなく,音韻論的(言語学的)領域にもまたがる問題であろうと推論した.しかしながら,表2の右欄が示すように,発症後6年4カ月経過した今回の音韻分析の結果では,構音の誤り総数が著しく減少しているのみでなく,音位転換や語の境界を越えて生じる逆行性の音の同化はほとんど認められなくなっており,このことから,初期にみられた音韻論的障害はほとんど消失しているといえよう.しかし一方,一貫性のない構音の誤り,構音動作のぎこちなさ,類吃症状,あるいは,発話速度・強勢・抑揚などの韻律面の異常は依然として著明であり,従って,本症例の現時点における障害は発話運動面に比較的限定されたものとみることができよう.

いいかえると, Darley ら[1,2,30] の記述による発語失行症の臨床症状のなかには,発語運動の破綻に由来するものと同時に,音韻論的領域にもまたがるものが含まれている場合がありうる(本症例の発症7カ月目の検査時の所見がこれに相当する)と考えられるが,今回われわれが用いた音韻分析および発話運動解析の方法を組み合わせることによって,これら2つの要因をある程度分離

Moll と Daniloff (1971)[31] の指摘が正しいとすれば,この日本語に特有の現象も,積極的な運動指令に基づくものであると考えるのが妥当であろう.発語失行症患者の発話ではこのような現象に破綻が生じているのは興味深い.

注4) 音韻分析は Sasanuma (1971)[13] の方法に従った.すなわち, 298 語からなる文章を音読させ,音読の誤りを,表2に示すようなカテゴリーに分類した.なお,カテゴリー別の誤りの例を付表に示してある.

資　料

付表　発語失行症患者の読み誤りの例

誤りの種類	例 ※
I．置換	
1．音位転換	
(1). 単語内	
a．隣接	koto → toko
b．非隣接	rikai → ikari
(2). 単語間	dotʃira ga → dotʃiga ra
2．逆行性同化	
(1). 単語内	tʃiʃiki → tʃikiki
(2). 単語間	naze nara → nare nara
3．順向性同化	tʃiʃiki → tʃitʃi ki
4．ランダムな置換	naru → joru
II．付加	tasuke → takusuke
III．省略	kaNgaeru → kagaeru
IV．反復	teN → teteteN

※ 矢印の左側は target としての単語ないし句，右側は反応を，それぞれ示す．

することが可能になると思われる．なお，われわれは発語失行症の本質は発語運動面に限定された障害であるとの立場をとる．従って，7ヵ月の時点での本症例の障害像は，Sasanuma (1971)[13] が指摘したように，発語失行症に音韻論的障害が合併したものと考えるのが妥当であろう．

なお，発語失行症が発語運動の障害としての'dysarthria'とは発生機序のみならず症状自体その性質を異にしていることはすでに多くの報告が指摘している（たとえば，Johns と Darley, 1970[2]；Darley ら，1975[30]）．今回の観察結果も，発語失行症の構音器官の動態が，少なくとも典型的な小脳変性症や筋萎縮性側索硬化症に基づく構音障害のそれとは異質なものであることを示唆している．

VI．おわりに

発語失行症の本態を明らかにする研究の一環として，Darley らの記述に相当する発語失行症状を呈する1症例の発話時の構音器官の運動解析を，ファイバースコープおよびX線マイクロビームシステムを用いて行った．

その結果，発語失行症患者の発話時の構音運動は正常者のそれとは明らかに異なること，さらに，小脳変性症例や筋萎縮性側索硬化症例とも様相を異にしていることが確かめられた．

発語失行症の本態を明らかにすることは，その診断法および治療法を確立するために重要であるばかりでなく，発話過程における高次中枢の果たす役割に関して貴重な情報を与えうるものと思われる．そのためには，今後症例を重ねるとともに，特定の症例を長期にわたって継続的に観察すること，発話時の運動解析と音韻分析を平行して行うなど多角的なアプローチをとることが必要であろう．

本研究に対し，多くのご助言，ご協力をいただいた東京大学医学部音声言語医学研究施設沢島政行教授に深く感謝する．
　なお，本研究は文部省科学研究費 (No.140003, No.148271, No.157515, No.248363, No.310707) の援助を受けたことを付記し，謝意を表する．
　本研究の一部は，第21回および第22回日本音声言語医学会総会において発表した．

文　献

1) Darley, F. L.: Apraxia of Speech: 107 years of Terminological Confusion. Paper presented at the 44th American Speech and Hearing Association Convention, 1968.

2) Johns, D. F., & Darley, F. L.: Phonemic Variability in Apraxia of Speech. Journal of Speech and Hearing Research, 13: 556-583, 1970.

3) Aten, J. L., Johns, D. F. & Darley, F. L.: Auditory Perception of Sequenced Words in Apraxia of Speech. Journal of Speech and Hearing Research, 14: 131-143, 1971.

4) Deal, J. L. & Darley, F. L.: The Influence of Linguistic and Situational Variables on Phonemic Accuracy in Apraxia of Speech. Journal of Speech and Hearing Research, 15: 639-653. 1972.

5) Rosenbek, I., Lemme, M.L., Ahearn, M. B., Harris, E. H., & Wertz, R. T.; A Treatment for Apraxia of Speech in Adults. Journal of Speech and Hearing Disorders, 38; 462-472. 1973a.

6) Rosenbek, J., Wertz, R. T. & Darley, F. L.: Oral Sensation and Perception in Apraxia of Speech and Aphasia. Journal of Speech and Hearing Research, 16: 22-36, 1973b.

7) Skelly, M., Schinsky, L., Smith, R. W., & Fust, R. S.: American Indian Sign (AMERIND) as a Facilitator of Verbalization for the Oral Verbal Apraxic. Journal of Speech and Hearing Disorders, 39: 445-456, 1974.

8) Trost, J. E., & Canter, G. J.: Apraxia of Speech in Patients with Broca's Aphasia: A Study of Phoneme Production Accuracy and Error Patterns. Brain and Language, 1: 63-69, 1974.

9) Keith, R. L. & Aronson, A. E.: Singing as Ther-

資 料

apy for Apraxia of Speech and Aphasia : Report of a Case. Brain and Language, 2 : 483-488, 1975.
10) LaPointe, L. L., & Johns, D. F. : Some Phonemic Characteristics in Apraxia of Speech. Journal of Communication Disorders, 8 : 259-269, 1975.
11) Dabul, B. & Bollier, B. : Therapeutic Approaches to Apraxia. Journal of Speech and Hearing Disorders, 41 : 268-276, 1976.
12) Shankweiler, D., Harris, K. S., & Taylor, M. L. : Electromyographic Studies of Articulation in Aphasia. Archives of Physical Medicine and Rehabilitation, 49 : 1-8, 1968.
13) Sasanuma, S. : Speech Characteristics of a Patient with Apraxia of Speech. Annual Bulletin, Research Institute of Logopedics and Phoniatrics, University of Tokyo, 5 : 85-89. 1971.
14) Sawashima, M., & Ushijima, T. : Use of the Fiberscope in Speech Research. Annual Bulletin, Research Institute of Logopedics and Phoniatrics, University of Tokyo, 5 : 25-34, 1971.
15) 沢島政行, 牛島達次郎, 広瀬 肇：調音時の口蓋帆の運動. 日本音響学会音声研究委員会資料, S75-56, 1976.
16) Daniloff, R. G., & Hammarberg, R. E. : On Defining Coarticulation. Journal of Phonetics, 1 : 239-248, 1973.
17) Kiritani, S., Ito, K., & Fujimura, O. : Tongue-Pellet Tracking by a Computer-Controlled X-ray Microbeam System. Journal of Acoustical Society of America, 57 ; 1516-1520, 1975.
18) 広瀬 肇, 桐谷 滋, 吉岡博英, 沢島政行, 牛島達次郎；麻痺性構音障害における発音動態の研究 第一報；小脳変性症について. 日耳鼻, 80 : 25-32, 1977.
19) Hirose, H., Kiritani, S., Ushijima, T., & Sawashima, M. : Analysis of Abnormal Articulatory Dynamics in two [Dysarthric Patients. Journal of Speech and Hearing Disorders, 43 ; 96-105, 1978.
20) 沢島政行, 広瀬 肇：調音運動のタイミングについて. 昭和52年度科学研究費「特定言語」沢島班 資料 No. 2, 1977.

21) Ushijima, T., & Hirose, H. : Electromyographic Study of the Velum During Speech. Journal of Phonetics, 2 : 315-326, 1974.
22) 牛島達次郎, 沢島政行, 広瀬 肇：口蓋帆の調音運動の解析——アクセントの有無と発話速度の影響——, 日本音響学会音声研究委員会資料, S 76-31, 1976.
23) Ushijima, T., Hirose, H., & Sawashima, M. : Effects of Accent and Speaking Rate on the Control of Velar Articulation. Annual Bulletin, Research Institute of Logopedics and Phoniatrics, University of Tokyo, 11 : 23-30, 1977.
24) Kent, R. D., Carney, P. J., & Severeid, L. R. : Velar Movement and Timing : Evaluation of a Model for Binary Control. Journal of Speech and Hearing Research, 17 : 470-488, 1974.
25) Martin, A. D. : Some Objections to the Term Apraxia of Speech. Journal of Speech and Hearing Disorders, 39 : 53-64, 1974.
26) Martin, A. D. : Reply to Aten, Darley, Deal, and Johns. Journal of Speech and Hearing Disorders, 40 : 420-422, 1975.
27) Lecours, A. R., & Lhermitte, F. : Phonemic Paraphasias : Linguistic Structures and Tentative Hypotheses. Cortex, 5 : 193-228, 1969.
28) Martin, A. D., & Rigrodsky, S. : An Investigation of Phonological Impairment in Aphasia. Part 2 : Distinctive Feature Analysis of Phonemic Commutation Errors in Aphasia. Cortex, 10 : 329-346, 1974.
29) Aten, J. L., Darley, F. L., Deal, J. L., & Johns, D. F. : Comment on A. D. Martin's "Some Objections to the Term Apraxia of Speech." Journal of Speech and Hearing Disorders, 40 : 416-420, 1975.
30) Darley, F. L., Aronson, A. E., & Brown, J. R. : Motor Speech Disorders. W. B. Saunders, 1975.
31) Moll, K. L., & Daniloff, R. G. : Investigation of the Timing of the Velar Movements During Speech. Journal of Acoustical Society of Amerca, 50 : 678-684, 1971.

資 料

講座　言語障害の評価 (6)

実験的アプローチ*

伊　藤　元　信**

言語障害，評価，実験的アプローチ

はじめに

本講座ではこれまでに，種々の言語障害の評価のための一般的な方法が述べられてきた．本稿では，そのようなルーティンの評価を超えて障害構造を掘り下げてさぐる，いわば"実験的検索"のいくつかを紹介する．

I. 発声発語器官の運動解析

1. 発語失行症患者と流暢型失語症患者の口蓋帆の運動観測

失語症患者ないし発語失行症*[1]患者の示す発音の誤りの分析方法としては，患者の発話サンプルを聴覚印象によって評価するという方法が一般的に用いられてきている．そのような方法は特別な検査道具・機器を必要とせず簡便であり，臨床上の評価方法として有用であることはいうまでもない．しかし，それらはいわば"間接的"な方法である．従って，特に，motor programming の障害とされる発語失行症の発生機序ないし障害構造を明らかにするためには，患者の発音器官の運動を観察するという，より直接的な検索が不可欠である．このような観点に立って，我々は一連の観測を行ってきた（伊藤他，1978[2]；Itoh et al., 1979[3]；1980[4]；1983[5]）．以下に紹介するのは，それらの観測結果の一部である．

口蓋帆は口腔と鼻腔を仕切る口蓋の後方1/3を占める軟口蓋の後部にあたり，鼻音と非鼻音の産生上重要な役割を演じている．すなわち，口蓋帆が下降した状態にあると，呼気は鼻腔を通り抜け，音声は"鼻音化"するが，口蓋帆が上昇すると，鼻腔と口腔の通路が閉じられ，鼻音化は生じない．このように，口蓋帆は発音器官としては，もっぱら鼻音と非鼻音の産生のみにたずさわり，その動作も比較的単純であるため，発音運動の観察対象として都合が良い．こういった口蓋帆の運動は，ファイバースコープを用いて観察することができる．ファイバースコープは軟らかく自由に曲がる細いガラス繊維の束（直径1.8～6ミリ）で，この束の一部の繊維は光を光源から視野に送り，残りの繊維は逆方向に映像を送る．

図1に示すように，スコープの先端を鼻孔から5～6センチ挿入して固定し，毎秒50コマで映画撮影する．この方法により，自然な発音運動を妨げることなく，口蓋帆の運動を直接撮影できる．フィルムの各コマについて，視野の中の一定の基準の位置から口蓋帆の上面の輪郭までの高さを計測し，その上下運動の時間経過をプロットする．なお，音声を同時に録音し，音声とフィルムとを同期させる．

ここで紹介する観察対象は，発語失行症患者1名，流暢型（ウェルニッケ）失語症患者1名および健常者1名である．発語失行症患者 TK は61歳で，本観察時の6年4カ月前に発症した．発症原因は脳血栓である．CTにより，左大脳半球のブローカ領域に損傷が確認され

---

*[1] 左大脳半球のブローカ領域ないしその周辺に損傷を受けながら，失語症状（言語表象の操作機能の障害）は示さず，特異な発音の誤りとプロソディーの変化のみを特徴的に示す障害を指す．なお，発音器官の麻痺や筋力低下はない．「発語失行症 apraxia of speech」という用語は Darley (1968)[1] によって提唱されたものであるが，この用語の妥当性に関しては多くの議論がなされてきている．しかし，この特殊な発音の障害の解明は，この障害の言語治療の確立につながるだけでなく，発話機構のモデル化にも重要な情報を提供しうるため，多くの臨床家や研究者が関心を寄せている．なお，英語では verbal apraxia，日本語では構音失行（症）という用語も同意語的に用いられている．

---

* Assessment of Communication Disorders: Experimental Approaches.
** 東京都老人総合研究所リハビリテーション医学部言語聴覚研究室
Motonobu Itoh, Ph D: Tokyo Metropolitan Institute of Gerontology.

資　料

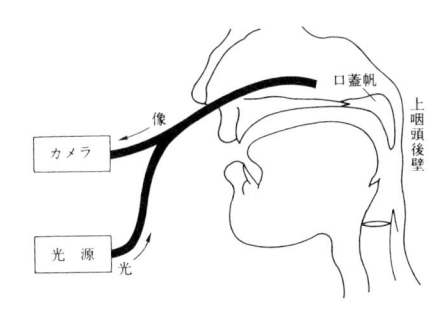

図1 ファイバースコープによる口蓋帆の運動観測の模式図.

た．ウェルニッケ失語症患者 NS は65歳で，2年11ヵ月前に脳血腫の手術後失語症になった．CT により確認された損傷部位は，左大脳半球のウェルニッケ領域である．対照例としての健常者は51歳で，言語聴覚機能に異常はない．

図2は，有意味文「泥濘です」(/deeneedesu/) を5回音読させて得られた5つの運動パターンを重ね書きしたものである．健常者（左）では，5回の発話を通じて運動パターンに高い再現性がみられるが，発語失行症患者 TK（右）では著しい変動が生じている．口蓋帆の高さの変動（上下の変動）に加えて，時間的な変動（左右の変動）も認められる．すなわち，語頭の /d/ から /n/ にかけて，発話毎に口蓋帆の下降の勾配が著しく変動しているだけでなく /d/ から /n/ までの経過時間にも変動が認められる．なお，このような変動に伴って，一部の発話では /n/ から /d/ への音の置換が生じている．

しかし，ここで注目すべきことは，このような変動を示しながらも，語頭の /d/ から /n/ にかけて口蓋帆は下降し，その後上昇するという"基本的"なパターンは5回の発話を通じて常に維持されているという点である．この事実は，TK の示す運動パターンの変動ならびに音の置換が，目標とする音の選択ないし指定の誤り（すなわち，音韻操作の誤り）にもとづくものとは考え難いこ

---

* TK の実験時の刺激文リストには「泥泥です」(/deedeedesu/) は含まれておらず，従って，TK から /deedeedesu/ の口蓋帆の運動パターンは得られていない．しかし，ウェルニッケ失語症患者 NS の実験で得られた /deedeedesu/ 発話時の運動パターン（図3の右半分のパターン）では，ここでの予想通り，口蓋帆は一貫して高い位置に保たれており，TK が /deeneedesu/ を意図しながら，結果として，/deedeedesu/ となった発話の口蓋帆の運動パターン（図2b）とは基本的に異なっている．

とを示唆している．なぜなら，たとえばここで観察された /n/ から /d/ への置換が，もし音の選択の誤りにもとづくものであるとすれば，"基本的"な運動パターンそのものが異なるはずである．すなわち，鼻子音 /n/ を含まない音の連続としての /deedeedesu/ となり，口蓋帆は一貫して高い位置に保たれているはずである*．

一方，ウェルニッケ失語症患者 NS の運動パターンは，健常者にくらべると時間的変動が若干認められたが，口蓋帆の高さの著しい変動は認められなかった．しかし，NS は実験時にしばしば読み誤りをした．

図3は，「泥泥です」(/deedeedesu/) を /deenee/ と読み誤った後，自分で誤りに気付いてすぐに訂正した例である．/deenee/ と読み誤った時には，口蓋帆は /d/ の直後から下がり始めて，その高さは /n/ 発音時に一番低くなり，その後上昇するというパターンを示している．一方，鼻音を全く含まない /deedeedesu/ では，多少の上下運動は認められるものの，口蓋帆は一貫して高い位置に保たれている．この結果は，NS の示す音の誤りは"音の選択の誤り"と呼べるものであり，TK の音の誤りの発生機序とは異なることを示唆している．

それでは，TK の音の誤りはどのようなメカニズムにもとづくものであろうか．口蓋帆が様々な音の連続に対応した適切な位置を実現するには，口蓋帆の高さの変化や上昇・下降の速度に関する運動指令の編成が発話に先行してなされる必要があると考えられる．事実，健常者を対象としたファイバースコープと筋電計による口蓋帆の動態解析の結果は，音の組合せ条件や発話速度に応じて，運動指令の編成がたくみになされていることを示している（たとえば，牛島他，1976[6]）．TK の発話時には，このような運動指令の編成が円滑に行なわれていないことが推測される．

図4は発話過程の模式図[7]である．＜思考過程＞（レベル1）から出力された特定の概念ないし情報は，＜符号化の過程＞で意味規則や統語規則の適用を受けて抽象的な文の形に符号化され（レベル 2-a），音韻規則に従って音素の選択と系列化が行われる（レベル 2-b）．これを入力として，発話に必要な構音運動の programming が行われるのが＜構音運動の 企画過程＞（レベル3）であり，次の＜構音運動の 実行過程＞（レベル4）でそれが実際の音声として実現されると考えられる．このような発話過程のモデルが妥当か否かを検討することは，理論的にも臨床的にも重要であるが，上述した我々の一連の実験は，ウェルニッケ失語症患者 NS の発音の障害は 2-b のレベルでの問題であるのに対して，発語失行症患者 TK の発音の障害はレベル3に限定されるものであることを示している．すなわち，適切な検索

133

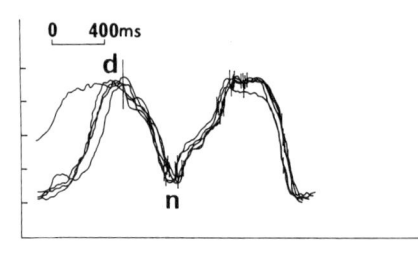

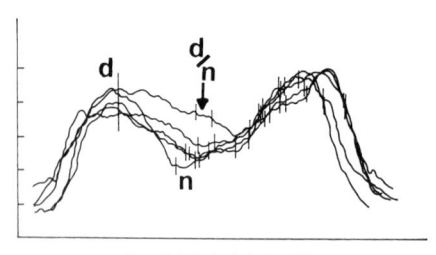

資　料

a. 健常者　　　　　　　　　　　　**b. 発語失行症患者, TK**

図2　「泥濘です」(/deeneedesu/) 発話時の口蓋帆の運動パターン＜5回のパターンの重ね書き＞. 横軸は時間，縦軸は計測上任意に定めた口蓋帆の高さについての尺度，曲線上の長い縦線は基準時点としての第一音節の母音の立上りを，それぞれ示す．

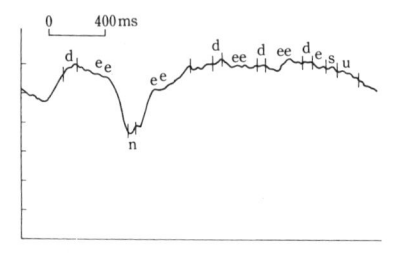

図3　ウエルニッケ失語症患者 NS が「泥泥です」(/deedeedesu/) を /deenee/ と読み誤った後，正しい文を表出した際の口蓋帆の運動パターン．

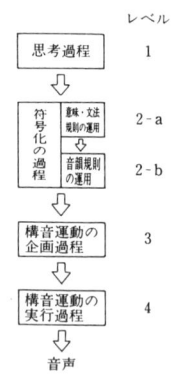

図4　発話過程の模式図[7].

方法を用いることにより，発話過程のモデル上仮定された2つのレベルの障害を分離しうることを示している[*]. このような分離は，従来の聴覚印象による評価法のみではなし得ないことが明らかであろう．

2. 成人の脳性麻痺患者の発音器官の運動解析

適切な運動解析の手法を用いて成功した例をもう少しみてみよう．

Barlow と Abbs (1983)[8] は，成人の脳性麻痺患者1名を対象に観察を行った．患者は痙直タイプで，唇，舌，顎の運動に問題があり，子音が不明瞭であった．Barlow と Abbs は，あらかじめ設定した低・中・高の3段階の筋力レベルで唇，舌，顎筋の収縮をそれぞれ一定時間行わせ，歪ゲージ (strain gage) を用いて筋収縮の安定性 (stability) を測定した．その結果，測定の対象とした発音器官のすべてに筋収縮力の不安定性が認められたが，発話に必要な低いレベルの筋収縮に関しては，顎のみに著明な不安定性が認められた．

この結果から，Barlow と Abbs は，(1)顎の運動（筋収縮力）の不安定性が，隣接する発音器官の運動に影響を与えている，(2)そのため，顎の運動の不安定性を改善ないし除去すれば全体の発音運動パターンが改善する，と考えた．そして，顎の影響を取り除くために，歯科材料で作成した，厚さ5ミリの立方体を上下の前歯で噛み合わせた場合（顎固定）と，何も噛み合わせない場合（顎非固定）の2つの条件下で，患者に/pa/を繰り返して発音させ，発音器官の運動パターン他を比較した．

図5はその結果の一部である．上の図は顎非固定，下の図は顎固定条件下での成績である．それぞれの図の最上段から下へ順に，音声信号 (Audio)，口腔内圧 (Po)，上唇 (UL)・下唇 (LL)・顎 (J) の運動パターンお

---

[*] ＜構音運動の企画過程＞(レベル3)と＜構音運動の実行過程＞(レベル4)とが存在し，かつ，2つのレベルの障害を分離しうることは，発語失行症患者と麻痺性構音障害 (dysarthria) 患者の発音動態観察の結果から確認されている (Itoh et al., 1979[3]; 1980[4]).

資 料

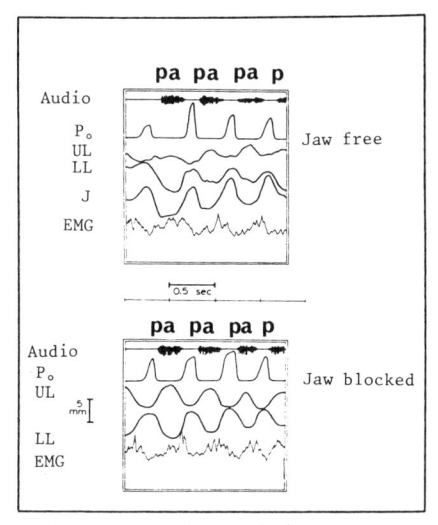

図5 成人の脳性麻痺患者の /pa/ 繰り返し時の音声信号 (Audio), 口腔内圧 (Po), 上唇 (UL)・下唇 (LL)・顎 (J) の運動パターン及び口輪筋の筋電図 (EMG). 上：顎非固定, 下：顎固定.
Barlow and Abbs (1983)[8] より一部修正して引用.

よび唇筋（口輪筋）の筋電図（EMG）を示してある（下段では顎が固定されているため，顎の運動パターンは得られていない）．上の図から明らかなように，顎非固定条件下では唇と顎それぞれの運動パターンは不規則で，かつ，両者の運動パターン間の同期性を欠いている．そのような不規則性と同期性の欠如は，音声信号および口腔内圧の大きさと持続時間の変動としても表われている．口輪筋の筋電図は概して未分化で，健常者が唇を閉じる際に生じる明確な筋活動の上昇現象が認められない．

一方，下の図の顎固定条件下では，上唇と下唇の運動がより規則的で，運動の範囲も拡大しており，運動速度も高まっている．口腔内圧の大きさ，圧の高まりの持続時間およびタイミングの変動も少ない．更に，EMG シグナル上も，運動に関連した筋活動の高まりがより明確である．この結果は，顎の筋収縮力の不安定性を取り除くことによって，健常者の運動パターンに近いものが得られ，子音の不明瞭さが改善されることを示している．ここでも聴覚印象のみによる評価からは，この患者の子音の不明瞭さの原因が顎の運動の不安定さによるものであるという結論を導き出すことは不可能である．

なお，上に述べたような観測によって得られた情報は，

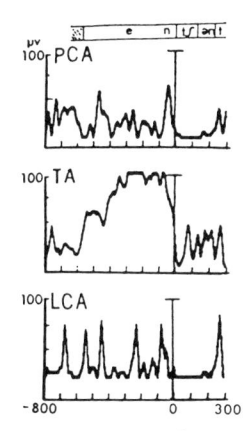

図6 成人の吃音者が単語「ancient」を吃って発話した際の筋電図．上：後輪状披裂筋 (PCA), 中：甲状披裂筋 (TA), 下：外側輪状披裂筋 (LCA).
Freeman and Ushijima (1978)[10] より一部修正して引用.

患者の言語治療にも役立たせうる．すなわち，この患者の場合，顎の動きを正ないし除去すれば，唇と舌の運動が改善され，より明瞭な発話を得ることが期待できる．

3. 吃音者の喉頭諸筋の活動の筋電計による測定

次に，リハビリテーションの場では取り上げられることが比較的少ない，吃音についての観測結果を紹介する．吃音の原因についてはいまだ不明であるが，多くの研究者や臨床家が喉頭調節に問題があることを指摘している（たとえば，Adams and Reis, 1974[9]）．Freeman と Ushijima (1978)[10] は，筋電計を用いて声門の開大と閉鎖に関与する筋群の活動を測定することによって，この問題のより明確な答を得ようと試みた．彼女らは，成人吃音者4名を対象に，喉頭調節に直接ないし間接的に関与している8種類の筋群の活動電位を有鉤針電極（hookwire electrodes）を用いて測定した．

その結果，吃音時においては，声門の開大と閉鎖に関与する筋群が同時に活動してしまい（たとえば，声門を開く後輪状披裂筋＜PCA＞と声門を閉じる甲状披裂筋＜TA＞および外側輪状披裂筋＜LCA＞が同時に活動する—図6），その結果，吃音者の発話に典型的に認められるブロック（block）現象が生じることが確認された．

健常者においては，開大筋と閉鎖筋が同時に活動するということはない．このような観測結果は，吃音の発生・維持メカニズム解明のためおよび吃音者の言語治療のための貴重な資料となる．

資　料

II. 知覚面の検索

　失語症患者に殆ど例外なく認められる音声言語の理解の障害は，種々のレベル（音響的・音声的・音韻的・統語的レベルなど）で起こりうる．各レベルにおける障害の有無の判定とその性質の解明は，失語症患者のリハビリテーションのための基礎的資料を提供するだけでなく，音声知覚モデルの構築に寄与するところも大きい．
　我々は，ここ数年来，日本語の音声の知覚にとって重要な役割を演じる音の物理的特徴（たとえば，持続時間，強さ，周波数など）の知覚が失語症患者においても正常に保たれているか否かについて，実験的な検索を行ってきている (Tatsumi, et al., 1978[11]; 辰巳他, 1979[12]; Tatsumi, et al., 1980[13]; Itoh, et al., 1984[14])．ここでは，有声と無声の破裂音を識別するための重要な音響的手がかりである Voice Onset Time (VOT) の知覚実験の結果を紹介する．
　対象は，失語症患者26名および対照群としての健常者20名（若年10名，老年10名）である．失語症患者の内訳は，ブローカ型6例，ウェルニッケ型6例，Amnesic型7例，その他7例である．
　刺激は，ターミナル・アナログ型の音声合成器により，破裂性の雑音の立上りと有声音の立上りの時間間隔，すなわち，VOT，のみを－16ミリセカンドから＋56ミリセカンドまで8ミリセカンド単位で変化させた，[ga]から [ka] に段階的に変化する10種類の言語刺激である．これらの刺激を，防音室において，ラウド・スピーカーにより，各被験者の最も聞き取り易い音の強さで提示した．提示された刺激が [ka] と聞こえるか [ga] と聞こえるかを強制判断させ，該当する字カードを指さきせた．課題を理解させると共に合成音に耳を慣らさせるために，充分に練習をさせた．
　なお，本実験での同一刺激の判断回数は，原則として76回である．従って，判断総数は760回に上るので，健常者の場合でも2回，失語症患者の場合は3回から4回に分けて，実験を行った．結果の処理方法は，図7に示すように，10種類の刺激のおのおのが [ka] と判断される確率を表わす識別曲線を最小自乗法により求め，μ, σ および qe という3種類のパラメーターの値を算出した．μ は判断境界，σ は識別判断の精度の指標である．また，qe は注意過程ないし回答過程における混乱の程度を示す．
　ちなみに，この図の失語症患者の場合，判断境界は17.62ミリセカンドの所にあり，図中の縦線がその位置を示している．なお，識別曲線の傾きがなだらかになればなるほど，σ の値は大きくなる．また，刺激値の両端

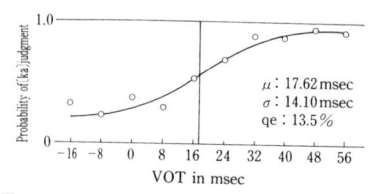

図 7　ある失語症患者の [ka/ga] の識別曲線ならびに μ, σ および qe．横軸：VOT 値，縦軸：[ka] と判断される確率，縦線：判断境界＝μ．

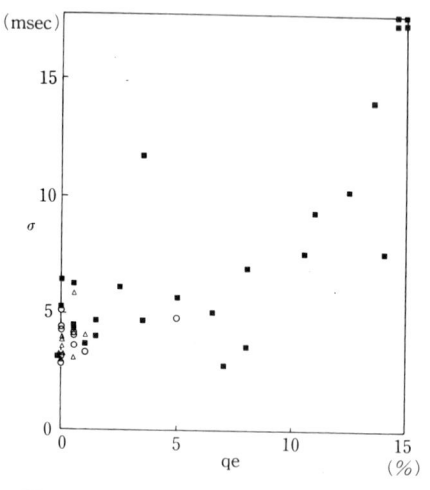

図 8　qe と σ の散布図．△：若年健常者，○：老年健常者，■：失語症患者．

で曲線がゼロないし1から遠ざかれば遠ざかるほど，qe の値が大きくなる．この患者の場合，σ と qe の値は極めて大きく，識別能力の低下が認められる．
　図8は結果の一部で，横軸に qe，縦軸に σ の値をプロットした散布図である．この図から明らかなように，三角で表わした若年健常者と丸で表わした老年健常者の大多数は共にゼロに近い qe の値を示し，σ の値も5以下が殆どである．一方，黒ぬりの四角で表わした失語症患者の約半数が，qe と σ のどちらか，あるいは，その両方に関して大きな値を示している．図の右上端には，課題が実施できなかった2名の失語症患者と，チャンス・レベルの成績のため σ と qe の値を算出できなかった2名の失語症患者を示してある．
　ところで，σ と qe の値の間には0.69という相関関係が認められ，qe の値が大きい者ほど σ の値も大きい傾向が認められる．なお，ここには示していないが，失

資　　料

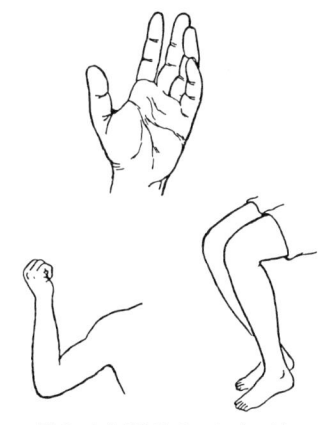

図 9 身体部位線画の三つ組の例．

語症患者群の μ の値も値常者群にくらべて明らかに大きく，健常者の判断境界からのズレが認められた．

以上をまとめると，VOT の識別に関して，対象とした失語症患者26名の約半数において，境界値の異常，識別判断の精度の低下および注意過程ないし回答過程における混乱が著明であることが明らかとなった．この結果は，音声の言語的処理段階以前の，音の物理的特徴の知覚段階において，すでに障害の認められる失語症患者が存在することを示唆している．

III. 意味記憶構造面の検索

失語症患者に広く認められる症状の一つに，「喚語困難（word finding difficulty）」がある．これは，適切な言葉を想起することが難しい状態であり，大脳に貯えられている長期記憶情報としての語彙目録（いわば言葉のカタログ）の中から目指す言葉を取り出すプロセスの障害（換言すれば，語検索のメカニズムの障害）であると考えられてきた．このような喚語困難に関しては，従来多くの研究が行われてきているが，それらの殆どすべてが喚語プロセスを取り扱ったものである．すなわち，語の使用頻度・抽象性・絵になり易さ（picturability）といった要因が喚語の困難さとどのような関係を有するかを調べた研究が大多数である．それらの研究では，暗に，あるいは，明白に，「記憶構造は正常に保たれている」と仮定している．しかし，そのような仮説の妥当性はいまだ実験的に検証されてはいない．むしろ，喚言プロセスは記憶構造から分離し難いものであるという点を考慮すれば，脳損傷により記憶構造がなんらかの影響をこうむると仮定する方がより妥当であると思われる．我々はこうした観点から，失語症患者の意味記憶構造の特徴を調べる一連の実験研究を行ってきている（福沢他，1984[15]）．以下にその一端を紹介する．

ある語の意味はその語を取りまく他の多くの語との関係から規定することが可能であり，あるひとまとまりの語彙は諸語間の諸関係から成る意味の場（semantic field）を形成すると考えられる．諸語間の諸関係は語間に認められる心理的空間距離として解釈することができることから，語の意味空間記憶構造という概念が生じた．そういった構造を調べる方法の一つに多次元尺度構成法（MDS）がある．これは，ある一定のカテゴリー内の諸語について，意味上の類似性判断を行わせ，その結果得られるメトリックまたはノンメトリックの類似性マトリックスを入力データとし，各刺激語を多次元空間にプロットした布置から意味空間構造をさぐる方法である．

我々の実験では，身体部位（手，足など）を刺激として用いている．身体部位は，空間配置構造を有しており，記憶レベルにもその構造が反映され易く，従って結果の解釈も容易である．具体的には，線画や文字で表わした刺激を，3つ組法により被験者に提示する（図9）．被験者は提示された3つの刺激の中から"似ている"と思う2つの刺激を選択する．任意の2つの刺激が選択された頻度数をもとに類似性マトリックスを形成し，それを入力として MDS による解析を行う．

これまでの実験から，少なくとも一部の失語症患者において，身体部位の意味記憶構造に歪みが生じていることが確認されている．図10はそのような結果の一部である．上段の健常者群の布置では，頭顔部（口，耳，鼻），胸腹部（胸，腹），手指部（手，指），肩肘部（肩，肘）および大腿部（腿，膝，足）がそれぞれクラスターを形成し，かつ，各クラスター間の関係は実際の身体部位の3次元空間配置と良く対応している．一方，下段の流暢型失語症患者群の布置では，肩，膝，肘が1つのクラスターを形成しており，これは実際の身体部位の空間配置との対応を欠いている．

喚語困難に対するこのような新しいアプローチの仕方によって得られる情報は，失語症患者の喚語困難の訓練にあたって，「語彙項目の取り出し方の工夫」をする以前に，語彙の意味記憶構造の歪みの有無を考慮して訓練材料や訓練方法を選択することの重要性を示唆している．

おわりに

紙面の都合で説明を省略したが，本稿で紹介したものの他にも多くの興味深い研究が行われている．

資　料

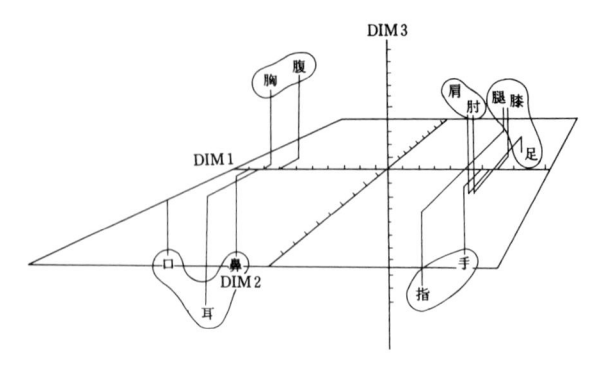

健常者群（3名の成績の平均）

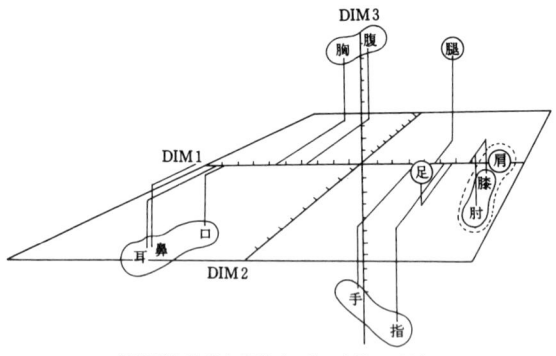

流暢型失語症患者群（9名の成績の平均）

図 10　線画刺激を用いた場合の身体部位の3次元布置.

たとえば，国内にのみ目を向けても，X線マイクロビームによる麻痺性構音障害患者の発音運動の観測（広瀬他，1978[16])），聴覚障害者の音声知覚の実験的検討 (Yokkaichi and Fujisaki, 1978[17])），ダイナミック・パラトグラフィーによる口蓋裂患者の発音の誤りの分析（岡崎他，1980[18])），失語症患者の短期記憶についての実験的検索 (Tatsumi, et al., 1983[19])），純粋失読患者における色名呼称障害についての実験心理学的手法による検討 (Fukuzawa, et al., 1984[20])）など，掘り下げた検索が行われており，それぞれの障害メカニズムの解明にとって重要な情報を提供しつつある.

文　献

1) Darley FL: Apraxia of speech; 107 years of terminological confusion. Paper presented at the 44th annual convention of the American Speech and Hearing Association, 1968

2) 伊藤元信，笹沼澄子，牛島達次郎，広瀬　肇，吉岡博英：発語失行症における発話時の構音器官の動態―ファイバースコープおよびX線マイクロビームによる観測―. 音声言語医学 19: 285-296, 1978

3) Itoh M, Sasanuma S, Ushijima T: Velar movements during speech in a patient with apraxia of speech. Brain and Language 7: 227-239, 1979

4) Itoh M, Sasanuma S, Hirose H, Yoshioka H, Ushijima T: Abnormal articulatory dynamics in a patient with apraxia of speech: X-ray microbeam observation. Brain and Language 11: 66-75, 1980

5) Itoh M, Sasanuma S, Hirose H, Yoshioka H, Sawashima M: Velar movements during speech in two Wernicke aphasic patients. Brain and Language 19: 283-292, 1983

6) 牛島達次郎，沢島政行，広瀬　肇：口蓋帆の調音運動の解析―アクセントの有無と発話速度の

資　料

影響―. 日本音響学会音声研究委員会資料, S 76-31, 1976
7) 笹沼澄子, 伊藤元信：Apraxia of Speech―その臨床像と障害機構をめぐって―. 精神医学 **23**: 1025-1032, 1981
8) Barlow SM, Abbs JH: Force transducers for the evaluation of labial, lingual, and mandibular motor impairments. Journal of Speech and Hearing Research **26**: 616-621, 1983
9) Adams M, Reis R: The influence of the onset of phonation on the frequency of stuttering: A replication and re-evaluation. Journal of Speech and Hearing Research **17**: 752-754, 1974
10) Freeman FJ, Ushijima T: Laryngeal muscle activity during stuttering. Journal of Speech and Hearing Research **21**: 538-562, 1978
11) Tatsumi IF, Sasanuma S, Fujisaki H: Auditory and visual perception of verbal and nonverbal stimuli in aphasic patients. Annual Bulletin, Research Institute of Logopedics and Phoniatrics (RILP), Univ of Tokyo **12**: 157-166, 1978
12) 辰巳 格, 笹沼澄子, 藤崎博也：失語症患者における聴覚的, 視覚的な長さの知覚. 音声言語医学 **20**: 123-131, 1979
13) Tatsumi IF, Sasanuma S, Fujisaki H: Perceptual abilities of aphasic patients to identify fundamental frequency patterns and stroke directions in verbal and nonverbal stimuli. Ann Bull, RILP, Univ of Tokyo **14**: 285-298, 1980
14) Itoh M, Tatsumi IF, Sasanuma S, Fukusako Y: Voice onset time perception in normal and aphasic subjects. Ann Bull, RILP, Univ of Tokyo **18**: 197-210, 1984
15) 福沢一吉, 伊藤元信, 笹沼澄子：失語症患者における意味記憶構造について. 音声言語医学 **25**: 110, 1984
16) 広瀬 肇, 桐谷 滋, 吉岡博英, 牛島達次郎, 沢島政行：麻痺性構音障害における発音動態の研究. 日本耳鼻咽喉科学会会報 **81**: 547-553, 1978
17) Yokkaichi A, Fujisaki H: Identification of synthetic speech stimuli by hearing impaired subjects. Ann Bull, RILP, Univ of Tokyo **12**: 149-156, 1978
18) 岡崎恵子, 鬼塚卓也, 阿部雅子, 沢島政行：口蓋裂における異常構音としての口蓋化構音について―ダイナミック・パラトグラフおよびX線映画による観察―. 音声言語医学 **21**: 109-120, 1980
19) Tatsumi IF, Itoh M, Sasanuma S, Fujisaki H: Retention of spoken and written (Kana and Kanji) words in normal subjects and patients with conduction aphasia. Ann Bull, RILP, Univ of Tokyo **17**: 239-251, 1983
20) Fukuzawa K, Itoh M, Sasanuma S, Suzuki T, Fukusako Y, Masui T: Internal representations, categorization and concept of colors in pure alexia with color naming defects. Ann Bull, RILP, Univ of Tokyo **18**: 211-233, 1984

資　料

原著

短期間で構音障害の著しい改善が得られた
一高校生の構音訓練経過

伊藤　元信

　要　約：1歳2ヵ月の時の熱性けいれんがもたらした構音器官の運動障害に起因すると考えられる構音障害を有した高校3年の男子に対し，短期集中的な構音訓練を実施し，構音障害の著明な改善を得た．
　この結果は，幼児期に誤った構音動作を習得し，その動作が長い期間に習慣化した場合でも，適切な構音訓練の方法を用いて集中的な訓練を行えば，正常な構音動作をごく短期間で再学習させることが可能であることを示唆している．

　索引用語：構音障害，構音器官の運動障害，構音訓練

Eeffectiveness of Intensive Articulation Therapy Used on a High School Student with Articulation Disorders of Long Duration

Motonobu Itoh

Abstract: This paper reports the effectiveness of intensive articulation therapy used on a high school student displaying mild to moderate articulation disorders which originated in his infancy.
　The subject made significant improvement in his articulation in a very short period of time. This result suggests the possibility that appropriate therapeutic intervention has the potential to bring an end to long-enduring habits of defective articulation.

Key words: Articulation disorders. Articulation therapy.

I. はじめに

　誤った構音の仕方を長期間続けた場合，その矯正は困難となることが予想される．
　構音習得期以降長期間適切な構音訓練を受けることなく放置され，構音の誤りが残存する場合があることは報告されているが（Warr-Leeper 他（1979），国島（1982），大島（1985），Culton（1986）），そうした症例に構音訓練を実施した結果の誌上報告は，筆者の知るところ皆無である．
　今回筆者は，構音習得期以降10年以上にわたって改善のみられなかった構音障害例に対して1週間の集中訓練を実施し，構音障害の顕著な改善を得たので訓練経過を詳しく報告する．

II. 症　例

　症例は17歳の男子．現在，横浜市内の普通高校の3年に在学中である．1歳2ヵ月の時，熱性けいれんに

横浜市総合リハビリテーションセンター：〒222　横浜市港北区鳥山町1770
Yokohama Rehabilitation Center : 1770 Toriyamacho, Kōhoku-ku, Yokohama-shi 222.
原稿受理：1990年11月2日

より痙性四肢麻痺と構音障害が出現し，市立病院に入院した．退院後，市内の小児医療施設で痙性麻痺に対する訓練を受けた．四肢麻痺は軽快したが言葉の障害が残り，就学前までは市内の小児福祉施設で，就学後は小学校の言語治療教室で，言葉の訓練を受けた．最近，高校での就職相談時に，手帳診断を勧められ，'90年8月に更生相談所経由で横浜市総合リハビリテーションセンター（以下，センターと略す）リハ科を受診した．リハ医の診察では，神経学的に異常は認められず，四肢・体幹機能にも異常なしとされた．耳鼻科への診療依頼が出されるとともに，STに評価およびhome exercise指導依頼が出された．

症例は自分のスピーチを気にしており，母親も「赤ちゃんみたいな話し方はおかしいので，改めるようにいつもいっている」とのことであった．

III．言語機能評価結果

1．構音器官の機能検査結果

構音器官の機能検査の結果は，表1の通りである．この結果は，構音器官の軽度の失行およびごく軽度の運動麻痺（麻痺は舌に限定）を疑わせる．

2．構音検査の結果

表2の左側に，訓練前の構音検査の結果を示した．この結果から，症例の構音の誤りの特徴をまとめると，表3の通りである．

3．明瞭度判定の結果

表4の左側に訓練前の会話と単語の明瞭度判定結果を示してある．会話明瞭度は，筆者が症例の発話（面接時の会話，情景画の説明，イソップの邦訳文「北風と太陽」の音読）を，5段階尺度（1：誰が聞いても良く分かる，2：良く分かるが，時に分かりにくい語がある，3：聞き手が話題を知っていればどうやら分かる，4：時折分かる語がある，5：全く分からない）で評定した結果である．

単語明瞭度は，2〜5モーラ語計120語を症例に音読させたものをカセットテープに録音し，3名の一般人（言語治療士以外の当センター職員および見学者）に聞かせて，聞こえた通りに書きとらせ，刺激語通り聞きとられた率の3名の平均値である．

4．言語検査結果のまとめ

以上の検査結果をまとめると，以下の通りである．
①軽度〜中等度の構音障害が認められる．
②会話明瞭度は，比較的良い．特に，構音の誤りのパターンを把握すると何を話しているのかかなり良く分かる．しかし，単語の明瞭度は低い．
③主な構音の誤りは，/sa, ʃi, sɯ, se, so/の/ta, tʃi, tsɯ, te, to/への置き換え，有声音/d//g//b/の無声音化，/ke/の/te/への置き換えである．
④構音器官（顔面，下顎，唇，舌）の動きが，ぎごちない．特に，舌の挙上・降下・指定した場所への移動など，意図的動作が困難．これは，運動麻痺よりも運動失行の要素が強い．しかし，舌の突出時に右側への侵倚が認められたことから，麻痺の存在も否定できない．
⑤発語失行の最大の特徴である「構音の誤りの非一貫性」はほとんど示さないため，発語失行とは呼びがたい（注1）．
⑥発話速度は遅いが，声や抑揚に問題はない．
⑦/sa, ʃi, sɯ, se, so/が/ta, tʃi, tsɯ, te, to/に変わること，/r/音と/h/音が省略されること，さらには，発話全体がぎごちないことから，幼い子供の話し方に近い印象を聞き手に与える．

ちなみに，先に述べたように，本症例は身体障害者手帳取得のための診断を受けに来所したが，音声機能障害は構音訓練実施前の段階で「身障手帳には該当しない程度」であった．聴覚機能には異常はない．

表1　症例の構音器官の機能検査結果

（＋：制限ないし障害あり，±：制限ないし障害の疑い）

顔面	頬をふくらませる＋，頬をひっこめる＋，頬をふくらませる／ひっこめるの交互運動＋
下顎	開く／閉じるの交互運動（嚙む動作）±
唇	横に引く／ゆるめるの交互運動±，突き出し／横に引くの交互運動±
舌	突出時偏位±(右へ偏る)，突出＋，突出／後退の交互運動±，左右の交互運動＋，挙上＋，降下＋，挙上／降下の交互運動＋，まるめ＋
随意的協調運動障害	舌うち±，口笛＋

注1：後述するように，きわめて短期間で構音障害が著しく改善した点からも，発語失行とは考えがたい．

資　　料

表2　症例の訓練開始前後の構音検査結果

	訓練前	訓練後
単音節復唱検査	＜置き換え＞ /ke/ → /te/ /ga, gi, gɯ, go/ → /ka, ki, kɯ, ko/ /ge/ → /te/ /gja, gjɯ, gjo/ → /kja, kjɯ, kjo/ /da, de, do/ → /ta, te, to/ /bɯ, be, bo/ → /pɯ, pe, po/ /sa, ʃi, sɯ, se, so/ → /ta, tʃi, tsɯ, te, to/ /dza, dʒi, dzɯ, dze, dzo/ → /ta, tʃi, tsɯ, te, to/ /ʃa, ʃɯ, ʃo/ → /tʃa, tʃɯ, tʃo/ /dʒa, dʒɯ, dʒo/ → /tʃa, tʃɯ, tʃo/ ＜省略＞ /ri/ → /i/ /rja, rjɯ, rjo/ → /ja, jɯ, jo/ ＜歪み＞ /mja/	＜置き換え＞ /gjɯ, gjo/ → /kjɯ, kjo/ /de/ → /te/ /dʒi/ → /tʃi/ ＜歪み＞ /go/ /sa, sɯ, so/ /dza, dze, dzo/ → inter-dental 化
単語・短文の復唱検査 & 長文の音読検査	単音節検査でみられた誤りの他, 以下の誤りが認められた. ＜置きかえ＞ /o/ → /a/ ＜省略＞ /ha, çi, he/ → /a, i, e/ /rɯ/ → /ɯ/ ＜歪み＞ /he/ /Φɯ/ /ri/ /re/	＜置き換え＞ /o/ → /a/ /gi/ → /ki/ ＜省略＞ /ri/ → /i/ /Φɯ/ → /ɯ/ ＜歪み＞ /go/ /sa, sɯ, so/ /dza, dze, dzo/ → inter-dental 化

表3　症例の言語訓練前の構音の誤りの特徴

①単語・文中での母音/o/の/a/への置き換え
　例：/kono/ → /kano/
　　　/tokoroe/ → /takoroe/
②/s/音の/t/音への置き換え
　例：/sa/ → /ta/
　　　/ʃa/ → /tʃa/
③/ke/の/te/への置き換え
④有声音の無声音化
　例：/ga/ → /ka/
　　　/bɯ/ → /pɯ/
⑤子音の省略
　例：/ri/ → /i/
　　　/ha/ → /a/
　　　/rja, rjɯ, rjo/ → /ja, jɯ, jo/

IV．知能検査結果

　本症例は訓練中, 小学生でも可能な長さの文の復唱が困難で数回聞き返したり, 的確さを欠く応答をした. また, 予約時間に5回中3回遅れたり, センター発のバスに乗り遅れたりするという行動を示した. これらの行動が知的面の能力の低さを疑わせたため, 訓練終了間近に WAIS 知能診断検査を実施した. 検査プロフィールは, 図1の通りである. 言語性検査よりも動作性検査の成績が悪く, 特に, 積木問題がまったくできない点が目立った. なお, 言語性 IQ は 79, 動作性 IQ は 60 未満, 全検査 IQ は 64 であり, 言語性 IQ と動作性 IQ に差がある. いずれにしても, このレベルの知的機能では, 現在在学中の普通高校の授業について行くことがかなり困難であろうと推測された.

資 料

表4 症例の訓練前後の明瞭度判定結果

	訓練前	訓練後
会話明瞭度 (検査者による5段階評定)	5段階の2（良く分かるが，時に分かりにくい語がある）	5段階の2
単語（2～5モーラ語計120語）の明瞭度 (ナイーブな聴取者3名による聞き取り結果に基づく)	48.1％	73.6％

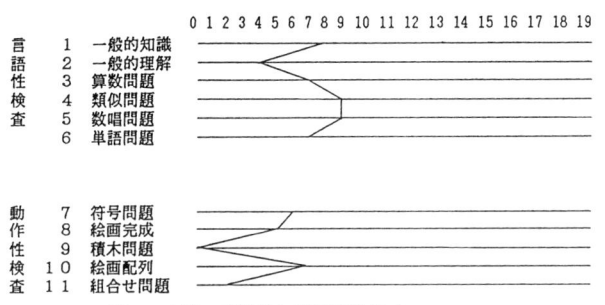

```
           0 1 2 3 4 5 6 7 8 9 10 11 12 13 14 15 16 17 18 19
言  1 一般的知識
語  2 一般的理解
性  3 算数問題
検  4 類似問題
査  5 数唱問題
    6 単語問題

動  7 符号問題
作  8 絵画完成
性  9 積木問題
検 10 絵画配列
査 11 組合せ問題
```

図1　症例のWAIS知能診断検査プロフィール

表5　症例の訓練スケジュール

1日目	初期評価（45分）
	構音訓練セッション1（15分）
2日目	構音訓練セッション2（45分）
3日目	構音訓練セッション3（55分）
4日目	構音訓練セッション4（55分）
5日目	構音訓練セッション5（55分）
6日目	構音訓練セッション6（30分）
	WAIS実施（90分）
7日目	再評価（45分）

V. 訓練経過

これまでに述べたような障害が認められたが，検査に引き続いて/sa, ʃi, sɯ/音を出す練習を試みたところ（これは，後述する訓練スケジュールのセッション1に当たる），近い音が出せたので，本人ならびに母親の同意と主治医の許可を得て，試行的に構音訓練を実施することにした．夏休み中で時間が取れるため，短期間集中的に訓練することにした．表5は訓練スケジュールである．

なお，セッション1から4までをビデオ録画し，再生して分析した．表6はその分析結果の一部である．訓練の時間の流れに沿って，用いた訓練方法，与えた刺激，ケースの反応ならびに特記事項を記載してある．各セッションの中を，その都度用いた訓練方法ごとに区切って分析したが，これを訓練ユニットと呼ぶことにする．実際の訓練では区切りがないが，便宜上，訓練方法を変えた時を訓練ユニットの終りとした．刺激数と試行数が一致しない場合があるが（たとえば，訓練ユニット3-1の/sa/を含む単語数と試行数），その場合は同じ刺激で複数の反応を得ているためである．図2は，訓練ユニットごとに算出した，ターゲットとした3つの音群の正反応率の変化を示したものである．なお，/s/音群には/ʃi/が含まれている．

表2に示したような種々の構音障害が認められたが，/sa, ʃi, sɯ, se, so/の誤りが目立ったこと，本人もこれらの音が出せないことを気にしていたことから，/sa, ʃi, sɯ, se, so/を最初の訓練ターゲットとした．

最初は試行的に/sa, ʃi, sɯ/音が出せるかどうか探りを入れた．訓練ユニット1-1から1-6まで，これらの音を引き出すためにいろいろな方法を試みたが，1-5まではうまくいかず，特に，舌の麻痺はごく軽度であるにもかかわらず，意図的に舌を指定された場所へ移動させることが困難であり，訓練による改善は見込めないかも知れないと思われた．しかし，唇を誇張して左右に引いてみせるモデル提示が有効であった．さらに，母音/i/を/ʃi/に先行させたことも効果的であった．こうすることにより，/ʃi/産生のための口形と舌の

資　料

表6　症例の訓練経過の詳細（重要と思われる訓練ユニットのみ抽出した）　　T：言語聴覚士，S：症例

訓練ユニットNo.	訓練方法	刺激	反応	反応数/試行数（率）	特記事項他
セッション1（言語検査後の15分間）					
1-1	Tの発音をSに模倣させた。Tは上と下の前歯の間に舌をはさんで発音してみせた。	/sa/	/ta/	5/5(100%)	舌を意図的に歯と歯の間に動かせない
1-2	Tが薄い油紙を細く切って自分の舌の上にのせ、その紙をふるわせるようにして、/ʃ/を発音してみせた。Sに鏡を見ながらTと同じように自分の舌の上の紙をふるわせて/ʃ/を発音させた。	/ʃ/	/tʃ/ /ʃ/	14/15(93.0%) 1/15(7%)	紙が口の中に入ると舌が後退して、しまう。1回だけ偶然きれいな/ʃ/が出た。
1-3	Tが舌圧子でSの舌を側面からおさえて/ʃ/といわせた。	/ʃ/	/ki/	5/5(100%)	舌が後退して/ki/という音になってしまう。
1-4	Tが歯と歯の間から勢いよく息を出して/s/と/ʃ/のモデルを示した。Sをリラックスさせて、Tのマネをさせた。	/s/	無音ないし/ts/ /s/	8/10(80%) 2/10(20%)	最初音が出なかった。偶然2回/s/が出た。
1-5	Tが/ʃ/を強調して発音し、Sに模倣させた。	/haʃi/ /hoʃi/ /aʃi/	/haʃi/ /hoʃi/ /atʃi/(/aʃi/に近い)	1/1(100%) 1/1(100%) 1/1(100%)	
1-6	Tが唇を誇張して左右に引き、/ʃ/といった。Tの発音したすぐ後に1回ずつ、唇の形をマネして発音させた。	/ʃi/ /ʃi/	/ʃi/ /ʃi/	4/8(50%) 4/8(50%)	はっきりとした/ʃ/が出た。/ʃ/を初めて意図的に出すことができた。
1-7	Tが最初見本を示し、後はSに続けて発音させた。Sが失敗した時点でそのつどTがモデルを示した。	/ʃi/ /ʃi/	/tʃi/ /ʃi/	27/41(66%) 14/41(34%)	
1-8	Sの声が小さいので少し大きな声を出すよう指示し、1回だけモデル提示し、その後、Sに続けて発音させた。失敗した時だけTモデル提示。	/ʃi/ /ʃi/	/ʃi/ /tʃi/	14/18(78%) 4/18(22%) 12/16(75%) 4/16(25%)	

〈セッション1終了．今回やったことを家で練習するよう指示した．〉

資　　料

セッション2（45分間）

2－1	前回の復習. Tの後，復唱させた。	/ʃi/		3/3(100 %)	前回できたのが，できなくなっている。
2－2	最初Tが唇を誇張して横に引きながら発音し，Sに模倣させた		/itʃi/	30/46(65 %) 16/46(35 %)	
	失敗した時，Tが/ʃi/のみ誇張して発音してみせた。	/iʃi/ /ʃi/	/itʃii/ /ʃi/ /tʃi/	5/5(100 %) 7/13(54 %) 6/13(46 %)	
2－3	TがSに歯と歯の間から舌を出しながら発音するように指示し，モデルを示した。	/iʃi/	/itʃi/ /iʃi/	32/63(51 %) 31/63(49 %)	
	5分間休憩				
2－4	Tがモデルを示し，Sにマネさせた。	/isu/ /isu/	/isu/ /isu/ /itsu/	3/3(100 %) 13/19(68 %) 6/19(32 %)	
2－5	Sに一人でいわせた。	/isa/ /iso/	/isa/ /iso/ /ito/	4/4(100 %) 6/7(86 %) 1/7(14 %)	
		/iʃi/ /isai/	/iʃi/ /isai/ /itai/	5/5(100 %) 3/4(75 %) 1/4(25 %)	
		/iʃi/	/iʃi/ /itʃi/	4/5(80 %) 1/5(20 %)	
		/isui/ /isei/ /isoi/ /saʃisuseso/	/isui/ /isei/ /iso/ /saʃisuseso/ /satʃitsuseso/	4/4(100 %) 4/4(100 %) 3/3(100 %) 1/2(50 %) 1/2(50 %)	
2－11	/ʃa/ /ʃɯ/ /ʃo/の復唱.	/ʃa/ /ʃɯ/ /ʃo/	/ʃa/ /ʃɯ/ /ʃo/	1/1(100 %) 1/1(100 %) 1/1(100 %)	/ʃa/,/ʃɯ/,/ʃo/は訓練していないにもかかわらず，1回で発音できた。

＜セッション2終了　たどたどしいが，「せんせい　さようなら」といって帰る。/sa/行音を含む単語・短文リストを渡し，家で練習するよう指示した。＞

資　　　料

				正反応	備考
セッション3（55分間）					
3－1	復唱． ＜単語の復唱＞． ＜短文の復唱＞．	/sa/を含む単語38個(例：/o:sama/) /sa/を含む短文 /ʃi/を含む単語16個 (例：/oiʃi:/) /ʃi/を含む短文 /su/を含む単語8個 (例：/kusuri/) /su/を含む短文 /se/を含む単語12個(例：seNtaku/) /se/を含む短文 /so/を含む単語8語 (例：/miso/) /so/を含む短文 /sajisuseso/ /dʒa/,/dʒi/,/dzɯ/,/dze/,/dzo/ /ʃa/,/ʃu/,/ʃo/ /dʒa,/dʒu:/,/dʒo/		正反応 36/39(92％) 正反応 2/2(100％) 正反応 16/18(89％) 正反応 4/4(100％) 正反応 8/9(89％) 正反応 4/4(100％) 正反応 12/13(92％) 正反応 2/2(100％) 正反応 8/8(100％) 正反応 3/3(100％) 正反応 5/5(100％) 正反応 5/6(83％) 正反応 2/4(50％) 正反応 3/3(100％)	母親が前より も話し方が下手にな ったといったとのこと． /dza/,/dʒi/,/dzɯ/,/dze/,/dzo/は 初めてだが，発音できた． /dʒa/,/dʒu:/,/dʒo/も初めてだが， 発音できた．
3－2	/ka, ki, ku, ke, ko/の発音の仕方 (特に，喉 の奥を使う点をTが発音しながら説明した． Sが発音すると，/ke/が/te/になるのは，舌の 先が上の歯の裏に付くからであることを実際 にTがやってみせた． その後，/ka/行音の復唱．	/ka/ /ki/ /kɯ/ /te/ /ke/ /ko/ /ke/		4/4(100％) 1/1(100％) 1/1(100％) 2/2(100％) 0/2(0％) 1/1(100％) 16/16(100％)	
3－3	Tが舌圧子でSの舌をおさえて，/ke/を発音 させた．				
3－4	Tが舌圧子でSの口の中に入れるが，舌の上 の中空に保ったままでSに/ke/を発音させ た．	/ke/		33/33(100％)	
3－5	舌圧子を使わず，Sに/ke/といわせた．	/te/ /ke/		23/33(70％) 10/33(30％)	
3－6	最初舌圧子を口腔内の中空に浮かせて，徐々 に歯の位置から唇の位置まで移動させて， /ke/をいわせた．	/ke/ /te/		17/20(85％) 3/20(15％)	
3－7	舌圧子は使わず，/ke/といわせた．	/te/ /ke/		9/13(69％) 4/134(31％)	

資　料

3-9	有声音の練習.		
	/ga/の復唱.	/ga/	2/2(100%)
		/ka/	0/2(0%)
3-10	Sの喉仏（甲頭隆起）の部分を軽く親指と人差指で圧迫しながら, /ga/をいわせた.	/ga/	11/11(100%)
3-11	喉仏をおさえながら, /ga/行をいわせた.	/ga, gi, gu, ge, go/	1/1(100%)
3-12	喉仏をおさえないで, /ga/行音を一つずついわせた.	/ga/, /gi/, /gu/, /ge/, /go/	正反応 5/6(83%)
3-13	喉仏をおさえさせないで, /da/といわせた.	/da/	1/2(50%)
		/ta/	1/2(50%)
3-14	喉仏をおさえさせて, /de/, /do/をいわせた.	/de/	1/1(100%)
		/do/	1/1(100%)
3-17	/ke/の復習		
	Tが舌圧子でSの舌をおさえながら, /ke/といわせた.	/ke/	正反応 2/2(100%)
	Tが舌圧子でSの下唇におさえながら, /ke/といわせた.	/ke/	正反応 4/4(100%)
	Sに自分で舌圧子で舌をおさえさせながら, /ke/といわせた.	/ke/	正反応 3/3(100%)
	舌圧子を使わないで/ke/といわせた.	/ke/	正反応 20/25(80%) 25回の試行の後半では, 舌圧子を使わないでも, かなり確実に/ke/が出るようになった.
3-18	/ke/の発音の定着をはかる.		
	/kakikukeko/の復唱.	/kakikukeko/	正反応 3/3(100%)
	/ke/を繰り返している.	/ke/	正反応 4/4(100%)
	/ke/を含む単語の復唱.	/ke/を語頭, 語中, 語尾に含む単語 28個（例：/taNkeN/）	正反応 22/35(63%)

＜セッション3終了　/ke/を含む単語リストと/dza/行音を含む単語リストを渡し, 家で練習するよう指示した. 念のために, 舌圧子も渡した.＞

セッション4（55分間）

4-1 復習＜単語と文の復唱＞.

/sa/行音を含む単語55個（例：/aisatsu/）	正反応 55/61（90％）	母親に/sa, ʃi, suɯ, se, so/がうまく出せる
/sa/行音を含む文		ようになったねといわれたとのこと.
/dza/行音を含む単語17個（例：/ta:dzaN/）	正反応 12/14（86％）	
/ke/を含む単語10個（例：/sekkeN/）	正反応 17/18（94％）	
/ke/を含む文	正反応 10/10（100％）	
/ga/ʃuɯ/ʃo/を含む単語17個（例：/kagakuʃa/）	正反応 3/3（100％）	
/ga/行音を含む単語26個（例：/gakko:/）	正反応 17/20（85％）	
/ba/行音を含む単語38個（例：/itʃiba/）	正反応 26/32（81％）	
/da/行音を含む単語24個（例：/daidokoro/）	正反応 39/39（100％）	訓練してきた音が，長文の音読時にもほぼきちんと発音できた.
/ra/行音を含む単語25個（例：/raioN/）	正反応 28/30（93％）	訓練してきた音が，自由発話時にもほぼきちんと発音できた.

4-2 長文の音読. 「北風と太陽」

4-3 情景画の口頭説明.

インタビューに答える.

＜セッション4終了 /ʃa/ʃuɯ/ʃo/を含む単語リストを渡し，家で練習するよう指示した.＞

位置を自然に形成することができた. ユニット1-6でケースは/ʃi/という音をはじめて意図的に出すことができた. 1-7では，/ʃi/を出すための構音器官の構えがかなり確実にできるようになった.

セッション2の開始時には，セッション1で憶えたことを忘れてしまっていたが，わずかな練習ですぐに/ʃi/を意図的に出せるようになった. 図2から明らかなように，ユニット2-4以降は80％以上の高い正反応率を示しており，安定して/sa, ʃi, suɯ, se, so/が出せるようになっている（ただし，/ʃi/以外はinter-dental化する）. なお，興味深いのは，表6のユニット2-11の特記事項の欄に記載したように，訓練していない/ʃa, suɯ, ʃo/が出せるようになったこと，つまり，般化が認められたことである.

初日の帰りぎわには，「てんてい　たようなら」といって帰ったが，訓練2日目の終了時には，たどたどしいながらも，「せんせい　さようなら」といって帰っていった.

/sa, ʃi, suɯ, se, so/が80％以上正確に出せるようになったが，意識しながら発音するため，たどたどしさが目につくようになった. この時点で，母親から話し方が前より下手になったといわれたとのことである. しかし，訓練4日目には，母親から，/sa, ʃi, suɯ, se, so/がうまくいえるようになったといわれたと報告している.

ユニット3-2で/ke/の訓練を開始した. 舌先を意図的に/ke/の位置に置くことができなかったが，舌圧子で舌をおさえるときれいな/ke/を出すことができた. さらに，舌圧子を口の中に入れるだけで，舌を押えなくても，/ke/のための舌の位置が形成され，正しい発音ができた. また，表6のユニット3-6に記載してあるように，中空に浮かせたままの舌圧子を，前歯の位置，唇の位置まで徐々に引き出し，最後には外に出した. この方法で，85％の正反応率を得た（舌圧子を使って発音させた場合の/ke/の正反応率は図2には記入していない）.

図2から分かるように，/ke/の発音もユニット3-17，3-18では，正反応率80％，69％，その後の2ユニットでは100％を示し，正しい発音が定着した.

ユニット3-9からは，有声音を出させる訓練を開始した. /ga/が/ka/になっていたが，喉仏（甲頭隆起）を指で軽く押えながら発音させるとすぐに/ga/が出るようになった. /ga/行音だけでなく，/ba/行音と/da/行音もすぐに正しく構音できるようになり，次のセッションのユニット4-1で/ga/行音，/ba/行音，/da/行音の正反応率が94％を示すようになった.

資　料

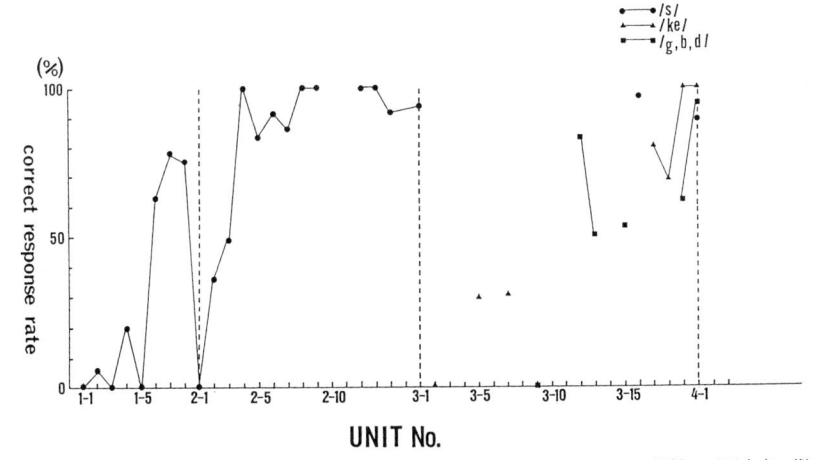

図2　訓練ターゲットとした3種の音群の正反応率の変化（横軸：訓練ユニット，縦軸：正反応率，縦の点線：セッションの区切り目）．なお，/s/音群には/ʃi/が含まれている．

VI．再評価結果

　表2の右側は，症例の訓練後の構音検査の成績である．左側の訓練前の成績と比較すると，音の誤りが大幅に減少していることが分かる．表4の右側は，訓練後の会話明瞭度と単語明瞭度判定の結果である．左側の訓練前の成績と比較すると，会話明瞭度は変わらないが，単語の明瞭度は訓練後25.5％上昇している．会話明瞭度が変わらなかった理由としては，以下の点を指摘できる．すなわち，訓練前は音の置き換えが多かったが一定のパターンが認められたため（表3），一旦その特徴を把握すると症例の話す内容を理解しやすく，構音障害が顕著な割には明瞭度が高かった．訓練後構音の誤りは著しく減少したが，正しい音の定着がまだ十分ではなく会話では一部の音を誤ることがあるため，会話明瞭度の上昇にはいたらなかった．

　残された問題としては，以下の4点が認められた．①訓練で改善した音が十分に定着していない，②最初の評価時には他の音の顕著な誤りにかくれてそれほど目立たなかったため，とりたてて訓練を行わなかったが，他の音の発音が改善したため，母音/o/の/a/への置き換えが目立つようになっている，③/sa, su, so//dza, dze, dzo/が inter-dental になる，④一つ一つの音を注意して発音するようになったため，たどたどしい話し方となる，⑤正しい構音を意識し過ぎて，言葉の出だしの繰り返しやとまどいを示すことがある．しかし，これは吃音症状と呼ぶほどのものではない．

これらの問題のうち②と③を除いては，今後発音が習熟するにつれて改善されるものと思われるが，②と③については，訓練を行う必要があると考えられた．

　以上から，月1回，6ヵ月間程度フォローし，経過観察および構音訓練を行うことにした．

VII．考　察

1．構音障害の性質

　本症例の構音障害には，以下に述べるように複数の要因がかかわっていると思われる．

　1歳2ヵ月の時の熱性けいれん以後に痙性四肢麻痺と構音障害が出現していることから，本症例の構音障害は，中枢性の運動障害に起因するものであることはまちがいないであろう．しかし，運動麻痺の程度はごく軽微（舌に限定）であり，構音への影響は少なく，あるとしても音（特に弾音）の歪みと省略に関与している程度であろう．また，主要な構音の誤りに一貫性があること，単純な構音訓練で短時間に誤りを矯正できたことから，発語失行とも呼びがたい．すなわち，「摩擦音の破裂音への置き換え」，「有声音の無声音化」がどんな音脈でもいつでも生起するといった状態は発語失行の症状とはいえない．/ka/行音のうち，/ka, ki, ku, ko/は正しく出せるのに，/ke/だけが常に/te/になることも，麻痺性構音障害，発語失行のいずれでも説明しにくい．

　本症例の場合，失行性の構音器官の運動障害が，音（特に，摩擦音のような，健常児でも構音器官の運動発

達が一定の水準に達するまでは産生が難しい音）の正しい産生の仕方を習得することを妨げ，誤った構音方法が身についてしまったものと推測される．したがって，器質的な要因は確かに存在するが，症状的には，いわゆる機能的構音障害に近いといえよう．しかし，50音の一定行の音のうち特定の音だけが正しく習得されない場合がある（先に述べた/ka, ki, ku, ke, ko/のうちの/ke/)のは何故か，その理由は明かではない．

なお，知的能力の低さ，特に WAIS の動作性検査の成績の悪さが構音障害とどのような関連があるのかは，不明である．しかし，言語性 IQ，動作性 IQ の低さの原因は，やはり中枢性の脳機能障害の存在を疑わせるのに十分である．また，母親によれば，日常生活は支障なく行えるが，動作はやや緩慢で，少なくとも器用とはいえないとのことである．

しかし，今回の訓練終了時に撮影した頭部X線CT上は，異常は認められなかった．

2．構音障害が改善した理由

10年以上も誤った産生方法で語音を表出し続けてきたにもかかわらず，かつ，特殊な訓練技法を用いなくても，きわめて短期間で構音障害の著しい改善をみたのは何故であろうか．複数の理由が考えられる．すなわち，まず，運動障害が軽度であったこと，しかも，運動麻痺のための構音器官の運動制限はほとんどなかったことである．次に，知的障害はあるがその程度は比較的軽く，言葉による指示が了解されやすく，かつ，集中して作業に取り組めたことを上げることができる．さらに，短期間，集中的に訓練を行ったことが効果をもたらしたと考えられる．また，本人が発音の障害を気にしており，訓練意欲が高かったことも訓練効果が上がった重要な要因と考えられる．

VIII．おわりに

本症例の結果は，幼児期に誤った構音動作を習得し，その動作が長い期間に習慣化したケースで，しかも，ある程度の知的機能低下がある場合でも，適切な構音訓練の方法を用いて集中的な訓練を行えば，正常な構音動作をごく短期間で再学習させ定着させることが可能であることを示唆している（注2）．

なお，本症例の場合，学齢時期に適切な構音訓練を受けていれば，その時点で構音障害の改善が得られたはずである．本人と母親の話では，小学校の言語治療教室では，今回受けたような構音訓練は行われず，自分の好きな本を朗読していただけであるとのことである．

一方，今回構音訓練を受けなかったとしたら，構音障害を有したままで一生を送ることになった可能性が高い．

本症例の提示が，言語治療士の間でこうした症例への関心を喚起する一助となることを願う．

文　献

1) Warr-Leeper, G.A. et al. : The incidence of voice and speech deviations in a middle school population. Language. Speech, and Hearing Services in Schools, 10 : 14〜20, 1979.
2) 国島喜久夫：成人の機能的構音障害．音声言語医学，23 : 13, 1982.
3) 大島弘至：学校検診における言語異常調査―サ行構音障害をめぐって―．音声言語医学，26 : 261〜266, 1985.
4) Culton, G : Speech disorders among college freshmen : a 13 year survey. Journal of Speech and Hearing disorders, 51 : 3〜7, 1986.

別刷請求先：〒222　横浜市港北区鳥山町1770
　　　　　　横浜市総合リハビリテーションセンター
　　　　　　機能訓練室
　　　　　　伊藤元信

注2：集中訓練終了後，これまでに1ヵ月後と2ヵ月後に1回ずつ経過観察を行ったが，新しく学習した音の定着は良好であり，流暢性も増しつつある．

原著

舌切除・再建術を受けた患者の発話明瞭度

伊藤　元信[1]　　古川　政樹[2]

要　約：舌切除後，種々の皮弁を用いた再建手術を受けた10症例について，発話明瞭度判定を中心とした評価を行った．10例中，4例については，言語訓練を実施し，訓練前後の単音節・単語明瞭度を比較した．

明瞭度判定の結果はおおむね先行研究の結果と一致するものであったが，切除範囲と明瞭度との関係，術後の経過期間と明瞭度との関係については，必ずしも先行研究結果とは一致しなかった．言語訓練の結果，4例中2例で明瞭度の明らかな改善が得られた．

これらの結果をふまえて，舌切除後の構音障害の特徴，明瞭度判定の方法論上の問題，言語訓練の適応基準，言語訓練効果について考察した．

索引用語：舌切除，皮弁による再建，発話明瞭度，構音訓練

Speech Intelligibility of Glossectomized Patients with Reconstruction using Myocutaneous Flap

Motonobu Itoh[1], Masaki Furukawa[2]

Abstract: This study investigated the speech intelligibility of 10 glossectomized patients with reconstruction using the myocutaneous flap, and the effectiveness of speech therapy for four of the patients.

The results of the present study were consistent with those of previous studies except for the relationships between size of excision and intelligibility, and between time elapsed after operation and intelligibility. It was also found that speech therapy was effective for improving intelligibility in two out of the four patients.

Based on these findings, this paper discussed articulation characteristics of glossectomized patients, methodological problems relating to intelligibility judgment, indications of speech therapy and efficacy of speech therapy.

Key words: glossectomy, reconstruction with myocutaneous flap, speech intelligibility, speech therapy

---

[1] 横浜市総合リハビリテーションセンター機能訓練室：〒222　横浜市港北区鳥山町1770
[2] 横浜市立大学医学部附属病院耳鼻咽喉科学教室：〒236　横浜市金沢区福浦3-9
[1] Yokohama Rehabilitation Center : 1770 Toriyamacho, Kōhoku-ku, Yokohama-shi 222
[2] Department of Otorhinolaryngology, Yokohama City University School of Medicine : 3-9 Fukuura, Kanazawa-ku, Yokohama-shi 236
原稿受理：1990年10月12日

資 料

1. はじめに

舌切除例の構音機能についての研究は、比較的古くから行われている（たとえば、柳野、1963）。しかし、構音機能の評価法、言語訓練適応の有無の判定基準などについては、検討の余地が多く、さらにデータの蓄積・分析が必要である。

今回われわれは、舌切除後、種々の皮弁を用いた再建手術を受けた症例について、発話明瞭度判定、構音機能の観察、言語訓練の実施を通じて、構音障害の特徴、評価法、言語訓練の適応判定基準、言語訓練効果などについて検討する機会を得たので報告する。

2. 対象と方法

1) 対象

対象者は、頭頸部悪性腫瘍のため他施設で舌切除手術ならびに種々の皮弁を用いた再建手術を受け、1989年5月より1990年6月までの間に横浜市総合リハビリテーションセンター（以下センターと略す）で術後の構音機能評価を行った10例である（表1）。T1からT5までは、舌の全摘ないし亜全摘例、H1とH2は半切例、P1からP3までは部分切除例で、全例が両側ないし片側の頸部郭清を受けている。なお、他施設での言語訓練の経験は全例ない。

2) 方法

構音機能評価として、全例について、1) 会話明瞭度判定、2) 単音節と単語の明瞭度判定、3) 構音検査、4) 発声・発語器官の機能検査を行った。これらのうち、本報では1) と2) の結果について報告する。

なお、10例中4例には言語訓練を実施し、訓練前後の単音節と単語の明瞭度を比較した。

① 会話明瞭度判定

検査者（筆者の一人＝言語治療士）と患者の対話（5〜10分程度）および物語文「北風と太陽」（239字）を患者が音読したものをカセットテープに録音し、検査者が5段階評価（1：誰が聞いても良く分かる、2：良く分かるが、時に分からない言葉がある、3：聞き手の方が話題を知っていればどうやら分かる、4：時折分かる言葉がある、5：全く分からない）し、会話明瞭度とした。

② 単音節と単語の明瞭度判定

ランダムに配列した日本語100単音節リスト（ないし大久保ら<1985>の25単音節リスト）および当センターで作成した単語リスト（2〜5モーラ語計120語、品詞の種類・具象抽象性・音節の種類ができるだけ多様になるように配慮してある）を患者に音読させカセットテープに録音したものを、3名の聴取者（言語治療士を除く、当センター職員、患者の家族、見学者、研修生など）に聞かせ、聞こえた通りに書きとらせた。正しく聞き取られた音節数および語数の平均値を単音節・単語明瞭度とした。

③ 言語訓練

訓練適応があると判断された4例（T2, T4, T5, H2）に対して言語訓練を実施した。言語訓練の期間は、1〜3ヵ月（月1回〜週1回）であった。訓練内容は個々の患者で若干異なるが、共通して、代償構音の出し方、ゆっくり話すこと、唾を定期的に勢い良く飲み込むこと、を訓練した。

表1 症例

症例	性別	年齢	腫瘍部位	切除範囲	再建法	手術後言語評価時までの期間（月）
T1	男	49	舌	舌全摘，口腔底部切	遊離腹直筋皮弁による	2
T2	女	60	舌	舌亜全摘，口腔底部切	遊離前腕皮弁による	11
T3	女	29	舌	舌亜全摘，口腔底部切	大胸筋皮弁による	4
T4	男	55	舌	舌亜全摘，口腔底部切下顎辺縁切	遊離腹直筋皮弁による	13
T5	男	62	舌	舌全摘，口腔底部切	遊離腹直筋皮弁による	15
H1	男	56	舌	舌左側半切	遊離腹直筋皮弁による	9
H2	女	59	舌	舌可動部半切，口腔底部切	遊離前腕皮弁による	9
P1	男	54	中咽頭	中咽頭・舌・口腔底部切軟口蓋全摘	遊離腹直筋皮弁による（長掌筋腱移植）	2
P2	男	47	口腔	舌・口腔底部切	遊離腹直筋皮弁による	7
P3	男	58	中咽頭	中咽頭・舌・口腔底部切軟口蓋全摘	長掌筋腱付き遊離前腕皮弁による	5

資　料

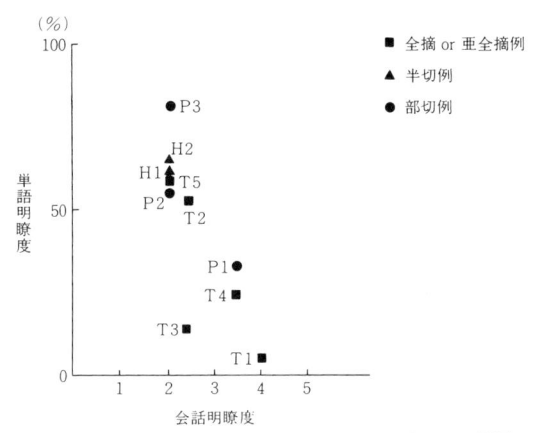

図1 全症例の会話明瞭度（5段階評価，1：最高，5：最低）と単語明瞭度（％）

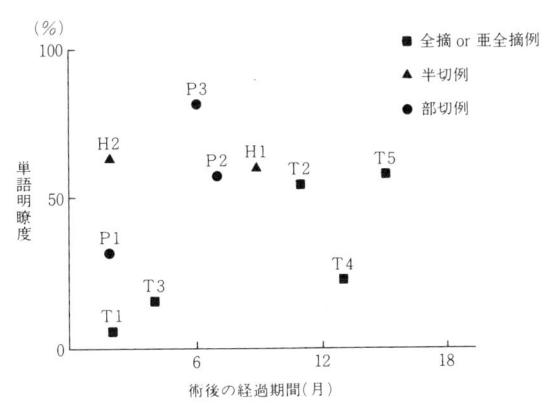

図2 全症例の術後から言語評価時までの経過月数と単語明瞭度

3．結　果

1）舌の切除範囲と発話明瞭度

図1は対象とした10例の会話明瞭度と単語明瞭度の散布図である．横軸は会話明瞭度，縦軸は単語明瞭度をそれぞれ示している．横軸の左に向かうにつれ会話明瞭度が高くなり，縦軸の上に向かうにつれ単語明瞭度が高くなる．したがって，図の左上に位置すると会話・単語明瞭度とも高いことを意味し，右下に位置すると両明瞭度とも低いことを示す．

この図から■印で示した舌全摘ないし亜全摘例の5例のうち3例（T1，T3，T4）は，単語明瞭度が30％以下であることが分かる．しかし，1例（T3）は単語明瞭度が15％と低いにもかかわらず，会話明瞭度は2と3の中間であり，2種の明瞭度間に差がある．

■印の残りの2例（T2，T5）は舌の切除範囲が広いにもかかわらず，▲印を付けた半切除例や●印を付けた部分切除例の明瞭度に近い．

一方，部分切除例では，飛び抜けて明瞭度が高い者（P3）と低い者（P1）とが存在する（ともに，舌の右後方1/3程度切除）．

2）術後経過期間と単語明瞭度

図2は術後の経過期間と単語明瞭度の関係を示したものである．症例数が少ないこと，しかも舌の切除範

資　料

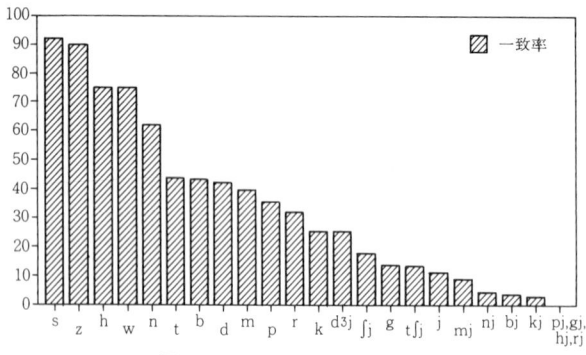

図3　音素別の表出／受容一致率(%)

囲が異なる症例が混在していることを考慮しても，この図からは一定の関係は認められない．

3）単音節の表出と受容の一致度

舌切除後の構音の特徴を調べるため，対象者全員の単音節発話について異聴マトリックスを作成した．すなわち，個々の患者ごとに発話された単音節が聴取者にどのように聞き取られたかを整理して，子音と母音の異聴マトリックスを作成した．次に，全患者の結果を累計して患者全体の子音と母音の異聴マトリックスを構成した．そして子音については，表出と受容の一致率の高い順番に配列し，棒グラフに示した（図3）．母音については，異聴マトリックスをそのまま表2に示した．なお，25音節リストには母音は含まれていないため，母音のデータは100音節リストを用いた5例の成績の累計である．

まず表2の母音の結果であるが，母音間の成績の差が大きいことが分かる．すなわち，/a/はすべての発話が正しく/a/と聴取されているが，/i/は発話の3割しか正しく聞き取られていない．

次に，図3から明らかな点は，/s/ /z/ /h/ /w/といった舌の関与が少ないか全くない音の一致率が高いこと，/n/ /t/ /d/といった舌尖音がそれに続いていること，/b/ /m/ /p/といった舌を使わずに唇だけででせる音の一致率が意外に低いこと，さらには拗音の一致率がきわめて低く，/pj/ /gj/ /hj/ /rj/の一致率は0％であることである．

4）言語訓練実施前後の明瞭度の比較

図4は言語訓練を実施した4例について，訓練開始直前と直後の単音節・単語発話明瞭度を比較したものである．この図から明らかなように，症例T2とT4では，2種の明瞭度が訓練後上昇している．有意差検定（Mann-Whitney Uテスト）では，T4では単音節，単

表2　母音の異聴マトリックス（5症例のデータの累計％，S＝表出，R＝受容）

S\R	a	i	ɯ	e	o	その他
a	100					
i		33	42	17		8
ɯ		8	67		8	17
e			8	83		
o			8	8	75	

語とも，T2では単語の，訓練前後の明瞭度差が5％水準で有意である．一方，症例T5では上昇傾向，H2では下降傾向が認められるが，両症例の明瞭度差は有意ではない．

4．考　察

1）舌の切除範囲と明瞭度の関係

舌亜全摘の症例T3は，単語明瞭度が15％と低いにもかかわらず，会話明瞭度は2と3の中間であり，2種の明瞭度間に差がある．T3は，/k/, /g/, /t/, /d/, /z/, /r/行音のすべてないし一部，および拗音のほとんどすべてに構音の誤りを示したが，誤りのタイプは主として置き換え（舌尖音→両唇音，奥舌音→摩擦音＜声門，硬口蓋ないし唇＞）であり，聞き手が構音の誤りパターンを把握するとスピーチを了解しやすい．そのため，会話明瞭度が比較的良いものと思われる．

同じく舌亜全摘例T2は舌の切除範囲が広いにもかかわらず，半切除例や部分切除例に近い明瞭度を示した．T2は，術後11ヵ月経過した60歳の女性だが，構音の誤りは/k/, /g/音にほぼ限定されていた．また，症例T5（62歳，男性，術後15ヵ月）では舌尖音/t, d, n/

資料

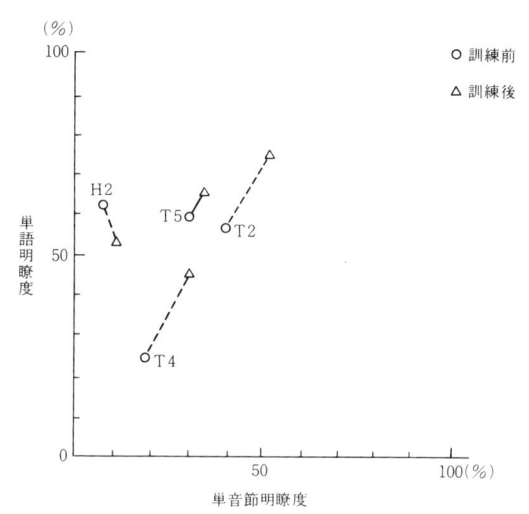

図4 言語訓練を実施した4症例の訓練前と訓練後の単音節明瞭度と単語明瞭度の比較

および口蓋破裂音/k, g/が出しにくいが,後者の一部は咽頭破裂音で代償しており,かつ,唾液の定期的なすすり上げが習慣化していた.両症例とも亜全摘にもかかわらず,術後,自己流で代償構音他を習得したものと思われる

部分切除例では,明瞭度の著しく高い症例と低い症例が1例ずつついる.明瞭度が高い症例P3は,軟口蓋全摘・再建術も受けているが,軟口蓋の機能は良く保たれており,構音への影響は全くない.明瞭度の低い症例P1は,舌の運動制限に加えて,軟口蓋の運動制限(軟口蓋全摘→再建による),歯の大幅な欠損(左上下前歯2本を残して,すべて欠損),右顔面マヒによる頬〜唇の運動制限を示しており,これらの要因が明瞭度の低下を招いたと考えられる.

舌の切除範囲と発話明瞭度との関係については,熊倉(1985)が舌癌60例について詳細な分析を行っており,全体としては切除範囲が広くなると発話明瞭度が低下することを報告している.しかし,同じ程度の切除範囲にもかかわらず,発話明瞭度が大きく異なる症例が存在すること,切除範囲の他にさまざまな要因が明瞭度を低下させていることを指摘している.われわれの結果も,舌の切除範囲が広いと一般的に明瞭度が低くなる傾向は認められるが,明瞭度に寄与する要因は多様であり,切除範囲が狭くても明瞭度が低い例や,逆に,切除範囲が広くても発話明瞭度が比較的高い例

があることを示している.

2) 術後経過期間と明瞭度の関係

今回の結果からは,術後の経過期間が長い症例は経過期間が短い症例に比べて,代償構音を習得する期間も長くなるため発話明瞭度が上昇すると結論づけうるような傾向は認められなかった.

術後経過期間と明瞭度の関係については,時間の経過とともに明瞭度が上昇するという報告が多いが(たとえば,江口ら,1976),熊倉(1985)は術後の経過期間が長い者が必ずしも明瞭度が高いとはいえず,むしろ術後初期から構音機能の良い者は少なからず存在すると述べている.われわれの結果も熊倉の観察結果と一致する.

3) 舌切除後の構音の特徴

/i/が他の母音よりも異聴が多いこと,/ɯ/ないし/e/と聞き取られることは,牛島・広瀬(1985),大平ら(1985),熊倉(1985)の報告と一致する.熊倉が指摘するように,/i/は舌を前方で高い位置に保つ必要があるために,舌切除の影響を最も受けやすいと考えられる.

子音についての今回の結果はおおむね先行研究の結果と一致する.たとえば,牛島・広瀬(1985)は,3例の明瞭度判定の結果から,明瞭度の良い音節として,/sa//ta/na//ha//wa///ma//ba//ra//za/を上げ,特に/ha/行と/na/行音の誤りが少ないことを指摘

している．また，大久保ら（1985）は，拗音の明瞭度が低いことを指摘している．

なお，熊倉は頸部郭清などによって，顔面神経下顎枝の麻痺がある場合には，両唇閉鎖音/p//b/が構音困難となることがあると報告している．

4）単音節リストによる明瞭度判定の問題

今回対象とした10例のうち，5例に対しては単音節の明瞭度判定材料として100音節リストを用い，残り5例については大久保ら（1985）の25音節リストを用いた．なお，25音節リストを用いた5例のうちの1例の言語訓練後の明瞭度判定では，25音節リストと100音節リストを合わせて用いた．

2種類の単音節リストを用いた理由は，最初は100音節リストを用いていたが，評価・判定時間の節約と患者への負担減を考慮して，途中から25音節リストに切り替えたためである．大久保らによれば25音節リストは，①舌切除術後の構音障害を起こしやすい語音を多く含んでいる，②日常会話で用いられることの多い語音を多く含んでいる，③25音節リストと100音節リストによる発語明瞭度の相関が高い（相関係数＝0.98）とのことで，臨床テストとして有用と考えて，採用した．25音節リストを使用しての感想だが，対象とした5例のうち2例で単語明瞭度に比べてきわめて低い明瞭度判定結果が得られた（両者の差が50％を超えた）．また，訓練終了時に25音節リストと100音節リストを併用した例では，両者の明瞭度は12.0％と34.3％と倍以上の開きがあった．

これらの結果は，25音節リストはなるほど簡便ではあるが，明瞭度判定用発話材料としては問題があることを示している．一方，100音節リストは，研究用としては有用であるが，臨床検査としては実施に時間がかかりすぎる．

われわれの経験からは，今回われわれが用いた明瞭度判定の方法，すなわち単語明瞭度（ナイーブな聴取者による判定）と会話明瞭度（言語治療士による判定）の併用が現実的であると思われる．なお，単語明瞭度判定の目的は，患者の話し言葉が日常生活上，どの程度他者に伝わるかを客観的な指標で表すことにある．したがって，判定者は言語治療士や言語障害者の話し言葉を聞き慣れた人以外であることが望ましい．一方，会話明瞭度は，言語障害者の話し言葉を聞き慣れ，かつ，会話明瞭度の5段階評価に習熟した治療士が行うことが望ましい．

5）訓練適応の判断について

言語評価を行うことは，患者の構音障害の状態を把握するのに重要であるが，同時に評価結果は訓練適応の有無の判断に役立つ．今回対象とした10例のうち5例については訓練適応有りと判断したが，そのうち1例は再発による再入院のため，訓練が実施できなかった．訓練適応の有無の判断は，主として単語明瞭度判定結果，会話明瞭度判定結果，代償構音の習得状況，に基づいて行った．訓練適応なしと判断した3例はいずれも会話明瞭度は2（良く分かるが，時に分からない言葉がある）で，単語明瞭度は83.3％，60.8％，59.7％であった．ちなみに，これら3症例の単音節明瞭度は，54.7％（100音節リスト使用），18.7％（25音節リスト使用），42.7％（25音節リスト使用）であった．

川口ら（1990）は，患者へのアンケート調査によって，明瞭度と日常会話の関係を調べ，25音節リストによる発話明瞭度80％以上を日常会話支障なし，80～60％を話しの内容がときどき伝わらないことがあるとしている．一方，われわれの症例では，上述のように訓練適応なしと判断した，日常コミュニケーション上余り支障のないと思われるケースの単音節の明瞭度がすべて60％以下であった．こうした違いが生じた主な理由は明瞭度判定を行った聴取者の違いによるものと思われる．すなわち，川口らの明瞭度判定は5人の習熟した聴取者によって行われている（パーソナル・コミュニケーションにより確認）のに対し，われわれの聴取者は言語障害者のスピーチを聞き慣れていない，いわばナイーブな人たちであった．発話明瞭度とコミュニケーションの実用性の関係はデータを積み重ねて検討する余地があるが，われわれの経験からは，音節明瞭度よりも単語明瞭度および会話明瞭度を判断の基準に用いる方がより望ましいと思われる．その場合，「単語明瞭度60％以上，会話明瞭度2以上でかつ，代償構音を習得しているケースは言語訓練の適応がない（言語訓練をする必要がない）」と考えてよさそうである．しかし，今回訓練対象とした1例は会話明瞭度2で単語明瞭度63.1％であった．このケースは/k//g/音の代償構音の仕方が分からなかったこと，発話速度が速すぎること，唾液のすすり上げがうまく行えないことから，これらの点の改善を目指して訓練を行った．

6）言語訓練効果

図4に示すように言語訓練を行った4例中2例（T2，T4）では，明瞭度の明らかな改善が得られたが，残り2例（H2，T5）では明瞭度の改善は得られなかった．表3に改善例と非改善例の年齢他を示した．表に示した要因の他，訓練意欲や知的レベル（訓練を通じての印象）に関しても改善例と非改善例との間に明確な相違点はみいだせない．改善に寄与する要因については，今後症例を重ねて検討する必要がある．なお，

資　　料

表3　改善例と非改善例の比較

	症例	性	年齢(歳)	学歴	職業	腫瘍部位	切除部位・範囲	再建法	術後経過月数*	言語訓練期間・回数
改善例	T 2	女	60	不明	主婦	舌	舌亜全摘口腔底部切	遊離前腕皮弁による	11	1ヵ月・1回／週
	T 4	男	55	高卒	自営業	舌	舌亜全摘口腔底部切下顎辺縁切	遊離腹直筋皮弁による	13	3ヵ月・1回／2週
非改善例	H 2	女	59	大卒	主婦	舌	舌可動部半切口腔底部切	遊離前腕皮弁による	9	2ヵ月・1回／週
	T 5	男	62	高卒	会社員	舌	舌亜全摘口腔底部切	遊離腹直筋皮弁による	15	3ヵ月・1回／月

*言語訓練開始時点

H2では明瞭度の改善は得られなかったが，唾液のすすり上げが上達した．H2は訓練終了時にX線ビデオで構音動態の観測を行ったが，その結果，舌のmass movementが確認された．この症例の舌切除・再建後の経過を継時的に観察している主治医によれば，こうした舌のmass movementは，少なくとも手術直後にはみられなかったとのことである．このことは，明瞭度上の改善にまではいたらないが，言語訓練を通じての構音動作訓練，唾液のすすり上げ訓練が，再建舌の運動機能を改善する可能性を示唆している．

舌を使わずに出せる音である/p//b//m/といった両唇音が正しく出せない理由としては，先に引用した熊倉(1985)の説明が妥当と思われる．しかし，これらの音については言語訓練により改善しうる可能性が高く，また舌尖音については，舌尖を使わなくても下顎を上昇させて下唇を上の前歯に接触させて発音させることを学ばせることは比較的容易である(表4)．言語治療士に教わらなくても自己流でこうした代償構音の仕方を習得している患者も少なくない．しかし，そのような場合でも，図やモデル，ビデオなどを用いて正常構音と代償構音の仕方を対照してキチンと教えると，より望ましい構音の産生が得られることが多い．ここに，言語治療士による専門的な指導の意義がある．

本研究にご協力いただいた横浜市立大学医学部付属浦舟病院形成外科の吉田豊一先生，横浜市立大学医学部附属病院頭頸科の佃　守先生に感謝いたします．

文　献

表4　改善例と非改善例の訓練後の/k, g/音，舌尖音，両唇音の改善の有無（訓練前後の構音検査結果から判定）

明瞭度	症例	/k, g/音の改善	舌尖音の改善	両唇音の改善
改善例	T 2	有り	最初から良好	有り
	T 4	有り	有り	有り
非改善例	H 2	なし	なし	最初から良好
	T 5	有り	有り	有り

1) 牛島達次郎，広瀬　肇：舌切除術後の構音機能に関与する要因—自験例からの考察—．音声言語医学，26：209-214，1985．
2) 江口実美，他：舌癌手術後のSpeech motor functionについて．頭頸部腫瘍，3：101，1976．
3) 大平章子，他：舌広範囲切除症例の構音動態について．音声言語医学，26：215-223，1985．
4) 大久保洋，他：舌癌治療後の構音機能．音声言語医学，26：236-244，1985．
5) 川口寿郎，他：25語音リストによる口腔癌術後の構音機能．音声言語医学，31：226-234，1990．
6) 熊倉勇美：舌切除後の構音機能に関する研究．音声言語医学，26：224-235，1985．
7) 柳野権次郎，他：舌半側切除と音声言語．日耳鼻，66：512-517，1963．

別刷請求先：〒222　横浜市港北区鳥山町1770
　　　　　　横浜市総合リハビリテーションセンター
　　　　　　機能訓練室
　　　　　　伊藤元信

資　料

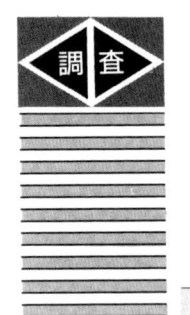

リハビリテーション医についてのコメディカル・スタッフ（PT，OT，ST）の意識調査結果*

伊藤　元信[1]

Key Words：コメディカル・スタッフ，アンケート調査

はじめに

リハビリテーション・チームにおけるリハビリテーション医とコメディカル・スタッフのあり方についての検討は十分になされていない．

今回我々はこうした検討に資するために，コメディカル・スタッフのうちのPT，OT，STを対象に，リハビリテーション医についてのアンケート調査を行ったので，その結果を報告する．

調査方法

アンケートの方法はチェックリスト＋自由記載方式で，無記名とした．対象は首都圏と関西圏を中心とする地域のコメディカル・スタッフ（PT，OT，ST，心理職）で，成人障害者を主たる対象とする者に限った．主な質問項目はリハビリテーション医の業務・知識・技術・他職種についての理解・依頼（処方）・カンファレンスでの役割・他職種への研究指導についての「現状」と「今後への期待」についてである．なお，過去に実施された同種のアンケート調査（上田 1972 年[1]，千野 1976 年[2]）の項目も一部含めた．

計 82 施設に 451 通のアンケートを発送し，359 通回収した（PT 146 通，OT 83 通，ST 119 通，心理職 11 通，回収率は 79.6％）．回答期間は 1991 年 3 月初旬から 5 月初旬までの 2 か月間である．心理職の回答は 11 通と少ないため，分析から省いた．

リハビリテーション診療を行っている医師について，①リハビリテーションの専門医ないし認定医，②リハビリテーションの専門医ないし認定医でないリハビリテーション医（認定臨床医を含む），③整形外科医，④その他の科の医師，⑤その他，のうちの該当する項目に○を付けてもらった（複数回答可）．そして，アンケートではこれらの項目の一番若い番号の医師，すなわち，一番上位の項目の医師についての判断を求めた．リハビリテーション医に的を絞るため，リハビリテーション医（専門医，認定医，その他のリハビリテーション医を含む）がリハビリテーション診療を行っていると答えた（すなわち，上記の①ないし②，あるいは両方に○を付けた）回答者の結果のみについて分析した．分析対象としたアンケート数は PT 129 通，OT 79 通，ST 77 通であった．

リハビリテーション医の種類と数，回答者自身の経験年数および勤務形態に関して，3 職種間に大きな差はなかった．

結　果

1．上田の調査結果との比較

過去に行われた同種のアンケート調査のうち，この種の調査としては比較的サンプル数の多い（N＝32）上田（1972 年）の調査結果との比較を行った．図1はリハビリテーション医の役割についてのコメディカル・スタッフの評価結果を示したものである．上側の棒グラフは上田の PT，OT，SW を対象とした調査結果であり，下側の棒グラフは今回の我々の PT，OT，ST を対象とした結果である．有意差検定は χ^2 検定により行い，図中の**は 1％水準，*は 5％水準で有意差があることを示す（図2以下でも同じ）．

この図からリハビリテーション医に対するコメディカル・スタッフの評価がこの 20 年あまりの間に良くなっていることがわかる．すなわち，リハビリテーション医が「重要な役割を果たしている」という意見が有

---

* A Survey of Awareness and Attitude of Co-Medical Staff (PT, OT, ST) toward Rehabilitation Doctors.
[1] 横浜市総合リハビリテーションセンター機能訓練室：℡ 222 神奈川県横浜市港北区鳥山町 1770
　　Motonobu Itoh, Ph D : Yokohama Rehabilitation Center
　　（受稿：1991 年 7 月 8 日）

158

資　　料

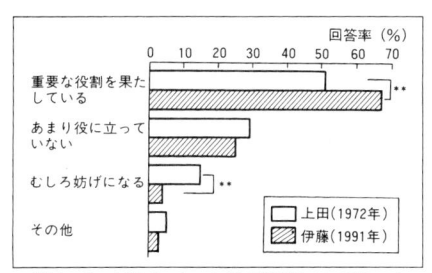

図1 リハビリテーション医の役割についてのコメディカル・スタッフの評価（上田，1972年の結果と今回の結果の比較）

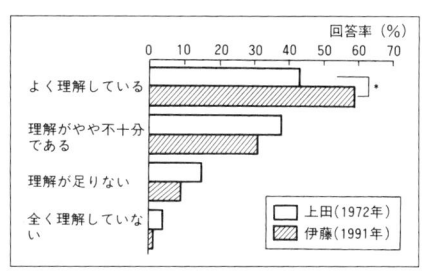

図2 リハビリテーション医によるリハビリテーションの理念の理解についてのコメディカル・スタッフの評価（上田，1972年の結果と今回の結果との比較）

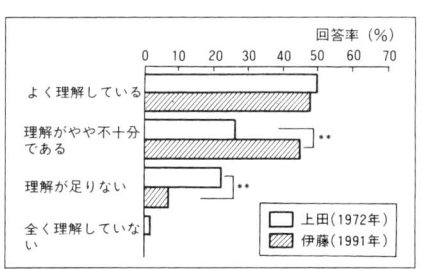

図3 リハビリテーション医による他職種の理解についてのコメディカル・スタッフの評価（上田，1972年の結果と今回の結果との比較）

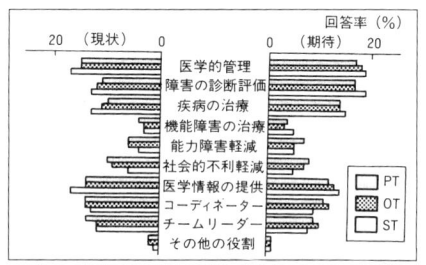

図4 3職種が判断したリハビリテーション医の業務についての現状（左）と業務についての期待（右）

意に増加し，「むしろ妨げになる」という意見が有意に減少している．しかし，「あまり役に立っていない」と「むしろ妨げになる」という回答を合わせると，3割近くになる点も無視できない．

次に，図2はリハビリテーション医によるリハビリテーションの理念の理解についての評価結果である．この項目についても今回の評価のほうが良くなっている．しかし，「理解がやや不十分である」と「理解が足りない」を合わせると，全体の4割に達する．

図3はリハビリテーション医による他職種の理解度についての評価結果である．ここでも「理解がかなり足りない」という意見が有意に減少している．にもかかわらず，回答者全体の半数が「理解が不十分である」としている．

この他，「リハビリテーション医は管理者としてどうか」という質問に対しては，「有能」とする答えが30%（上田の調査では21%），「及第」が54%（上田の調査では56%），「落第」が16%（上田の調査では24%）であった．また，管理者的な医師は民主的か否かとの質問については，民主的であるが33%（上田の結果も同じ），一応民主的であるが56%（上田の結果は52%），非民主的であるが11%（上田の結果は15%）であった．

2．業務について

図4は左側にリハビリテーション医が業務として何をしているかという「現状」を，右側にリハビリテーション医に行って欲しいと思っている業務にはどんなものがあるかという「期待」をそれぞれ示してある．3職種ともリハビリテーション医が行っている業務および行って欲しい業務として「患者の医学的管理」，「疾病や障害の診断評価」，「疾病の治療」，「必要な医学的情報の提供」，「コーディネーターの役割（複数の職種の意見のとりまとめ・調整役）」，「リハビリテーション・チームのリーダーとしての役割（複数の職種を指導し，チームのゴール達成に向けて導く役割）」といった項目を共通して比較的多く上げている．

3．リハビリテーション診療の知識・技術について

リハビリテーション医がリハビリテーション診療のための「知識を十分有している」と「知識をかなり有

資　料

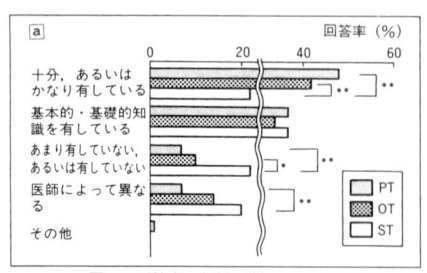

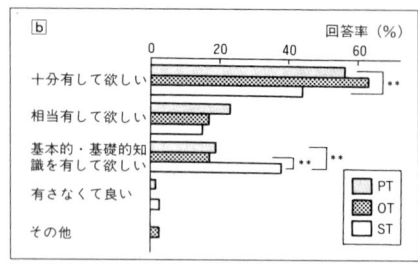

図5 回答者の領域に関してリハビリテーション医がどの程度の知識を有しているかについての3職種の判断（a）と知識についての期待（b）

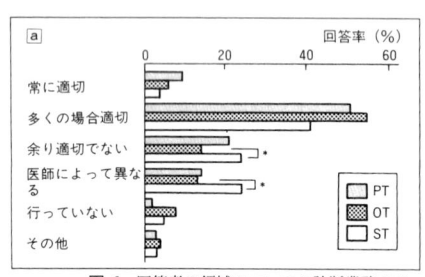

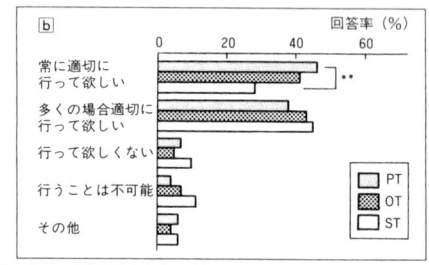

図6 回答者の領域についての診断業務をリハビリテーション医がどのように行っているかについての3職種の判断（a）と診断業務への期待（b）

している」という回答を合わせると50％，「基本的・基礎的知識を有している」が20〜25％であり，3職種間で大きな差はなかった．一方，知識についての「期待」は大きく，「十分有して欲しい」と「相当有して欲しい」を合わせると85〜90％に達した．

リハビリテーション診療の技術についての「現状」と「期待」に関しても，ほぼ同様の結果が得られた．

4．回答者の領域の知識・技術について

図5-aは回答者の領域の知識についての「現状」を示している．リハビリテーション医は回答者の領域の知識（適応，禁忌，効果についての知識）を"十分"あるいは"かなり""有している"との回答がPT，OTの回答の4割から5割を占めた．しかし，そう考えているSTは2割程度と，PT，OTの回答に比べ有意に少ない．図5-bのグラフは知識についての「期待」を示したものである．PT，OTはともに8割の者が自分達の領域の知識を"十分"ないし"相当"持って欲しい」と願っているのに対して，STではそうした意見は全体の6割程度で，4割は「ST領域についての基本的・基礎的知識を持って欲しい」と考えている．

図6-aのグラフは回答者の領域についてのリハビリテーション医の診断業務の現状である．このグラフは，例えばPTについていえば，リハビリテーション医がPT領域の診断業務をどのように行っているとPTが見ているかを示している．ここでもPT・OTとSTの間に多少の差が見られる．しかし，図6-bのグラフが示すように，大多数のコメディカル・スタッフが"常に"あるいは"多くの場合"，「自分達の領域の診断業務を適切に行って欲しい」と望んでいることがわかる．

回答者の領域の治療業務についての回答では，3職種とも自分達の領域の治療業務をリハビリテーション医は「行っていない」との回答が多数を占めたが，"常に"あるいは"多くの場合"，「適切に行っている」との回答が合わせてPT，OTでは3割近く，STでも2割近くになった．一方，自分達の領域の治療業務についてのリハビリテーション医に対する「期待」では，「リハビリテーション医は治療を行うことは不可能である」もしくは「行って欲しくない」との回答がPT，OTでは5割前後，STでは6割強を占めている．しかし，"常に"あるいは"多くの場合"，「適切に行って欲しい」との回答も，PT，OTでは全回答の40％，STでは25％に上っている点も見逃せない．

5．依頼（処方）について

図7-aのグラフは現状の依頼（処方）箋の記載内容

資　料

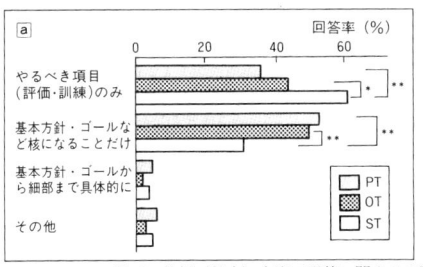

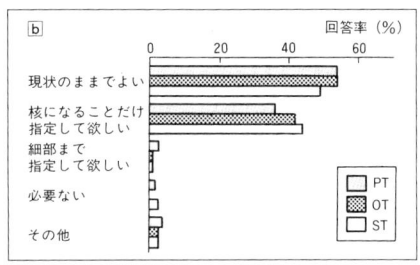

図7　依頼(処方)内容の現状に関する3職種の判断(a)と依頼(処方)への期待(b)

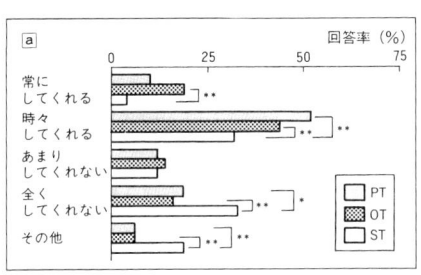

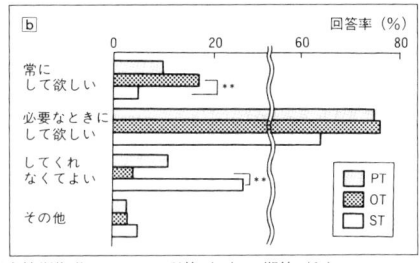

図8　3職種に対するリハビリテーション医による研究技術指導についての現状(a)と期待(b)

についての回答を示したものである．3職種とも細部まで詳しく示してあると回答した者は全体の6%以下であるが，特にSTに対する依頼(処方)内容は「言語評価」，「言語訓練」としか書いていないとの答えが6割に達しており，簡単な記載であることがわかる．

「依頼(処方)は適切か」および「依頼(処方)に従っているか」という質問に対する回答では，3職種間に大きな差はなかった．回答のうち，「常に適切である」と「おおむね適切である」を合わせると，70%に達した．しかし，15%前後が不適切な場合があると回答している．また，「完全に従っている」と「ほぼ従っている」を合わせると90%に達した．

依頼(処方)についての「期待」(図7-b)も3職種の間で大きな差はない．半数が「現状のままでよい」と答え，4割程度が「核になることだけ示して欲しい」と答えている．

6．カンファレンスについて

カンファレンスについての回答も3職種間に大きな差は認められなかった．すなわち，カンファレンスの司会をリハビリテーション医が「常に行っている」という回答が多かった(6〜7割)が，「常に行って欲しい」との回答は35〜55%にとどまり，「現状」と「期待」との間にギャップが認められた．カンファレンスでの

リハビリテーション医の発言については，「常に有益な発言をする」と「多くの場合有益な発言をする」との回答を合わせると全体の半数を少し超える程度であったが，「常に有益な発言をして欲しい」と「多くの場合有益な発言をして欲しい」を合わせると8割強に上った．

7．研究援助について

研究テーマの提示については，PTとOTでは"常に"あるいは"時々""してくれる"という回答が全体の半数を占めた．STでは「リハビリテーション医は研究テーマの提示を全くしてくれない」という回答が全回答の45%を占めた．研究テーマの提示についての「期待」として，PTとOTの75%前後が「常に」あるいは「必要なときに」「して欲しい」と答えている．STの4割は「してくれなくても良い」と考えている一方で，半数以上の55%が「必要なときにして欲しい」と希望している．

研究技術指導の「現状」についても3職種から研究テーマの提示に対する回答とほぼ同様の回答が得られているが(図8-a)，STでは「全くしてくれない」との答えが「研究テーマの提示」での同種の答えに比べると若干少なくなっている．研究技術指導への「期待」に関しても(図8-b)，ST全体の答えの中では「STに

対して指導してくれなくて良い」とする意見が少なく，「常にして欲しい」と「必要なときにして欲しい」を合わせると7割近くになる．

考　察

1．コメディカル・スタッフのリハビリテーション医についての意識の変化

上田（1972年）による調査結果と今回の結果を比較すると，リハビリテーション医についてのコメディカル・スタッフの評価がはっきりと上がっていることがわかる．これは，臨床医・専門医制度が確立し，リハビリテーション医の質が20年あまり前に比べ格段に向上したことを反映するものであろう．しかし，評価ははっきりと向上しているものの，現在でも回答者の半数近くがリハビリテーション医によるリハビリテーションの理念の理解あるいは他職種についての理解が必ずしも十分とはいえないと答えている点も無視できない．

2．リハビリテーション医の「現状」とリハビリテーション医への「期待」

3職種とも現在リハビリテーション医が行っている業務内容をほぼ肯定していることを示している．同時に，リハビリテーション医に対してかなりオールラウンドな役割を期待している．

「リハビリテーション医はリハビリテーション診療の知識や技術を十分ないし相当持って欲しい」という回答が多数を占めたことは当然ではあるが，「コメディカル領域の知識や診断治療技術も十分ないし相当持って欲しい」という声にはぜひ耳を傾けて欲しいものである．

リハビリテーション・チーム内での異なる職種間の望ましい協力関係を成立させる条件はいくつか考えられるが，最も大事なことはお互いの役割を正しく認識し，評価することであろう．そのためには相手の専門領域について少なくとも基本的・基礎的知識を有することが必要と思われる．特に依頼（処方）を出す立場にあるリハビリテーション医は，依頼（処方）を受ける側の領域について理解しておくのは当然であろう．

依頼（処方）については，現状は細かい点まで書き込まれることは少なく，セラピストにかなりの部分がまかされているようである．このことはSTの場合特に顕著であった．そして，大多数の回答者はこうした現状を肯定する立場をとっている．依頼（処方）のあり方については，日本リハビリテーション医学会等で討議が重ねられてきたが，落ち着くべきところに落ち着いているといえよう．

次にカンファレンスでのリハビリテーション医の役割のうち，司会については「リハビリテーション医が行う」との回答が3職種に共通して圧倒的に多かった．しかし，「リハビリテーション医が司会する必要はない」，「司会するのはまずい」といった意見も少なからず出されていた．その理由としては，「医師個人の興味あるケースや障害にこだわり，進行がスムーズにいかない」，「医師の独断になりやすい」などが挙げられていた．

必ずしもリハビリテーション医が司会する必要はなく，むしろいろいろな職種が交替で行うのが妥当な線であろう．

研究援助については，「研究テーマの提示・技術指導」を"常に"もしくは"時々"「してくれる」との回答は，PT，OTでは50～60％であり，STでは40％であった．しかし，STを含むコメディカル・スタッフの多くが「研究テーマの提示」あるいは「研究技術指導」を"常に"あるいは"必要なときに"「して欲しい」と考えている．リハビリテーション医による広い視野からの助言・指導は，コメディカル・スタッフによるリハビリテーション研究の強力なバックアップとなるであろう．

おわりに

今回の結果から，コメディカル・スタッフがリハビリテーション医に対して多くのことを期待していることが明らかである．彼らの多くが，リハビリテーション医がリハビリテーション・チームにおける中心的存在であり，チームリーダーとしての役割を果たしてくれることを期待している．しかし，こうした期待と現実との間にはかなりのギャップがあるのも今回の結果から明らかである．こうしたギャップを埋めるために，リハビリテーション医の教育・研修制度の整備・充実化が望まれる．

アンケートを作成するに当たって貴重なご意見をお寄せくださった先生方ならびにアンケート回収にお力添えいただいた施設とセラピストの皆様に厚くお礼申し上げます．
この調査結果の一部は第28回日本リハビリテーション医学会学術集会（1991年，東京）のパネルディスカッション「リハビリテーション医に何を期待するか」で発表した．

文　献
1) 上田　敏：リハビリテーションにおける医師の役割；医師と他職種の関係を中心に．リハ医学 **9**：264-268, 1972
2) 千野直一：リハビリテーションの処方について．リハ医学 **13**：4-5, 1976

資　料

原　著

成人構音障害者用単語明瞭度検査の作成

伊藤　元信

　要　約：成人構音障害者用の単語明瞭度検査を作成し，検査の妥当性，信頼性などを検討した．まず，2〜5モーラ語計120語（各モーラ30語ずつ）からなる単語リストを5セット作成した．これらの単語リストを，構音障害の重症度が異なる運動障害性構音障害者と舌腫瘍による舌切除者各5名，計10名に音読させ，得られた発話資料を用いて，施設職員など（言語治療士を除く）50名を対象に聴取実験を行った．その結果，本検査は，脳血管障害や舌切除によって生じる成人の構音障害者の発話明瞭度について，妥当で客観的な指標を提供しうるとともに，テストの信頼性も高く簡便であり，臨床上，有用な道具になりうると考えられた．

索引用語：単語明瞭度検査，成人構音障害

Single-word Intelligibility Test for Evaluating Speech of Adults with Articulation Disorders

Motonobu Itoh

Abstract: A single-word intelligibility test for quantifying speech of adults with articulation disorders was developed and evaluated.

First, five sets of 120-word lists, featuring words of 2 to 5 mora, 30 words each, was made. Then, five dysarthric and five glossectomized adult speakers were audio-recorded as they read these sets of word lists.

As a next step, fifty naive listeners were asked to listen to these tapes and to write the words that had been read. Based on the listening results, the validity and reliability of the test were examined.

The results indicated that this test was valid and reliable in terms of evaluating speech of dysarthric and glossectomized adults.

Finally, clinical implications of the use of the test were discussed.

Key words: Single-word intelligibility test, articulation disorders

1. はじめに

　成人構音障害者用の発話明瞭度検査としては，①5段階尺度による会話明瞭度評定法[4]，②100音節リストによる方法[5]，③25音節リストによる方法[2]がある．しかし，そのいずれも臨床検査としての実用性，客観性あるいは簡便性などに問題がある．

　田口による会話明瞭度評定法は，何も道具のいらな

横浜市総合リハビリテーションセンター機能訓練室：〒222　横浜市港北区鳥山町1770
Yokohama Rehabilitation Center: 1770 Toriyama-cho, Kohoku-ku, Yokohama-shi 222
原稿受理：1992年1月14日

資　料

い簡便な検査であり，熟練した言語治療士の間では良く一致した判定結果が得られ，患者の話し言葉の明瞭度をおおまかに示すのに便利である．しかし，尺度の目が粗いため，発話状態の細かな変化を捉えるのには適さない．また，主観的な評定法なので，訓練者と評定者が同一人の場合，評定にバイヤスがかかる可能性がある．

100音節リストによる方法は，音節を患者に音読させ，録音したものを複数の聞き手が，聞こえた通りに書きとる．正しく聞きとれた率の平均を音節明瞭度とする．聞き手は，多くの場合，言語治療士や耳鼻科・口腔外科の医局員など言語障害患者の言語を聞き慣れた人たちである（唯一の例外として，降矢は大学生を評定者として用いている）．臨床の場で用いるには音読と聞きとりにやや時間がかかる．加えて，音節の判断には文脈の手がかりが全くないため，この検査では，実際に患者の言葉が他者に了解される度合よりもかなり低い結果が出るという欠点がある．

大久保ら[2]は100音節リストによる検査は時間がかかるという点を考慮し，25音節を選び，舌腫瘍による舌切除者の発話明瞭度を調べるための評定法を工夫した．この方法は100音節リスト検査にくらべて簡便なため，臨床の場で多く用いられている．しかし，100音節リスト法と同じく，音節の判断には文脈の手がかりが全くないため，また，舌切除後の構音障害を起こしやすい音が多く含まれているため，舌切除者の明瞭度は100音節リストを用いた場合よりもさらに低く出る傾向がある[1]．

欧米では，YorkstonとBeukelman[7]が単語リストによる明瞭度判定検査を発表しているが（彼女らの方法では，患者に単語リストを音読させた後，軽度の患者の場合は聞き手に直接単語を書き取らせ，重度の患者の場合は複数の選択肢の中から該当する単語を選ばせるという方法を取る），わが国では単語を用いた発話明瞭度検査は公表されていない．

明瞭度検査に関するこうした現状に鑑み，今回われわれは，臨床上，より有用で実際的な検査の開発を目指し，単語明瞭度検査を作成し検討を加えたので，結果を報告する．

2．方　法

1）検査作成の基本的な考え方

今回，明瞭度検査を作成するに当たっては，構音障害者の話し言葉が日常生活上他者にどのくらい通じるかという情報伝達性を重視した．具体的には，①現実のコミュニケーション状況と同じく手がかりをもとに推測する余地を聞き手に与えること，②言語治療士や耳鼻科医といった専門家でなく一般の人に判定してもらうこと，③複数の，できれば3つ以上の異なるリストを用意することである．①に関しては，音節の代わりに単語を用いることにより，部分的に情報が歪んでいたり，欠落していたりしても前後の文脈から聞き手がその単語を推測できるようにした．また，文脈の効果が異なる2～5モーラまでの単語を含めることにした．一般的には，単語の長さが長くなるにつれて，文脈の効果がより大きくなり，聞き手の推測により役立つ．しかし，患者によっては，短い単語はゆっくりと正確に構音できるのに対して，長い単語は発話スピードが上がってしまい明瞭度が落ちる場合がある．長さの異なる単語を用いることにより，こうした面の評価も可能と考えた．なお，主として採点の困難さから，句や文は含めなかった．③については，臨床場面で限られた聴取者に繰り返し聞いてもらう場合，1つのリストだけであると，聞き手にリストの内容を憶えられてしまう恐れがあるからである．

検査の方法としては，基本的には25音節検査や100音節検査の方法を踏襲した．すなわち，患者に刺激語を音読させ，録音したものを複数の聴取者に聞かせ，聞こえた通りに書き取らせる．正しく書き取られた単語数を総刺激数で除し，100を掛けたものを単語明瞭度とする．ただし，推測してかまわないから，意味のある単語として書きとるよう聴取者に念を押すとともに，刺激語と全く同じに書き取られたもののみを正答とするようにした．この方法により，情報伝達性の評価が可能であるとともに，検査の客観性が保証されると考えた．

2）単語リスト作成の手順

単語リストはAからEまでの5セット作成した（これらのリストのうち，今回の検討により，平行検査として使用可能であると考えられたリストA，D，Eを末尾に付録として付けた．なお，付録には，検査の手引も添えてある）．単語リストは日常良く使われる具体的な名詞を中心に構成したが，名詞以外の品詞や抽象的な名詞も一部含めた．抽象的な名詞には，「いましめ，なれそめ，なまはんか，はやがてん」といった言葉が含まれている．表1に示したように，各リストは，品詞の種類，抽象的な名詞の数などがほぼ等しくなるように選んだ2～5モーラ語各30語ずつ計120語から

注1：促音，拗音を含む単語は同じモーラ数語群の他の語よりモーラ数が一つ多い．それらの語は各リストに均等に1割程度含まれているので，他の語に差し替える必要はない．

資　　料

表1　単語リストの構成

単語の種類		単語リスト				
		A	B	C	D	E
名詞	具体的　非カタカナ語	90	89	89	89	89
	カタカナ語	10	10	9	9	9
	抽象的	12	12	11	10	10
形容動詞，形容詞，副詞		8	9	11	12	12
合計		120	120	120	120	120

表2　各単語リストの各行音の出現数

音の種類	単語リスト				
	A	B	C	D	E
母音計	44	47	43	44	44
カ行音計	65	68	66	66	66
ガ行音計	19	18	20	18	18
キャキュキョ，ギャギュギョ計	1	1	1	1	1
サ行音計	35	37	35	35	37
ザ行音計	10	10	11	11	10
シャシュショ，ジャジュジョ計	3	3	3	3	3
タ行音計	42	38	43	43	40
ダ行音計	13	13	12	12	13
チャチュチョ計	1	1	1	1	1
ナ行音計	23	23	24	24	24
ニャニュニョ計	1	1	1	1	1
ハ行音計	15	15	15	15	16
ヒャヒュヒョ計	1	1	1	1	1
パ行音計	7	7	7	7	7
バ行音計	16	15	15	15	16
ピャピュピョ，ビャビュビョ計	1	1	1	1	1
マ行音計	39	39	38	41	40
ミャミュミョ計	1	1	1	1	1
ヤ行音計	10	10	11	10	11
ラ行音計	42	40	40	40	40
リャリュリョ計	1	1	1	1	1
ワ	5	5	5	5	5
ン	25	25	24	24	24
合計	420	420	420	420	420

成る[注1]．また，表2に示したように，各行音の出現頻度もリスト間でほぼ同数になるように揃えた．この表から明らかなように，音の種類によって出現頻度は大きく異なる（母音，カ行音，サ行音，タ行音，マ行音，ラ行音の出現頻度が高く，拗音，濁音，半濁音，ヤ行音の出現頻度が低い）．こうした出現頻度の違いは，日常生活での各音の使用（出現）頻度の違いをかなりの程度反映していると考えられる．日常生活での使用（出現）頻度を全く考慮せず，検査音のすべてを画一的に1回ずつ検査する単音節明瞭度検査とくらべると，どちらが情報伝達性をより重視しているかは自明である．

3）検査手順

実施した検査の手順は以下の通りである．①大久保らの25音節リストと今回作成した5つの単語リストを構音障害患者10名（後述）に音読させ，録音した．音節リストを最初に，続いてA～Eの単語リストを音読させた．単語リストの提示順序は，患者ごとにランダムにした．しかし，各リストは120語という比較的多数の語から構成されていることから，系列効果の影響は少ないと考えられること，また，その都度各リスト内の語の提示順序をランダムにするのは臨床検査の手続きとしては煩雑であることから，同一リスト内での語の提示順序は一定にした．②録音したテープを5名の聴取者に聞かせ，日本語の音節として，また，意味のある単語として聞こえた通りに書き取らせた（アクセントの異なる語として書き取った場合は，正答とした）．正しく書き取られた音節数と単語数をリストの総音節数25ないし総単語数120で除し100を掛けたものを25音節明瞭度および単語明瞭度とした．聞きとりは，最初に音節リスト，ついで単語リストの順で行った．単語リストの聴取順序は，患者ごとにランダムにした．聞きとりは2ないし3回に分けて行い，原則として1週間以内に終了するようにした．③5名のうち上端と下端の2名の結果を除いた3名の明瞭度の平均値を25音節平均明瞭度および各リストの平均単語明瞭度とした（以下では，単に25音節明瞭度，単語明瞭度とする）．また，比較のために，上端と下端の2名と，残り3名のうちから無作意に選んだ1名を加えた3名の明瞭度の平均値も算出した．

なお，各患者から別に得られた発話資料（面接時の会話，長い文の音読，情景画の説明）をもとに，田口の評定尺度（1：誰が聞いても良く分かる，2：良く分かるが，時に分からない言葉がある，3：聞き手の方が話題を知っていればどうやら分かる，4：時折分かる言葉がある，5：全く分からない）を用いて，著者が会話明瞭度を評定した．

音節および単語はB4版のケント紙に10個ずつ大きめの字で手書きした．音節は，音読順序を示す番号の後に平仮名表記した．単語については，番号の後に平仮名表記し，その後の括弧内に表記可能な限り漢字表記した（付録の単語リスト参照）．最初に検査者が番号を読み上げ，引き続いて患者に音読させた．読み誤った場合は，正しく読めるまで読み直させた．アクセントを違えて読んだ場合は，訂正させなかった．原則

資　料

として，1～2日おいて2回に分けて音読させたが，患者によっては，5リスト全部を一度に読ませた．

4）発話資料を得た患者と聴取者

発話資料は，表3に示すように，構音障害の重症度が異なる運動障害性構音障害者と舌腫瘍による舌切除者各5名，計10名から得た．

聴取者は，横浜市総合リハビリテーションセンターの職員，研修生など，いずれも，言語治療士を除く50名である．1聴取者は1患者のみ評価した．聴取者の中10名に対しては，5リストの聴取終了後1ヵ月の時点で，5リスト中の1リストを再度聴取させ，結果を信頼性検討に用いた．

3．結　果

検査に要した時間は，1リスト当り，音読は10分程度，聴取は15～20分程度であった．

評定に当っての症例ごとの5つのリストの聞きとり順と各リストの平均単語明瞭度は，表4の通りである．この表から明らかなように，症例1と9を除くすべての症例に関して，聞きとり順が遅い場合が，早い場合にくらべて平均単語明瞭度はほぼ一貫して高い．こうした聞きとりの順序効果を考慮した分散分析の結果は，リストBとCの成績の差のみ5％水準で有意であった．

評定者間の評定の一致度（interjudge reliability）については，5名の評定者の中から無作為に選んだ2名の評定者の評定結果の相関を求めてみたが，$r=0.97$ときわめて高い値を得た．

表5は上端と下端の評定結果を除いた場合と含んだ場合の，3名の評定者の症例ごと，単語リストごとの平均単語明瞭度（％）の差（絶対値）を示したものである．この表から明らかなように，両者の差はきわめて小さい．

図1はリストAの単語明瞭度と25音節明瞭度の関係を示したものである（図中の点線は，回帰直線を表す）．両者にはある程度の関連性はあるが（$r=0.72$），単語明瞭度が40％以上でも25音節の明瞭度が20％前後あるいはそれ以下である場合が，10例中3例も認められる．他の単語リストでも同様の傾向が認められた．

図2はリストAの単語明瞭度と会話明瞭度の関係を示したものであり（図中の点線は，回帰直線），かなり高い逆相関を示している（$r=-0.92$）．すなわち，単語明瞭度が高いケースは会話明瞭度も高い．他の単語リストでも同様の傾向が認められた．

初回と2度目の検査成績の相関は $r=0.97$ ときわめて高く，テストの信頼性（intrajudge reliability）が高いことを表している．

4．考　察

1）単語明瞭度検査の信頼性，妥当性

5つのリストの平均単語明瞭度の差はリストBとC

表3　発話資料を得た患者の内訳

障害	ケース	性	年齢	原因疾患	発症からの経過月数	構音障害の重症度
運動障害性構音	1	女	43	脳梗塞	2	軽度
	2	女	54	脳腫瘍	11	軽度
	3	男	58	脳梗塞	10	中等度
	4	女	58	脳出血	15	中等度
	5	女	59	脳梗塞	3	重度
舌切除	6	女	59	舌腫瘍	3	軽度
	7	男	66	舌腫瘍	2	軽度
	8	男	47	舌腫瘍	5	中等度
	9	男	60	舌腫瘍	4	中等度～重度
	10	男	79	舌腫瘍	14	重度

表4　評定に当っての症例ごとの5つのリストの聞きとり順と各リストの平均単語明瞭度（％）

症例		単語リスト A	B	C	D	E
1	聞きとり順	2	4	5	1	3
	明瞭度	97.2	97.2	96.4	97.2	95.3
2	聞きとり順	5	3	1	2	4
	明瞭度	63.1	59.7	54.2	66.9	73.9
3	聞きとり順	1	2	3	4	5
	明瞭度	50.0	50.3	50.6	62.2	55.0
4	聞きとり順	3	5	4	1	2
	明瞭度	65.7	71.7	65.0	48.1	60.7
5	聞きとり順	5	2	3	4	1
	明瞭度	32.5	30.0	27.5	20.8	16.1
6	聞きとり順	1	4	3	2	5
	明瞭度	76.9	86.9	76.4	74.2	79.7
7	聞きとり順	3	5	1	4	2
	明瞭度	72.5	79.5	61.4	72.2	68.6
8	聞きとり順	2	3	1	5	4
	明瞭度	46.7	50.0	32.8	54.7	50.5
9	聞きとり順	1	2	4	3	5
	明瞭度	14.7	15.9	10.5	10.9	13.6
10	聞きとり順	4	2	3	1	5
	明瞭度	21.4	18.1	15.6	21.9	17.5
平均	聞きとり順	2.7	3.2	2.6	3.1	3.4
	明瞭度	53.9	55.9	49.1	52.8	53.3

資　料

表5 上限と下限の評定結果を除いた場合と含んだ場合の3人の評定者の症例ごと，単語リストごとの平均単語明瞭度（%）の差（絶対値）

症例	単語リスト	上限と下限の値を含む場合	含まない場合	差（絶対値）
1	A	97.8	97.2	0.6
	B	96.9	97.2	0.3
	C	96.7	96.4	0.3
	D	96.1	97.2	1.1
	E	95.3	95.0	0.4
2	A	62.8	63.1	0.3
	B	60.8	59.7	1.1
	C	55.3	54.2	1.1
	D	66.9	66.9	0.0
	E	73.6	73.9	0.3
3	A	48.6	50.0	1.4
	B	49.7	50.3	0.6
	C	50.0	50.6	0.6
	D	60.5	62.2	1.7
	E	57.2	55.0	2.2
4	A	61.4	65.9	4.5
	B	70.8	71.7	0.9
	C	64.4	65.0	0.6
	D	48.6	48.1	0.5
	E	56.7	60.7	4.0
5	A	34.2	32.5	1.7
	B	29.4	30.0	0.6
	C	26.9	27.5	0.6
	D	23.1	20.8	2.3
	E	16.4	16.1	0.3
6	A	77.5	76.9	0.6
	B	83.1	86.9	3.8
	C	75.8	76.4	0.6
	D	74.7	74.2	0.5
	E	78.6	79.7	1.1
7	A	73.1	72.5	0.6
	B	79.4	79.5	0.1
	C	61.9	61.4	0.5
	D	71.1	72.2	1.1
	E	68.9	68.6	0.3
8	A	45.6	46.7	1.1
	B	46.9	50.0	3.1
	C	33.6	32.8	0.8
	D	54.7	54.7	0.0
	E	53.6	50.5	3.1
9	A	16.9	14.7	2.2
	B	13.6	15.9	2.3
	C	13.1	10.5	2.6
	D	11.7	10.9	0.8
	E	14.7	13.6	1.1
10	A	23.9	21.4	2.5
	B	21.9	18.1	3.8
	C	16.7	15.6	1.1
	D	22.8	21.9	0.9
	E	17.2	17.5	0.3
			平均	1.1

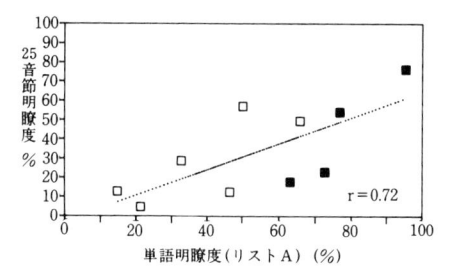

図1 単語明瞭度と25音節明瞭度の関係（■は会話明瞭度が1ないし2と判断された軽度構音障害者を示す）

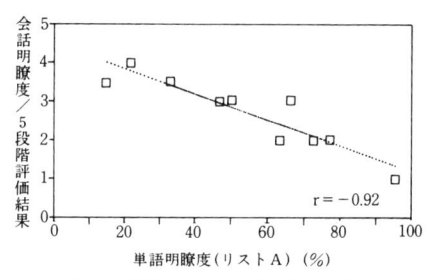

図2 単語明瞭度と会話明瞭度の関係

の間でのみ有意であるという結果は，リストB，Cを除いて，リストA，D，Eを平行テストとして使用することが妥当であることを示している．ただし，リストA，D，E間にも若干の差が生じているので，一定の間隔を置いて再検査する場合は，同じ聴取者を対象に同一リストを使うことが望ましい．

なお，通常，再検査は3ヵ月程度の間隔をおいて実施するので，同じ聴取者に同じ単語リストを用いても記憶の問題は生じない．しかし，1ヵ月程度の間隔で再検査する必要が生じた場合には，記憶の問題を避けるために，次善の策として，聞き手を変えた方が良い（表5が示すように，聞き手が変わっても3名の評定結果の平均を用いれば，一致した結果が得られるので）．

上端と下端の結果を除いた場合と含んだ場合の3名の評定者の平均単語明瞭度の差はきわめて小さいという結果は，評定者を5名用いて両極端の2名の結果を除くという手間のかかる方法を用いなくても，単純に3名の聴取者を用い平均値を算出すれば良いことを示している．臨床場面で言語治療士（または耳鼻科ないし口腔外科の医師）以外の聴取者を5名確保することは容易ではないので，この結果は本検査の使いやす

を高める上で意味がある. なお, 再検査法によって測定したテストの信頼性も高い.

単語明瞭度と 25 音節明瞭度を比較した結果は, 25 音節検査は明瞭度に関してかなり低い結果を出すというこれまでの観察結果をさらに裏付けた. 大久保ら[2]によれば, 25 音節リストは, ①舌切除術後の構音障害を起こしやすい語音を多く含んでいる, ②日常会話で用いられることの多い語音を多く含んでいる, ③25 音節リストと 100 音節リストによる発語明瞭度の相関が高い（相関係数＝0.98）ので, 舌切除者用の明瞭度検査として有用であるとのことであるが, 25 音節リスト検査は明瞭度判定用検査としては限界があることを示している.

単語明瞭度と会話明瞭度とが高い逆相関関係にあるという結果は, 単語明瞭度検査が, 患者の話し言葉の明瞭度の妥当な検査であることを示している. 別な言い方をすれば, 各患者の単語明瞭度は, 構音障害の重症度を良く反映しているといえる. しかも, 単語明瞭度検査は, 5 段階評定尺度を用いる会話明瞭度検査のように目が粗くないので, 訓練による明瞭度の変化も的確に捉えうるものと思われる. また, 今回発話資料を得た患者の中には構音障害が重度（会話明瞭度が 4：時折分かる言葉がある）の患者が 2 名含まれていたが, 彼らについても評定は可能であり, Yorkston と Beukelman[7]が重度患者について用いた方法（聞き手が複数の選択肢の中から該当すると判断した単語を選ぶ）をとる必要はないと考えられる. 会話明瞭度が 5（全く分からない）の場合は, 単語明瞭度も限りなく 0 ％に近くなるものと思われるが, その場合も, われわれの方法で評価できよう.

なお, 発話資料を得た 10 名の患者はすべて中学卒業以上の教育歴を有しており, 検査語の音読に全く支障はなかったが, 検査語は仮名書きしてあるため, 小学校卒業以下の患者でも問題ないと思われる. ただし, 仮名の読みに障害のある失書症を合併する運動障害性構音障害の場合は, この検査は使えない. 軽〜中等度の比較的純粋な発語失行例では検査可能である.

以上のことから, 本検査は, 脳血管障害や舌切除などによって生じるさまざまな重症度の構音障害を示す成人の発話明瞭度について, 妥当で客観的な指標を提供しうるとともに, テストの信頼性も高く簡便であることから, 臨床上, 有用であると考えられる.

2）**発話明瞭度と日常会話での情報伝達性との関係**

川口ら[3]は, 患者へのアンケート調査によって, 明瞭度と日常会話の関係を調べ, 25 音節リストによる発語明瞭度 80 ％以上を日常会話支障なし, 80〜60 ％を話しの内容がときどき伝わらないことがあるとしている. しかし, 今回発話資料を得た 10 名の患者のうち会話明瞭度が 1（誰が聞いても良く分かる）ないし 2（良く分かるが, 時に分からない言葉がある）と判断された, 日常コミュニケーション上あまり支障がないと思われる軽度構音障害の 4 名（図 1 中, ■で表してある）の 25 音節明瞭度は, 77.3 ％, 17.3 ％, 53.3 ％, 22.7 ％であり, 川口らの基準をほとんどが大きく下回った. こうした違いが生じた主な理由は明瞭度判定を行った聴取者の違いによるものと思われる. すなわち, 川口らの明瞭度判定は 5 人の習熟した聴取者（耳鼻咽喉科教室医局員）によって行われているのに対し, われわれの聴取者は言語障害者のスピーチを聞き慣れていない, いわばナイーブな人たちであった. 明瞭度判定の目的は, 患者の話し言葉が, 日常生活上, どの程度他者に伝わるかを客観的な指標で表すことにある. したがって, 判定者は言語障害者の話し言葉を聞き慣れた人以外であることが望ましい. 25 音節による方法では, そうした人々を対象に聞きとり検査を行うと結果が低く出すぎてしまい, この点でも問題である. ちなみに, 先に上げた 4 名の単語明瞭度は, 95.3 ％, 63.1 ％, 76.9 ％, 72.5 ％であった.

なお, 予備実験で言語治療士を対象に聞きとり検査を行ってみたが, 一貫して一般の聴取者よりも良い成績を示した.

鼻咽腔閉鎖機能不全の症例に軟口蓋挙上装置を適用し, 適用前後の話し言葉を調べた道ら[6]は, 日常会話についての聴覚印象が著しく改善しているのに 100 音節明瞭度の変化はほとんど得られない場合があると報告している. こうした報告も, 音節レベルの明瞭度と日常会話の明瞭度の間にはギャップがあることを示すものである.

今後, 単語明瞭度検査を用いてデータを収集すれば, 単語明瞭度が何 ％以上であれば, 日常生活で支障がないといった目安が立てられるようになると考えられる. いずれにしても, 患者の言葉が相手にいかに伝わるかを示す客観的指標としては, 音節（25 音節, 100 音節のいずれも）明瞭度よりも単語明瞭度の方がより望ましいと思われる.

なお, 5 段階尺度による会話明瞭度は, 熟練した言語治療士であれば簡単に判定できる上に, 患者の話し言葉が他者に了解される度合を大まかに示しうるので, 単語明瞭度検査とともに用いれば, 臨床上有用である. したがって, 臨床場面では, 単語明瞭度（ナイーブな聴取者による判定）と会話明瞭度（言語治療士による判定）を併用すると良いと思われる.

資　　料

本研究は，第1回言語障害臨床学術研究会で発表した．

文　　献

1) 伊藤元信，古川政樹：舌切除・再建術を受けた患者の発話明瞭度．音声言語医学，32：347-353，1991．
2) 大久保洋，他：舌癌治療後の構音機能．音声言語医学，26：236-244，1985．
3) 川口寿郎，他：25語音リストによる口腔癌術後の構音機能．音声言語医学，31：226-234，1990．
4) 田口恒夫：言語障害治療学．医学書院．p. 37, 1967．
5) 降矢宣成：言語障害の語音発語明瞭度（語明度）に関する研究．日耳鼻，61：1923-1948，1958．
6) 道　健一，他：後天性運動障害性構音障害に対する軟口蓋挙上装置（palatal lift prosthesis）の使用経験．音声言語医学，29：239-255，1988．
7) Yorkston, K. & Beukelman, D. R.：A clinician-judged technique for quantifying dysarthric speech based on single-word intelligibility. Journal of Communication Disorders, 13：15-31, 1980．

別刷請求先：〒222　横浜市港北区鳥山町1770
　　　　　　横浜市総合リハビリテーションセンター
　　　　　　機能訓練室　伊藤　元信

付録：単語明瞭度検査の手引と単語リスト（A，D，E）

1．検査の手引

単語リストA，D，Eのうちの一つを用いる（以下では，リストAを用いると仮定して説明する）．一定の間隔を置いて再評価する場合は，同じリストを用いること．小さな字では読みにくい患者もいるので，B4版くらいの大きさの紙に縦に10単語並ぶ程度の字の大きさにすると良い．番号の後に単語を平仮名表記し，括弧内に漢字表記する（後出の単語リスト参照）と誤読が少なくなる．

1）音読

患者にリストA①，A②，A③，A④の順に音読させる．各リストの間に若干の休憩を入れても良い．一度にすべて読ませても良いが，2回に分けても良い．すべて録音する．患者名，録音日の他に，リストA①，A②，A③，A④といったリスト名も録音しておく．

患者への教示「これから声を出して字を読んでいただきます．私が番号をいったら，読みはじめて下さい」

2）聞きとり

録音したテープを3名の聴取者に聞かせる．聴取者の条件は次の通り：①言語聴覚障害児者の言葉を聞き慣れていない，②年齢は18歳以上で，60歳未満である，③自身に言語聴覚障害がない，④学歴は，高校ないし専門学校卒業以上である．グループでも，1名ずつ個々に聞かせても良い．1単語ずつ聞かせ，書きとらせる．リストA①からA④までを続けて聞かせる．リストA②からは単語の長さが少し長くなる旨を伝える．再評価の場合は，できるだけ同じ聴取者を使う．

聴取者への教示「これから言語障害の患者さんの言葉をお聞かせします．単語を一つずつお聞かせしますので，聞こえた通りに書きとって下さい．私が番号をいった後で患者さんが読んでいます．すべて意味のある単語です．仮名と漢字のどちらで書いてもいいです．正確に聞きとれない場合，推測してもかまいません．同じ単語をもう一度聞きたい時は，おっしゃって下さい，テープを巻戻してお聞かせします．どうしても分からない時には，答えの欄にバツ印を付けて下さい．」

3）採点

①聴取者ごとに，刺激語通りに書きとられた（アクセントが異なる語として聞きとられた場合は，正しく書きとられたことにする）単語数を120で除し，100を掛けて，単語明瞭

資　　料

度を算出する．
②3名の単語明瞭度の平均値を算出する．この数値が，ある患者のリストAを使った時の単語明瞭度となる．記録表には，リストAを使用した旨を記載しておく．

2．単語リスト

リストA（①）
1)ねこ（描）　2)とち（土地）　3)ゆき（雪）　4)まえ（前）　5)りょひ（旅費）　6)くに（国）
7)かご（籠）　8)おる（折る）　9)ほん（本）　10)ぼく（僕）　11)ちか（地下）　12)きん（金）
13)しき（式）　14)そら（空）　15)かき（柿）　16)だん（段）　17)ビル　18)かさ（傘）
19)よむ（読む）　20)くち（口）　21)かど（角）　22)みず（水）　23)うた（歌）　24)いろ（色）
25)あじ（味）　26)かや（蚊帳）　27)きしゃ（汽車）　28)うく（浮く）　29)いす（椅子）　30)ピン

リストA（②）
1)でんわ（電話）　2)きもち（気持ち）　3)わかば（若葉）　4)かまど　5)あいて（相手）
6)むすめ（娘）　7)あつぎ（厚着）　8)へんろ（遍路）　9)さけび（叫び）　10)びょうぶ（屏風）
11)ポテト　12)みょうぎ（妙技）　13)のぼる（昇る）　14)りんご（林檎）　15)オペラ
16)だんさ（段差）　17)めかた（目方）　18)ばくふ（幕府）　19)やかん（夜間）
20)ゆにゅう（輸入）　21)パジャマ　22)かこむ（囲む）　23)パイプ　24)うわぎ（上着）
25)じしん（地震）　26)つくえ（机）　27)きつね（狐）　28)なみだ（涙）　29)はやさ（早さ）
30)しごと（仕事）

リストA（③）
1)ざるそば（ざる蕎麦）　2)ちゃぶだい（ちゃぶ台）　3)からたち　4)かいてん（開店）
5)のりまき（海苔巻）　6)ピストル　7)あいさつ（挨拶）　8)おしるこ（お汁粉）
9)しんじつ（真実）　10)はりがね（針金）　11)だいこん（大根）　12)おだてる
13)かいらん（回覧）　14)ほらふき（ほら吹き）　15)パラソル　16)うでまえ（腕前）
17)まんなか（まん中）　18)なれそめ（慣れ染め）　19)けんやく（倹約）　20)ひのまる（日の丸）
21)たべもの（食べ物）　22)かもしか　23)くさばな（草花）　24)まもなく（間もなく）
25)はんたい（反対）　26)そくたつ（速達）　27)ひゃくまん（百万）　28)はるまき（春巻）
29)まゆつば（眉つば）　30)とのさま（殿様）

リストA（④）
1)かぜぐすり（風邪薬）　2)ゆきだるま（雪だるま）　3)じょせいきん（助成金）
4)にわかあめ（にわか雨）　5)じびきあみ（地引き網）　6)やかましい　7)はなばたけ（花畑）
8)まどがらす（窓ガラス）　9)かたぐるま（肩車）　10)すなぼこり（砂ぼこり）
11)もめんいと（木綿糸）　12)ほんかいぎ（本会議）　13)ぬいぐるみ（縫いぐるみ）
14)さかなつり（魚釣り）　15)ランドセル　16)ほりごたつ（堀ごたつ）　17)かぞえうた（数え歌）
18)しんせかい（新世界）　19)オーケストラ　20)かたつむり（蝸牛）　21)きょくげいし（曲芸師）
22)とまりこみ（泊り込み）　23)ものがたり（物語）　24)ほしがれい（干しがれい）
25)ところてん　26)こぜにいれ（小銭入れ）　27)とりかえす（取り返す）
28)こわれもの（壊れ物）　29)みじんぎり（みじん切り）　30)ねがいさげ（願い下げ）

リストD（①）
1)たけ（竹）　2)つぼ（壺）　3)おく（奥）　4)いも（芋）　5)うつ（打つ）　6)むちゃ（無茶）
7)やま（山）　8)うし（牛）　9)ばつ（罰）　10)ゆみ（弓）　11)かべ（壁）　12)どて（土手）

資　　料

13) くる（来る）　14) スト　15) かお（顔）　16) げか（外科）　17) たき（滝）　18) とも（友）
19) ひく（引く）　20) ごみ　21) まど（窓）　22) なし（梨）　23) ぐち（愚痴）　24) ドア
25) ほす（干す）　26) かぎ（鍵）　27) やむ（止む）　28) しも（霜）　29) そん（損）
30) もる（漏る）

リストD（②）
1) せびろ（背広）　2) けいか（経過）　3) げんば（現場）　4) えらぶ（選ぶ）　5) さんぽ（散歩）
6) かたち（形）　7) みかた（味方）　8) しょめい（署名）　9) こぶた（子豚）　10) ぎもん（疑問）
11) ひだり（左）　12) おでん　13) かわる（変わる）　14) さかな（魚）　15) モデル
16) いなか（田舎）　17) ベンチ　18) めざし（目刺し）　19) ばすえ（場末）　20) ひかり（光）
21) かごめ　22) とだな（戸だな）　23) くすり（薬）　24) とどく（届く）　25) ピエロ
26) うごき（動き）　27) みょうが（茗荷）　28) ゆびわ（指輪）　29) さくら（桜）
30) こめる（込める）

リストD（③）
1) やきいも（焼芋）　2) のりしろ（糊しろ）　3) あめふり（雨降り）　4) もちつき（餅つき）
5) りゃくだつ（略奪）　6) ぬけあな（抜け穴）　7) はんぷく（反復）　8) かぞえる（数える）
9) みけねこ（三毛猫）　10) なりゆき（成行き）　11) うたごえ（歌声）　12) そんがい（損害）
13) おてだま（お手玉）　14) ガソリン　15) にゅうきん（入金）　16) よんひゃく（四百）
17) にわさき（庭先）　18) れんらく（連絡）　19) かいがら（貝殻）　20) うたいて（歌い手）
21) ペリカン　22) せいじゅん（清純）　23) うらみち（裏道）　24) はしおき（箸置き）
25) かんびょう（看病）　26) きんにく（筋肉）　27) みつばち（蜜蜂）　28) さんぱつ（散髪）
29) まるやけ（丸焼け）　30) おさめる（治める）

リストD（④）
1) なつみかん（夏みかん）　2) はずかしい（恥ずかしい）　3) なきどころ（泣きどころ）
4) くびかざり（首飾り）　5) にかいせき（二階席）　6) のりごこち（乗り心地）　7) プレゼント
8) まちはずれ（町はずれ）　9) らくいんきょ（楽隠居）　10) あらいぐま（洗い熊）
11) のこりもの（残り物）　12) ひるやすみ（昼休み）　13) かいばしら（貝柱）
14) えんのした（縁の下）　15) つなわたり（綱渡り）　16) さつまいも（薩摩芋）
17) はつぶたい（初舞台）　18) おぜんふき（お膳拭き）　19) すきまかぜ（すきま風）
20) せんたくき（洗濯機）　21) にくやさい（肉野菜）　22) かぶとむし（甲虫）
23) しゃくのたね（しゃくの種）　24) むなさわぎ（胸騒ぎ）　25) はりしごと（針仕事）
26) もみじがり（紅葉狩り）　27) みずすまし（水すまし）　28) だいじけん（大事件）
29) ヘリコプター　30) ひなまつり（ひな祭）

リストE（①）
1) あし（足）　2) かげ（陰）　3) なぞ（謎）　4) くま（熊）　5) かす（貸す）　6) もみ（籾）
7) わに（鰐）　8) ちえ（知恵）　9) した（下）　10) しゅみ（趣味）　11) ざる　12) うき（浮き）
13) とい（問い）　14) のる（乗る）　15) あみ（網）　16) なす（茄）　17) ふた（蓋）　18) こえ（声）
19) くさ（草）　20) でし（弟子）　21) バラ　22) みそ（味噌）　23) ほね（骨）　24) もん（門）
25) まる（丸）　26) はす（蓮）　27) ペン　28) えび（海老）　29) にじ（虹）　30) だれ（誰）

リストE（②）
1) ざせき（座席）　2) りゃくが（略画）　3) むかし（昔）　4) あずき（小豆）　5) ひよこ

資料

6)かぐら（神楽）　7)きかい（器械）　8)くさり（鎖）　9)かぶと（甲）　10)しみん（市民）
11)みがら（身柄）　12)テント　13)はかせ（博士）　14)たから（宝）　15)ほかく（捕獲）
16)だるい　17)うわさ（噂）　18)たがく（多額）　19)ぎろん（議論）　20)せなか（背中）
21)さぐる（探る）　22)きにゅう（記入）　23)はへん（破片）　24)にもつ（荷物）
25)ざらめ（粗目）　26)きほん（基本）　27)みょうじ（名字）　28)きんぎょ（金魚）
29)ねがい（願い）　30)こども（子供）

リストE（③）
1)てんぷら　2)たんさく（探索）　3)そよかぜ（そよ風）　4)かんさい（関西）　5)のこぎり（鋸）
6)がんぺき（岸壁）　7)やきのり（焼き海苔）　8)びょうにん（病人）　9)ちょすいち（貯水池）
10)ないかく（内閣）　11)いせえび（伊勢海老）　12)ぬかみそ（糠味噌）　13)えんぴつ（鉛筆）
14)メキシコ　15)とくべつ（特別）　16)とこのま（床の間）　17)みとめる（認める）
18)まちかど（街角）　19)くちべに（口紅）　20)たらちり（鱈ちり）　21)おさない（幼い）
22)ゆたんぽ（湯たんぽ）　23)えんかい（宴会）　24)はらまき（腹巻）　25)オルガン
26)たれまく（垂れ幕）　27)むらびと（村人）　28)うきよえ（浮世絵）　29)ひゃくえん（百円）
30)かまぼこ（蒲鉾）

リストE（④）
1)むしめがね（虫メガネ）　2)もらいもの（貰い物）　3)とまりがけ（泊まりがけ）
4)ばらのはな（バラの花）　5)アルバイト　6)はつひので（初日の出）
7)あばらぼね（あばら骨）　8)さんじょきん（賛助金）　9)うきしずみ（浮き沈み）
10)よだれかけ（よだれ掛け）　11)わるだくみ（悪巧み）　12)たけとんぼ（竹とんぼ）
13)むらやくば（村役場）　14)はやがてん（早合点）　15)すばらしい（素晴らしい）
16)ともだおれ（共倒れ）　17)だいどころ（台所）　18)こもりうた（子守歌）
19)せんすいふ（潜水夫）　20)パイナップル　21)たすけあい（助け合い）
22)ちからこぶ（力こぶ）　23)たまごやき（卵焼き）　24)てんしゅかく（天守閣）
25)さくらもち（桜餅）　26)なわばしご（縄梯子）　27)おきごたつ（置き炬燵）
28)いしだたみ（石畳）　29)すみだわら（炭俵）　30)おやしらず（親知らず）

資 料

原 著

単語明瞭度検査の感度

伊藤　元信

　要　約：単語明瞭度検査が，訓練による発話明瞭度の変化を的確に捉えうるか否かを調べた．17例の成人構音障害者を対象に単語明瞭度検査を訓練開始時と訓練後に実施し，音節明瞭度検査，会話明瞭度評価，音節復唱構音検査の結果と比較した．その結果，単語明瞭度検査は発話明瞭度の変化を敏感に捉えうることが確かめられた．なお，会話明瞭度評価は5段階尺度の場合は感度が低いが，中間点の評価を含めた9段階尺度として用いると感度が上がることが観察された．

　索引用語：単語明瞭度検査の感度，成人構音障害，構音障害の改善

The Sensitivity of Single-Word Intelligibility Test

Motonobu Itoh

　Abstract: It was examined whether the single-word intelligibility test was able to catch the change of speech intelligibility by training in adequacy. Before and after training, the single-word intelligibility test was executed for 17 adults with ariticulation disorders and the result was compared with those of the syllable intelligibility test, speech intelligibility evaluation and syllable articulation test. As a result, the single-word intelligibility test was confirmed to be able to sensibly catch the change of speech intelligibility. It was also found that the sensitivity of the speech intelligibility evaluation of five step was low but if it were used as a nine step method including the evaluation of the middle points, the sensitivity would increase.

　Key words: single-word intelligibility test, adult articulation disorder, improvement of articulation disorder

I. はじめに

　われわれは，成人構音障害者用の単語明瞭度検査を作成し，検査の妥当性，信頼性などを検討し，発表した(伊藤，1991；伊藤，1992)．構音障害の重症度が異なるマヒ性(運動障害性)構音障害者と舌腫瘍による舌切除者から得られた発話資料を用いて，施設職員などを対象とした聴取実験を行った結果，本検査は成人の構音障害者の発話明瞭度について，妥当で客観的な指標を提供しうるとともに，テストの信頼性も高く簡便であり，臨床上有用な道具になりうると考えられた．

　今回は，単語明瞭度検査が，訓練前後の明瞭度の変化を的確に捉えうるか否かについて検討を加えたので，結果を報告する．

横浜市総合リハビリテーションセンター機能訓練室：〒222　横浜市港北区鳥山町1770
Yokohama Rehabilitation Center : 1770 Toriyama-cho, Kohoku-ku, Yokohama-shi 222
原稿受理：1993年2月17日

資　料

II. 方　法

1. 対象

1988年11月から1992年7月までの間に横浜市総合リハビリテーションセンター（以下，リハセンターと略す）を受診し，筆者が担当した症例のうち，構音訓練を行い，訓練開始時と訓練後に単語明瞭度検査，音節明瞭度検査，音節復唱構音検査を実施できた17例の構音障害患者である．これらの対象者の内訳は表1の通りである．この表から明らかなように，原因疾患，構音障害の種類，年齢，発症からの経過月数，訓練月数，訓練開始時の構音障害の重症度に関して，多様な症例が含まれている．

2. 評価方法

用いた評価方法の内容は，下記の通りである．

単語明瞭度検査：単語明瞭度検査（伊藤，1992）のリストA，D，Eのうちの一つ[注1]を患者に音読させオーディオカセットテープに録音したものを，3名一組の聴取者（言語治療士を除く，リハセンター職員，見学者，研修生など）に聞かせ，聞えた通りに書き取らせた．正しく聞き取られた単語数の割合の平均値を単語明瞭度とした．なお，採用した聴取者の条件は次の通りである：①言語聴覚障害者の言葉を聞き慣れていない，②年齢は18歳以上で，60歳未満である，③自身に言語聴覚障害がない，④学歴は高校ないし専門学校卒業以上である．

音節明瞭度検査：ランダムに配列した日本語100音節リストないし大久保ら（1985）の25音節リストを患者に音読させオーディオカセットテープに録音したものを，音節明瞭度検査と同じ聴取者に聞かせ，聞こえた通りに書き取らせ，正しく聞き取られた音節数の割合の平均値を音節明瞭度とした．

単語明瞭度検査と音節明瞭度検査の聴取者は合計72名で，このうち，9名が同じ症例の訓練開始時と訓練後の発話のサンプルを1回ずつ計2回評価し，残りの63名は1症例の訓練開始時もしくは訓練後の発話サンプルを1回だけ評価した．

音節復唱構音検査：所定の検査手続き（福迫他，1986）に従って，日本語の100音節の構音について，復唱形式で筆者が評価し，正答率を算出した．

会話明瞭度評価：筆者と患者の対話の一部（30秒前後）と物語文「北風と太陽」の音読の冒頭の一部（30秒前後）[注2]を患者が音読したものをオーディオカセットテープに録音した．17例の訓練開始時と訓練後のス

表1　発話資料を得た症例の内訳

症例	原因疾患	障害	性別	年齢	発症からの経過月数	訓練月数	訓練開始時の構音障害の重症度
1	脳梗塞	マヒ構	男	58	7	3	中等度
2	脳梗塞	マヒ構	女	59	12	3	重度
3	脳梗塞	マヒ構	男	61	3	3	中等度
4	脳出血	マヒ構	男	55	18	5	軽度
5	脳梗塞	マヒ構	男	53	3	3	軽度〜中等度
6	脳梗塞	発語失行	男	51	6	20	中等度
7	脳梗塞	発語失行	男	59	13	12	中等度
8	熱性痙攣	マヒ構	男	17	192	0.25	中等度
9	口蓋裂	口蓋裂	男	28	336	18	中等度
10	舌腫瘍	舌切除	男	62	15	3	軽度〜中等度
11	舌腫瘍	舌切除	男	55	13	3	中等度〜重度
12	舌腫瘍	舌切除	女	60	11	1	軽度〜中等度
13	舌腫瘍	舌切除	女	59	9	2	軽度〜中等度
14	舌腫瘍	舌切除	男	47	5	1	中等度
15	舌腫瘍	舌切除	男	50	23	2	重度
16	舌腫瘍	舌切除	男	66	2	1	中等度
17	舌腫瘍	舌切除	男	60	4	3	重度

[注1] 一部の症例には，A，D，Eリスト開発以前に作成した試案リストを用いた．
[注2] 1例だけ，物語文の音読のスピーチサンプルの代わりに，老研版失語症鑑別診断検査の「情景画の説明」の録音の一部（30秒程度）を評価に用いた．

資　料

ピーチサンプル計34個をランダムに配列し編集したものを，会話明瞭度評価の経験のある3名の言語治療士（筆者は含まない）が5段階評価（1：誰が聞いても良く分かる，2：良く分かるが，ときに分からない言葉がある，3：聞き手の方が話題を知っていればどうやら分かる，4：時折分かる言葉がある，5：全く分からない）した．その際，5段階評価に加えて，中間点評価を含む9段階評価も二次的に行った．すなわち，たとえば「3」と「4」の中間に位置すると考えられる場合，「3」「4」のどちらかを選んだ後に，備考欄に「3.5」と記載する．以下では，前者を会話明瞭度評価①，後者を会話明瞭度評価②とする．3名の評価結果が一致しない場合は，一致した2名の結果を採用し，3名の評価結果がすべて異なる場合は中間の評価結果を採用した．すなわち，ある症例の発話サンプルに関して3名の評価者が「1」「2」「3」と評価した場合，「2」を採用した．なお，評価の再現性を検討するため，34サンプルのうち任意に選んだ10サンプルについて，3名の評定者が1週間の間隔をおいて2度評価した．

III. 結　果

1. 会話明瞭度評価の評価者間の一致度と評価の再現性

会話明瞭度の評価者間の一致度をみるため，3名の評価者のうち，2名ずつの評価結果の相関を求め，それらの平均値を算出した．また，3者の評価がどう一致するか，しないかも調べた．その結果，表2に示すように，会話明瞭度評価①②とも評価結果の相関（ス

表2　会話明瞭度評価の一致度

会話明瞭度評価①
　評価結果の相関　r=0.53
　　3者の評価が一致：7サンプル（21％）
　　2者の評価が一致：26サンプル（76％）
　　3者の評価が不一致：1サンプル（3％）
会話明瞭度評価②
　評価結果の相関　r=0.64
　　3者の評価が一致：3サンプル（9％）
　　2者の評価が一致：24サンプル（71％）
　　3者の評価が不一致：7サンプル（20％）

表3　各症例の訓練前後の単語明瞭度（％），音節明瞭度（％），会話明瞭度①（5段階評定），会話明瞭度②（5段階評定）および音節復唱構音検査正答率（％）

症例	単語明瞭度		音節明瞭度		会話明瞭度①		会話明瞭度②		音節構音正答率	
	前	後	前	後	前	後	前	後	前	後
1	40.3	48.0	32.0	56.8	3	3	3.5	2.5	91	100
2	17.2	54.3	34.7	34.7	5	3	5	3.5	16	78
3	15.8	48.9	24.0	33.3	3	3	3	2.5	62	100
4	97.2	92.9	90.7	70.7	1	1	1.5	1	97	100
5	80.6	91.1	49.3	66.7	2	2	2	2.5	89	99
6	60.3	89.7	59.7*	62.0*	2	1	2	1	64	93
7	49.4	69.4	29.3	41.3	3	3	2.5	2	42	87
8	48.1	73.6	40.0	40.0	3	2	2.5	1.5	60	93
9	55.0	76.7	29.3	41.3	3	3	3	3	58	60
10	59.2	65.0	30.7*	35.3*	2	2	2	2	72	74
11	26.4	45.0	19.3*	30.7*	4	3	3.5	3	39	42
12	55.3	74.4	40.0*	50.0*	2	2	2.5	2	83	90
13	63.1	52.5	9.3	12.0	2	2	2.5	2	50	87
14	37.5	39.7	10.7	12.0	3	3	3	3	35	46
15	14.5	33.9	20.0	12.0	5	4	4.5	4	25	85
16	64.7	79.7	17.3	40.0	3	2	2.5	2	85	93
17	14.4	15.8	13.3	2.7	5	4	4.5	4.5	71	65

実線のアンダーラインを引いてある箇所は，訓練後に明瞭度ないし正答率の有意な上昇が認められたか，会話明瞭度のランクが上昇したことを示す．点線のアンダーラインを引いてある箇所は，訓練後に明瞭度の有意な低下が認められたことを示す．音節明瞭度に付けてある「*」は100音節リストを使用したことを示し，無印は25音節リストを用いたことを示す．

資　料

表4　5種類の評価法により確認された17例中の「改善」,「低下」,「不変」症例の数と割合

	単語明瞭度	音節明瞭度	会話明瞭度①	会話明瞭度②	音節構音正答率
改善	12名（70％）	7名（41％）	5名（29％）	13名（76％）	12名（70％）
低下	1名（6％）	2名（12％）	……	……	……
不変	4名（24％）	8名（47％）	12名（71％）	4名（24％）	5名（30％）

表5　5種類の評価結果の相関

	単語明瞭度	音節明瞭度	会話明瞭度①	会話明瞭度②	音節構音正答率
単語明瞭度		……	……	……	……
音節明瞭度	0.73*		……	……	……
会話明瞭度①	−0.78	−0.56		……	……
会話明瞭度②	−0.76	−0.57	0.82		……
音節構音正答率	0.63*	0.51*	−0.56	−0.60	

＊印：ピアソン積率相関係数
無印：スピアマン順位相関係数

ペアマン順位相関）は比較的高く，評価者間の一致度も良好である．

なお，10サンプルについての1週間を置いた2回の評価結果の相関（スピアマン順位相関）は，5段階尺度評価では $r = 0.77$，中間点評価を含む評価方法では $r = 0.80$ であり，十分な再現性があることを示している．

2．訓練前後の単語明瞭度検査，音節明瞭度検査，会話明瞭度評価，音節復唱構音検査成績

表3は，各症例の訓練開始時と訓練後の単語明瞭度，音節明瞭度，会話明瞭度①②および音節復唱構音検査の正答率（表中では，音節構音正答率としてある．表4，表5でも同じ）を示してある．音節明瞭度のうち「＊」を付けたものは100音節リストを使用してあり，無印のものは25音節リストを使用してある．実線のアンダーラインを引いてある箇所は，訓練後に明瞭度が有意に上昇したか，会話明瞭度のランクが変化したことを示している．一方，点線のアンダーラインを引いてある箇所は，訓練後に明瞭度が有意に低下したことを示している．なお，単語明瞭度と音節明瞭度の有意差検定はMann-Whitney U testにより行い，音節復唱構音検査の正答率の有意差検定は，比の差のテストあるいはMcNemarの検定法により行った．

表4は，17例中，それぞれの評価法で訓練開始時と訓練後で成績が有意に上昇した（改善），有意に低下した（低下），変わらない（不変）症例数と割合を示してある．

表3と表4から，単語明瞭度，会話明瞭度②および音節復唱構音検査の正答率の改善度が，音節明瞭度と会話明瞭度①の改善度にくらべて明らかに高いことがわかる．

3．単語明瞭度，会話明瞭度①②，音節明瞭度および音節復唱構音検査正答率の相関

表5は，単語明瞭度，会話明瞭度①②，音節明瞭度および音節復唱構音検査正答率の間の相関を示したものである．なお，相関係数を算出するに当たっては，訓練開始時と訓練後の成績をそれぞれ1データとして扱った．この表に示した相関はすべて1％水準で有意である．この表から，会話明瞭度①と②の相関は当然なことながらきわめて高いこと，ほかの組み合せのなかでは，単語明瞭度と会話明瞭度①②との相関が高いこと，音節明瞭度と音節復唱構音検査正答率との相関が意外に低いことが分かる．

4．訓練後の単語明瞭度の変化と会話明瞭度の変化の関係

図1は，17例の訓練前後の単語明瞭度の変化と会話明瞭度②の変化の関係を示したものである．図中の●は訓練開始時，▲は訓練後の成績を示し，実線は単語明瞭度の訓練前後の差が有意な場合，点線は単語明瞭度の訓練前後の差が有意でない場合をそれぞれ表している．この図から明らかなように，単語明瞭度の改善と会話明瞭度の改善が比較的良く対応している．すなわち，訓練後に単語明瞭度が有意に改善するとともに会話明瞭度も改善した症例は17例中10例認められ，会話明瞭度が改善したにもかかわらず単語明瞭度の有意な改善が得られなかった症例はわずかに3例であ

資　　料

る．

5．訓練後の音節明瞭度の変化と会話明瞭度の変化の関係

図2は，17例の訓練前後の音節明瞭度の変化と会話明瞭度②の変化の関係を示したものである．図中の●は訓練開始時，▲は訓練後の成績を示し，実線は音節明瞭度の訓練前後の差が有意な場合，点線は音節明瞭度の訓練前後の差が有意でない場合をそれぞれ表している．この図から，単語明瞭度にくらべて，音節明瞭度の改善は会話明瞭度の改善との対応が低いことがわかる．すなわち，訓練後に音節明瞭度が有意に改善し，かつ，会話明瞭度も改善した症例は17例中5例のみであり，会話明瞭度が改善したにもかかわらず音節明瞭度の有意な改善が得られなかった症例が8例にも上っている．

IV．考　　察

1．会話明瞭度評価について

会話明瞭度評価の3人の評価者間の評価結果の相関は，5段階尺度を用いた場合は$r=0.53$，中間的な段階評価も含めた場合は$r=0.64$であった．また，3人のうち少なくとも2人以上の評価結果が一致した割合は前者では97％，後者でも80％に上った．この結果は，会話明瞭度評価に関して経験のある言語治療士の間では一致度の高い評価結果が得られるであろうという予想を支持するものである．また，評価の再現性が高いことも予想通りである．なお，今回は便宜上，発話サンプルを1分程度の短いものに限ったが，実際の臨床場面ではより長い発話サンプルをもとに評価するので，評価者の間の評価の一致度と評価の再現性はさらに高まるものと考えられる．

なお，表3と表4に示した結果から，5段階尺度による方法と，中間点の評価を含む方法では，明らかに後者の方が感度が高いことがわかる．したがって，臨床場面では，該当するものについては，「3」と「4」の間といった中間点評価を行うことが望ましい．

2．単語明瞭度検査の感度について

単語明瞭度検査では17例中12例（70％）の患者が訓練後の明瞭度の有意な上昇を示したのに対して，音節明瞭度検査ではわずかに7例（41％）の患者が明瞭度の有意な上昇を示すにとどまった．また，単語明瞭度の改善と会話明瞭度②の改善が良く対応していることが観察された．これらの結果は，単語明瞭度検査は，音節明瞭度検査にくらべて，発話明瞭度の変化をより敏感に捉えうることを示唆している．

道ら（1988）は鼻咽腔閉鎖機能不全の症例に軟口蓋挙上装置を適用し，適用前後の発話明瞭度を100音節リスト検査により調べた．その結果，日常会話についての聴覚印象は著しく改善しているにもかかわらず，100音節明瞭度の変化はほとんど得られなかったと報告している．こうした報告も，音節明瞭度検査は明瞭度の変化に対して感度が低いことを示すものである．

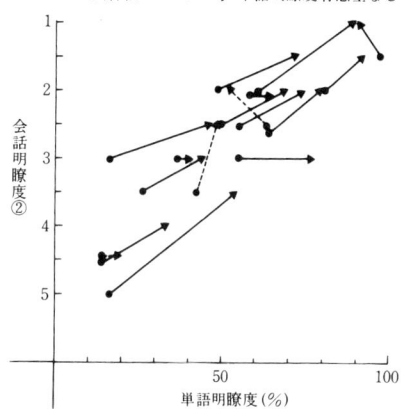

図1　各症例の訓練前後の単語明瞭度と会話明瞭度②の変化

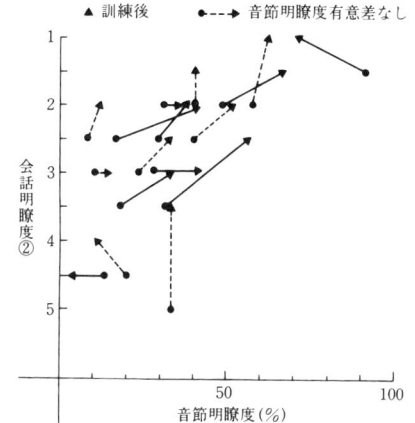

図2　各症例の訓練前後の音節明瞭度と会話明瞭度②の変化

資　　料

単語明瞭度と会話明瞭度②が訓練後有意に改善した症例の数は，ほぼ同数の12例と13例である．しかし，表6が示すように，2種の評価法で共通して有意な改善が確認されたのは〇印を付けた10例であり，症例1，4，9，10，13では2種の評価法の片方でのみ有意な改善が認められた．この結果は，単語明瞭度検査の感度は，会話明瞭度評価（中間点評価方式）の感度とほぼ同程度であるが，2つの方法が評価する側面が多少異なっていることを示唆している．

3．音節復唱構音検査の成績と明瞭度検査の成績の関係

音節復唱構音検査の正答率と各種の明瞭度との間にはある程度の相関が認められたが，相関の程度は予想よりも低かった．なかでも，音節復唱構音検査の正答率と音節明瞭度との相関は $r = 0.51$ と最も低かった．こうした相関の低さは，音節明瞭度検査では17例中13例については25音節リストを用いたこと，また，今回の明瞭度検査は音読形式，音節復唱構音検査は復唱形式をとったことによるためかもしれない．

さらに，音節明瞭度検査はナイーブな聴取者が行い，構音検査は言語治療士が行ったことにより，相関が低く出たとも考えられる．

音節復唱構音検査上の改善と単語明瞭度の改善は比較的良く対応していたが，症例によっては，構音の改善が認められたにもかかわらず，単語明瞭度の改善が生じなかったり，逆に構音の改善が認められないにもかかわらず，単語明瞭度が改善した．そうした症例では，明瞭度の改善には構音機能以外の要因，たとえば発話速度が関与していることが推測される．

V．おわりに

今回の検討で，単語明瞭度検査は，発話明瞭度の変化を敏感に捉えうることが確かめられた．また，5段階尺度による会話明瞭度評価法の感度は低いが，中間点の評価を含めた，事実上の9段階尺度として用いると感度が上がることが観察された．さらに，単語明瞭度検査と会話明瞭度評価②の感度はほぼ同じ程度であるが，二つの方法が評価する側面が多少異なっていることが示唆された．最後に，単語明瞭度検査上での改善は音節復唱構音検査上での改善と比較的良く対応していたが，対応しない症例では，明瞭度の改善には構音機能以外の要因が寄与していることが推察された．

会話明瞭度評価にご協力頂いた，横浜市総合リハビリテーションセンターの言語治療士の吉野真理子さん，大沢富美子さん，飯塚直美さんに感謝致します．

表6　各症例の訓練前後の単語明瞭度（％）と会話明瞭度②の変化．右上りの実線は有意な改善，右下りの点線は有意な低下，高さの変化のない横の点線は不変を，それぞれ示す．

症例	単語明瞭度	会話明瞭度②
1	----→	↗
②	↗	↗
③	↗	↗
4	--↘	↗
⑤	↗	↗
⑥	↗	↗
⑦	↗	↗
⑧	↗	↗
9	↗	----→
10	↗	----→
⑪	↗	↗
⑫	↗	↗
13	----→	↗
14	----→	----→
⑮	↗	↗
⑯	↗	↗
17	----→	----→

本研究は，第2回言語障害臨床学術研究会で発表した．

文　献

1) 伊藤元信，吉川政樹：舌切除・再建術を受けた患者の発話明瞭度．音声言語医学，32：347-353，1991．
2) 伊藤元信：成人構音障害者用単語明瞭度検査の作成，第1回言語障害臨床学術研究会発表論文集，pp. 129-147，1991．
3) 伊藤元信：成人構音障害者用単語明瞭度検査の作成，音声言語医学，33：227-236，1992．

4) 大久保洋, 他：舌癌治療後の構音機能. 音声言語医学, 26：236-244, 1985.
5) 道 健一, 他：後天性運動障害性構音障害に対する軟口蓋挙上装置 (palatal lift prosthesis) の使用経験. 音声言語医学, 29：239-255, 1988.
6) 福迫陽子, 他編：言語治療マニュアル, 医歯薬出版, p. 102, 1986.

別刷請求先：〒222 横浜市港北区鳥山町1770
　　　　　　横浜市総合リハビリテーションセンター
　　　　　　機能訓練室　伊藤元信

資料

原著

失語症患者の聴覚的理解障害の改善訓練
――単一被験者治療実験法による検討――

伊藤 元信[1]，大澤富美子[2]，飯塚 直美[3]

要約：25歳男性，脳外傷，左側頭葉損傷，失語（非典型，中等度），発症後23ヵ月経過の患者に対して，単一被験者治療実験法の交互訓練デザインに従って，聴覚的理解障害の改善訓練を行い，2種類の技法の訓練効果を比較した．第1期では口頭指示を繰り返し与えて，コップやハサミなどの日常物品を操作させる訓練と，口頭指示を与えることに加えて指示内容を書いた文を提示し物品を操作させる訓練を行った．その結果，前者の訓練の方がより有効であった．しかし，訓練効果の般化は生じなかったため，第2期の訓練を追加した．第2期では，口頭指示を繰り返し与えて，色，大きさ，形の異なるトークン（厚紙の札）を操作させる訓練と，口頭指示を与えながら指示内容を書いた文を提示しトークンを操作させる訓練を行った．その結果，第2期では前者の訓練の方が有効であり，かつ，訓練効果の般化も認められた．さらに，訓練終了後2ヵ月経過した時点での再評価の結果，訓練効果の持続が確かめられた．

索引用語：失語症の聴覚的理解障害，言語訓練，単一被験者治療実験法

Comparison of Intervention Techniques for Auditory Comprehension Deficit in Aphasia
――An Investigation by Single-Subject Experimental Design――

Motonobu Itoh[1], Fumiko Osawa[2], Naomi Iizuka[3]

Abstract: The purpose of this study was to investigate the effectiveness of intervention techniques for auditory comprehension deficit seen in aphasic patients.

The subject was a 25-year-old head-injured (left temporal lobe) male with moderate aphasia.

Utilizing a single-subject experimental design called "alternating treatments", two treatment techniques were compared in each of two phases. In the first phase, object manipulation of an oral instruction by repeated auditory stimuli and a similar manipulation task using a combination of a single auditory stimulus and a visual stimulus of a written instruction were provided. Results indicated that the former technique was more effective

---

[1] 国際医療福祉大学：〒324 栃木県大田原市北金丸2600-1
[2] 日本大学医学部耳鼻咽喉科学教室：〒173 東京都板橋区大谷口上町30-1
[3] 横浜市北部地域療育センター：〒226 横浜市都筑区葛が谷16-3
[1] Intenationl University of Health and Welfore : 2600-1 Kita kanemaru, Ohtawara-shi, Tochigi 324
[2] Department of Otorhinolaryngology, Nihon University, School of Medicine : 30-1 Oyaguchi-kamimachi, Itabashi-ku, Tokyo 173
[3] Yokohama North-area Habilitation Center for Children : 16-3 Kuzugaya, Tsuzuki-ku, Yokohama-shi, Kanagana 226
原稿受理：1994年4月15日

than the latter although no generalization was seen.

In the second phase, changing the objects to tokens, similar manipulation tasks were performed under the same two stimulus conditions. Like the first experiment. results indicated that the task under repeated auditory stimuli was more effective than the other : some generalization occurred.

Re-evaluation carried out two months after the treatment revealed that the subject retained the improved auditory comprehension.

Key words : auditory comprehension deficit in aphasia, language therapy, single-subject experimental design

I. はじめに

失語症者の聴覚的理解障害改善のための言語訓練技法はいろいろ開発されているが,それらの有効性を実験的に確かめた報告は少ない(Burger ら[1], Burger & Wertz[2]).

笹沼[6]も指摘しているとおり,脳損傷による聴覚的理解面の症状はきわめて多彩であり,その障害構造の十分な把握は容易ではない.

こうした状況下では,失語症の聴覚的理解障害そのものを解明するための研究(たとえば,藤田ら[3],藤田[5],吉岡[10])を行うことの重要性は指摘するまでもないが,同時に,特定の訓練技法を用いた訓練を実施して,その効果を検討する研究(たとえば,Burger ら[1],Burger & Wertz[2])も不可欠である.

われわれは後者の種類の研究の一環として,文レベルの聴覚的理解障害改善のためには,強力な聴覚刺激を与えることと,聴覚刺激を補うための視覚刺激を併用することとのどちらがより有効であるかを単一被験者治療実験法を用いて検討したので,その結果を報告する.

II. 方 法

1. 対 象

25歳男性,脳外傷(1991年2月22日受傷,建築現場で10mの高さから落下),左側頭葉損傷(CTでは,左側頭葉の内側面と外表面および左側脳室外側に低吸収域)(図1),失語(非典型,中等度),右片まひ(軽度).左視力障害(失明),右難聴(純音気導平均聴力右:70dB,左:29dB).これらの障害は,すべて受傷後出現した.その他,神経心理学的所見なし.

発症後9ヵ月の時点で横浜市総合リハビリテーションセンターを受診した.刺激法とPACEを中心とした訓練,およびパソコンによる聴覚的把持訓練を14ヵ月間実施した.

図2は訓練開始時と1年後の時点で実施した老研版失語症鑑別診断検査の成績である.鎖線で示した1年後の成績をみると,聞く,読んで理解する,音読する,話す,書くといった言語機能の改善が顕著である.しかし,聞く過程では,聴覚的認知・把持検査の成績は大幅に上昇したが,「指示に従う」検査では,訓練開始時も1年間の訓練後も10問すべて誤っている.

次に,図3は単一被験者治療実験法による訓練以前の本症例のトークンテストの成績の推移を示したものである(成績は比較しやすいため,粗点をパーセントに換算して示してある).このグラフから,成績の変動はあるが,発症後9ヵ月の時点すなわち訓練開始時の成績と比べると,1年間訓練した発症後21ヵ月の時点での成績は20%くらい上昇しているが60%前後にとどまり,ややプラトー状態である.

このような訓練後1年間の検査成績から,聴覚的理解力の問題がクローズアップされた.このため聴覚的理解力を改善するための実験的な訓練を計画し実施した.

2. 訓練方法・スケジュール・評価法

発症後23ヵ月の時点で本訓練を開始した.2期に渡って訓練を行った.当初は第1期の訓練のみ計画した

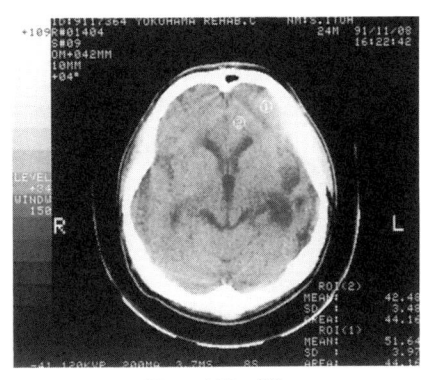

図1 症例のCT

資　料

図2　初回検査時と通常の訓練1年後の老研版失語症鑑別診断検査成績（Z得点プロフィール）

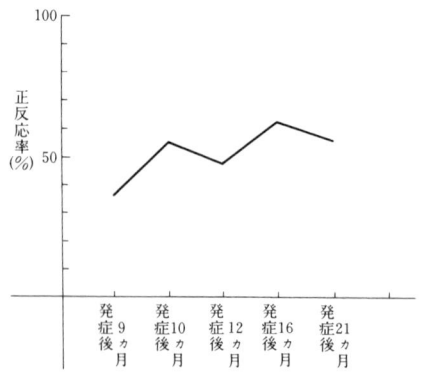

―――初回検査時　………訓練1年後

図3　単一被験者実験法による訓練以前のトークンテスト成績

が，訓練効果の般化が認められなかったので，第2期の訓練を追加した．
1）第1期訓練
(1)訓練方法：
技法1；聴覚刺激法（表1に示す実物操作課題10題〈セット1〉使用．訓練者の口頭指示に従ってハンカチ，歯ブラシなどの実物を操作させる．同じ指示を3回与えてから反応させる．誤るときはさらに3回口頭指示を与える．それでもできないときは訓練者が課題文をいいながら，操作してみせる）
技法2；聴覚刺激＋視覚刺激法（技法1の課題と同じであるが，実物のみ異なる，表1に示す課題10題〈セット2〉使用．最初に訓練者の口頭指示に従って1回課題を行わせる．誤るときは，口頭指示を与えながら

資　　料

表1　第1期訓練の訓練課題

聴覚刺激法訓練課題＜セット1＞
1．ハンカチで歯ブラシを包んで下さい
2．ナイフにはゆっくり，時計には早く触って下さい
3．メモ帳でびんに触って下さい
4．お皿の上に歯ブラシをのせて下さい
5．ナイフをハンカチの下に置いて下さい
6．お皿をうらがえして下さい
7．ハンカチに触って下さい
8．時計の前にメモ帳を置いて下さい
9．ナイフとハンカチの間にお皿を置いて下さい
10．びんの中に時計を入れてから，歯ブラシをとって下さい

聴覚刺激＋視覚刺激法訓練課題＜セット2＞
1．タオルで手帳を包んで下さい
2．コップにはゆっくり，フォークには早く触って下さい
3．ハサミでめがねに触って下さい
4．かんの上にメガネを置いて下さい
5．ハサミを手帳の下に置いて下さい
6．手帳をうらがえして下さい
7．ハサミに触って下さい
8．コップの前にフォークを置いて下さい
9．手帳とメガネの間にタオルを置いて下さい
10．かんの中にメガネを入れてから，ハサミをとって下さい

表2　第2期訓練の訓練課題

聴覚刺激法訓練課題＜セット1＞
1．大きな黄色い四角の上に，大きな青い四角を置いてください
2．小さな黒い丸にさわってから，大きな赤い四角にさわってください
3．小さな白い丸の左に，小さな黒い丸を置いてください
4．大きな赤い四角を，大きな白い四角から離してください
5．大きな赤い四角と一緒に，大きな黒い四角も取ってください
6．小さな黒い四角の前に，大きな黄色い四角を置いてください
7．小さな白い四角で，小さな黄色い丸にさわってください
8．大きな青い丸と大きな黄色い丸の間に，小さな赤い四角を置いてください
9．小さな黄色い四角の代わりに，小さな青い丸を取ってください
10．大きな青い丸の右に，小さな白い丸を置いてください

聴覚刺激＋視覚刺激法訓練課題＜セット2＞
1．小さな赤い四角の上に，小さな黒い四角を置いてください
2．大きな青い四角にさわってから，小さな白い丸にさわってください
3．大きな黄色い丸の左に，小さな青い丸を置いてください
4．小さな白い丸を，小さな黄色い丸から離してください
5．小さな黄色い四角と一緒に，大きな赤い丸も取ってください
6．大きな黒い丸の前に，小さな黄色い丸を置いてください
7．小さな赤い四角で，大きな白い四角にさわってください
8．大きな青い四角と大きな黒い四角の間に，大きな赤い丸を置いてください
9．小さな黒い丸の代わりに，大きな青い四角を取ってください
10．小さな白い丸の右に，大きな青い丸を置いてください

指示内容を書いた文を提示し，課題を行わせる．それでもできないときは訓練者が口頭指示を与えて文章を提示しながら，実物操作してみせる．そのあと，口頭指示のみで操作させる．失敗する場合は，再度口頭指示を与えながら文章を提示し，訓練者が操作してみせる）

(2)訓練頻度・時間：週3回，1回30〜40分．

(3)訓練デザイン：交互訓練デザイン（Alter nating-Treatments Design）
ベースライン期に続く訓練期において，上記の2種の訓練技法を用いた訓練をセッションを替えて交互に実施する．2つの訓練法に顕著な差が出た時点で，より効果のある訓練法のみを継続して実施し，効果が持続するか否かを観察する．

(4)評価法：
ベースライン期；老研版失語症鑑別診断検査の聴覚的指示に従う検査およびトークンテスト，訓練で用いる課題＜セット1＞＜セット2＞を口頭指示のみで行わせた．

訓練期；訓練課題＜セット1＞＜セット2＞を1回の口頭指示のみで行わせた．

適用期；訓練課題のどちらかのセットを1回の口頭

資　料

指示のみで行わせた．
　後訓練期；ベースライン期と同じ．
　2）第2期訓練
　(1)訓練方法：
　技法1；聴覚刺激法（色，大きさ，形の異なるトークン《厚紙で作った札》を操作する，表2に示す課題10題〈セット1〉使用．手続きは第1期の技法1と同じ）
　技法2；聴覚刺激＋視覚刺激法（技法1の課題と同じであるが，トークンの色，大きさ，形の組合せを変えた，表2に示す課題10題〈セット2〉使用．手続きは第1期の技法2と同じ）
　(2)訓練頻度・時間，訓練デザイン，評価法：第1期と同じ．

III. 結　果

1．第1期訓練結果

　図4は第1期の訓練期で用いた課題セット1，2のベースライン期および訓練期での成績ならびにベースライン期と後訓練期の老研版失語症鑑別診断検査の聴覚的指示に従う検査の成績を示したものである．この図からわかるように，3セッション目以降訓練1の成績が技法2を用いた訓練2の成績を上回り，5セッション目で正答率が100％に達し，適用期を含むその後の4セッションで90～100％の正答率が維持された．しかし，老研版失語症鑑別診断検査の聴覚的指示検査の訓練後の成績は，訓練前と同じ20％にとどまった．

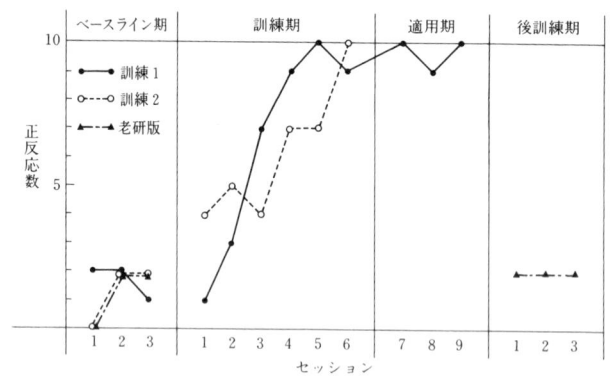

図4　第1期訓練成績

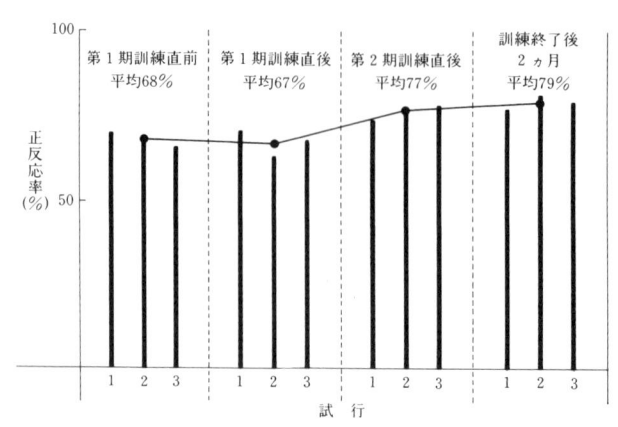

図5　単一被験者実験法による訓練前後のトークンテスト成績

資　料

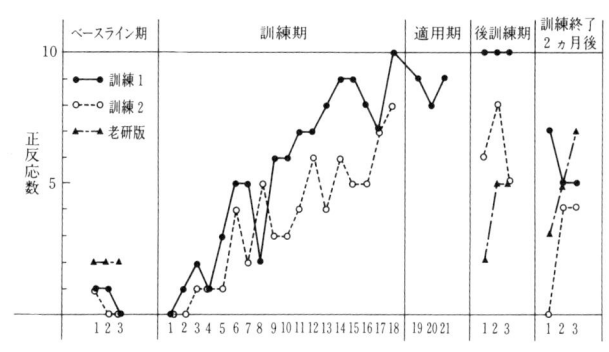

図6　第2期訓練成績

また，図5に示すように，トークンテストの成績も，第1期訓練前68％（3回の検査結果の平均），第1期訓練後67％（3回の検査結果の平均）と変わらなかった．すなわち，訓練効果は般化しなかった．

2．第2期の訓練結果

図6は第2期の訓練期で用いた聴覚的指示課題セット1，2のベースライン期，訓練期，適用期，後訓練期，訓練終了2ヵ月後の成績ならびにベースライン期，適用期，訓練終了2ヵ月後の老研版失語症鑑別診断検査の聴覚的指示に従う検査の成績を示したものである．この図からわかるように，1部のセッションを除いては技法1を用いた訓練1の成績が技法2を用いた訓練2の成績を常に上回り，18セッション目で正答率が100％に達し，適用期を含むその後の6セッションで80～100％の正答率が維持された（Uテスト，5％水準で有意な改善）．

さらに，老研版失語症鑑別診断検査の聴覚的指示に従う検査の成績も，訓練前の20％から訓練後は3回の施行のうち2回は50％に上昇した．また，図5から明らかなように，トークンテストの成績も，第1期訓練後67％から第2期訓練後77％に上昇した（Uテスト，5％水準で有意）．すなわち，訓練効果は般化した．

3．訓練終了2ヵ月後の評価結果

図6の右端には，訓練終了2ヵ月後の訓練課題セット1・2（聴覚刺激のみによる評価），および老研版失語症鑑別診断検査の聴覚的指示検査の成績を示してある．この図からわかるように，訓練課題セット1・2の成績は，訓練終了時の成績よりも若干低下しているが，訓練前のベースライン期の成績には戻っていない．一方，老研版失語症鑑別診断検査の聴覚的指示に従う検査の成績は訓練終了時の成績とほぼ同じである．また，図5からわかるように，訓練終了直後と終了後2ヵ月のトークンテストの成績はほとんど同じ（平均77％と平均79％）である．

IV．考　　察

1．学習効果について

学習効果は確かに認められた．では何が学習されたのか．第1期訓練では，5セッションで正答率100％に達してしまい，般化が起こらなかった．他の課題では訓練前と同じ成績のままであったこと，および反応のようす（たとえば，「お皿をうらがえして下さい」という指示の場合，「お皿」というだけでお皿をうらがえしてしまった）から，本症例にとって訓練課題が比較的やさしかったために，短期間に課題を憶えてしまい，聴覚的理解力そのものの改善をもたらさなかったと考えられる．

第2期訓練では正答率が80％に達するまでに13セッションかかっていること，色，形，大きさの異なるトークンを組み合わせた課題を記憶するのは非常に困難であると考えられることから，課題をすべて記憶した可能性は少ない．しかし，一部の課題はある時期から常に正答し，反応時間も早かった．したがって，一部の課題が記憶された可能性は否定できない．しかし，成績の上昇はそれだけでは説明できない．

失語症における聴覚的理解障害の改善に影響を与える要因としてはさまざまなものが考えられるが，ここでは把持力と構文処理能力について検討を加える．

辰巳[7]によれば，音声波から文の理解にいたるまでには多くの処理過程が存在し，各過程での処理には長期記憶が関与し，また処理結果は短期記憶，すなわち，STMに一時的に保持される．こうしたモデルに従えば，短期記憶に問題があれば単語レベルの認知は正しく行えても，文の理解が困難になることが予想される．

資　料

実際に，聴覚的理解障害を示す失語症患者のほとんどが短期記憶の顕著な障害を有していることはよく知られている．今回対象とした症例も例外ではない．

今回の実験では，訓練によってこうした短期記憶の障害が改善したために文の理解障害も改善したのであろうか．

図7は老研版失語症鑑別診断検査の聞く過程の〈単語と数詞の把持検査〉，すなわち，短期記憶の検査の成績を示している．本実験開始直前の1992年11月の検査では，1年前の1991年11月の成績に比べ，成績が明らかに改善している（1ユニット上昇している）．にもかかわらず，先に述べたように，老研版失語症鑑別診断検査の聴覚的指示に従う検査の成績は全く変化しなかった．さらに，1993年1月，すなわち，本実験の第1期訓練開始直前と，1993年5月，すなわち，第2期訓練の終了間際の検査成績を比較してみると，把持力検査成績は全く同じである．しかし，これもすでに述べたように，聴覚的指示に従う検査の成績は訓練後明らかに上昇した．これらの結果は，本症例の文レベルの聴覚的理解障害の改善と聴覚的把持力の改善は対応していず，したがって，後者が前者をもたらしたとは考えにくいことを示している．

このような解釈は，以下の藤田の報告および考察と照らし合わせても，妥当なものと思われる．

藤田[4]は，失語症者を対象に，2音節単語を用いて聴覚的記憶力（われわれが本論文で用いている聴覚的把持力と同義と考えられる）と文の理解レベルとの関連性について検討し，4文節文（可逆文，非可逆文とも）を理解するためには，聴覚的記憶力が2単語以上必要であると報告している．また，藤田（パーソナル・コミュニケーション）は，これまでの研究結果を踏まえて，聴覚的記憶が3語あれば，一般の文の理解は可能であると述べている．

次に，失語症構文検査（試案II）の聴覚的理解下位検査の成績の変化をみてみると(図8)，第1期訓練の1年前の成績と第1期訓練直前の成績とでは後者が明らかによい（レベルIとIIの成績が上昇している）．しかし，第2期訓練終了まぎわ，および第2期訓練終了3ヵ月後の成績は第1期訓練直前の成績とほとんど同

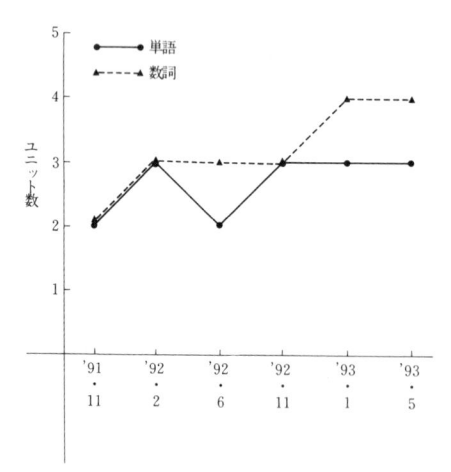

図7　聴覚的把持ユニット数の変化

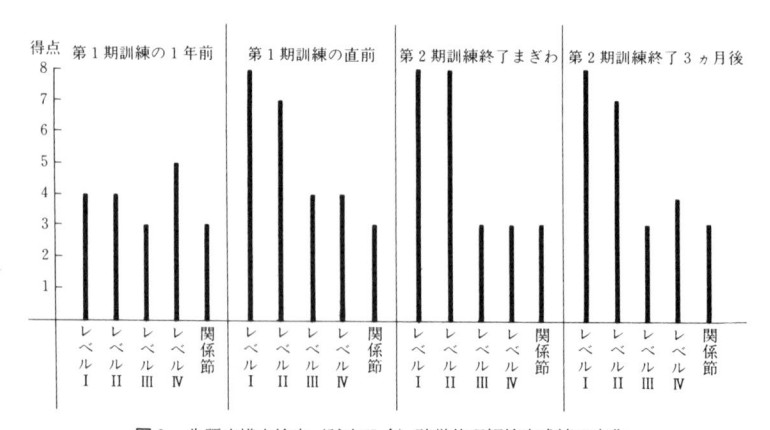

図8　失語症構文検査（試案II A）聴覚的理解検査成績の変化

じである．この結果は，老研版失語症鑑別診断検査の聴覚的指示に従う検査の成績と失語症構文検査の成績とは対応しないことを示している．失語症構文検査の成績とSLTAの口頭指示課題（老研版失語症鑑別診断検査の聴覚的指示に従う検査と類似した課題）との類似性が低いという報告（中嶋ら[8]）とも考え合わせると，老研版失語症鑑別診断検査の聴覚的指示に従う検査成績の上昇は，構文理解能力の改善によるものとも考え難いことを示唆している．

以上の結果から，本症例の聴覚的理解障害の改善には，短期記憶や構文理解能力以外の要因が関与していると思われるが，それらの要因は何であろうか．

一つの可能性として，訓練を通じて，聴覚情報処理の戦略（ストラテジー）を用いるようになったと考えられないか．たとえば，「ハンカチで歯ブラシを包んで下さい」といった指示を聞きながら，目の前に置かれてある物品を頭の中で操作（1種のイメージ操作）することによって，瞬間的に消えてしまう聴覚情報を少しでも定着させるといったことを行うようになったのではないか．同様に，トークンテスト課題についても，「大きな黄色い四角の上に　大きな青い四角を置いてください」といった指示を与えられた場合，大きな/黄色い/四角の/上に/といったユニットに分けずに，先に述べたイメージ操作を行いながら，「大きな黄色い四角の上に」を一つのまとまりとして把持し，理解するといった戦略を使うようになったのではないか．さらには，聴覚情報処理は課題（刺激構造）の質に依存し，課題ごとに異なる情報処理が行われる可能性があり，訓練によってそうした情報処理の方法が学習されたとも考えられる．

いずれにしても，これらは今回のデータからは確かめようがなく，推測の域を出ない．患者からの内省報告も取り難い．

中嶋ら[8]は，聴覚的言語理解の情報過程は複雑で，さまざまな能力がかかわっていると考えられると述べている．一方，野島ら[9]は，失語症により影響を受ける情報制御過程として，「注意，リハーサル，符号化，処理水準の過程」を上げている．

失語症における聴覚的理解障害の訓練技法の確立のためには，そうした能力，要因，もしくは過程の解明が不可欠である．

2．技法1と技法2の比較

技法1は強力な聴覚刺激を反復して与えることによって，脳の活動を賦活し，聴覚的理解力を高めようとするものである．一方，技法2は，聴覚刺激の処理に文字言語の処理系を関与させ，聴覚刺激の理解を促進させることをねらっている．

第1期，第2期を通じて，技法1による訓練成績が技法2による訓練成績を上回った．この結果は，本症例の聴覚的理解障害の改善にとっては，聴覚刺激を繰り返し与える訓練方法が，聴覚刺激に加えて視覚刺激を与え聴覚情報処理を視覚情報で補う訓練方法よりも，有効であったことを示唆している．このことは，本症例だけに特有なものなのか，また，その理由については，さらに症例を重ねて検討する必要がある．

3．訓練効果の持続

訓練終了後2ヵ月の訓練課題セット1・2の成績は訓練終了時にくらべるとやや低下しているが，訓練前の成績ほどには低下していないこと，老研版失語症鑑別診断検査の聴覚的指示に従う検査とトークンテストの成績は訓練終了後2ヵ月経過しても訓練終了時の成績と同じであることから，訓練効果は持続していると考えられる．

本論文の一部は，第3回言語障害臨床学術研究会（1994年3月26日開催）において発表した．

文　献

1) Burger, L. H., Wertz, R. T., Woods, D. : A response to treatment in a case of cortical deafness. pp. 127-136, Clinical Aphasiology Conference Proceedings. 1983.

2) Burger, L. H., Wertz, R. T. : The effect of a token train program on auditory comprehension in a case of Wernicke's aphasia. pp. 173-180, Clinical Aphasiology Conference Proceedings. 1984.

3) 藤田郁代，三宅孝子，中西之信，今村恵津子：失語症者の可逆文の理解過程．音声言語医学，23：249-256, 1982.

4) 藤田郁代：失語症患者の構文の理解力の回復メカニズム．神経心理学，5：179-188, 1989.

5) 藤田郁代：失語症患者の構文の理解障害に対する情報処理的アプローチ．失語症研究，13：165-173, 1993.

6) 笹沼澄子：シンポジウム「言語了解座長記」．失語症研究，13：147-148, 1993.

7) 辰巳　格：言語の了解にいたる語音の情報処理とその障害．失語症研究，13：149-156, 1993.

8) 中嶋理香，洞井奉子，松井明子，中村　光，濱中淑彦：聴覚的理解検査の検討—失語症構文検査，SLTA，トークンテストを用いて—．失語症研究，

資　　料

13 : 147-148, 1993.
9) 野島啓子，藤田郁代，早田裕子：失語症者の記銘力障害―情報処理プロセスからのアプローチ―. 音声言語医学, 26 : 167-173, 1985.
10) 吉岡　豊：失語症者における文理解ストラテジー. 音声言語医学, 27 : 280-286, 1986.

別刷請求先：〒324　栃木県大田原市北金丸 2600－1
国際医療福祉大学保健学部言語聴覚障害学科
伊藤元信

付録：第1期訓練直前から第2期訓練終了後2ヵ月までのトークンテスト raw data. ( ) 内は，満点の場合の総点.

第1期訓練直前

	セッション						合計	正答率(%)
	A	B	C	D	E	F		
1回目	7(7)	8(8)	11(12)	13(16)	15(24)	63(100)	117(167)	70
2回目	7	8	11	15	15	56	112	67
3回目	7	8	10	13	15	58	111	66

第1期訓練直後

	セッション						合計	正答率(%)
	A	B	C	D	E	F		
1回目	7(7)	8(8)	10(12)	16(16)	19(24)	58(100)	118(167)	71
2回目	7	8	11	14	10	56	106	63
3回目	7	8	9	15	18	56	113	68

第2期訓練直後

	セッション						合計	正答率(%)
	A	B	C	D	E	F		
1回目	7(7)	8(8)	11(12)	15(16)	15(24)	67(100)	123(167)	74
2回目	7	8	12	16	16	71	130	78
3回目	7	8	11	16	16	73	131	78

第2期訓練終了2ヵ月後

	セッション						合計	正答率(%)
	A	B	C	D	E	F		
1回目	7(7)	8(8)	12(12)	16(16)	18(24)	68(100)	129(167)	77
2回目	7	8	11	16	16	78	136	81
3回目	7	8	11	16	16	74	132	79

索　引

【A】
abstract　*97*
Alternative-treatments design　*49*
ASHA(American Speech-Language-
　Hearing Association)　*7, 114*

【B】
Burnout Syndrome　*7*

【C】
construct validity　*34*
content validity　*33*
criterion-related validity　*33*
cross-sectional study　*55*

【D】
dependent variable　*37*
double blind test　*38*

【E】
external validity　*33*

【F】
F 検定　*83*

【G】
Google 文献検索　*17*
generalization　*74*

【H】
halo-effect　*35*

【I】
independent variable　*37*
internal validity　*33*

【K】
KJ 法　*67, 92*

【L】
leniency effect　*35*
longitudinal study　*55*

【M】
measurement　*31*
MEDLINE　*14*

【P】
prospective study　*54*
population　*74*

【Q】
qualitative study　*61*
quantitative study　*61*

【R】
reliability　*34*
retrospective study　*54*

【S】
single-subject experimental design　*47*

索引

【T】
t 検定　*81, 83*

【U】
U 検定　*40, 83*

【V】
validity　*33*
variable　*37*

【あ行】
医学中央雑誌　*14*
一般化　*74*
イベント・サンプリング法　*33*
引用文献　*96, 100*
英文抄録　*96*
思い付くままのメモ　*91*

【か行】
χ^2（カイ2乗）検定　*83*
回答率　*58*
開発研究
　　検査機器の──　*61*
　　検査法の──　*61*
　　治療システム　*20*
　　治療機器の──　*61*
　　治療効果の──　*37, 61*
　　治療方法の──　*61*
片側検定　*81*
カテゴリー・チェック法　*32*
観察法　*32, 36*
寛大効果　*35*
機器を用いる測定　*31*
距離法　*86*
結果　*94, 99*
研究
　　──の意義　*5, 18, 93*
　　──の必要性　*5, 20*
　　──の特徴　*5*

　　──の進め方　*14*
　　──の定義　*1*
　　──の発表　*95*
　　──方法　*20, 93, 95, 99, 105*
　　後ろ向き──　*54*
　　横断的──　*25, 55*
　　実験的──　*37, 39*
　　質的──　*61, 62, 67*
　　縦断的──　*25, 55*
　　少数例──　*51*
　　症例──　*52*
　　多数例──　*51*
　　調査──　*22, 57, 59*
　　非実験的──　*37*
　　非調査──　*56*
　　非文献──　*61*
　　非臨床──　*60*
　　文献──　*61*
　　前向き──　*54*
　　量的──　*61-62, 92*
　　臨床──　*60*
研究課題　*9, 11, 21, 25, 94*
　　──の設定　*12*
　　──の見つけ方　*9*
研究計画書　*14, 18, 93*
研究者の条件　*26*
研究助成　*12, 18*
　　──資源　*18, 24*
言語聴覚・嚥下障害の研究動向　*113*
言語聴覚士　*2, 7, 8, 10, 31, 32, 59, 61, 114, 116*
言語聴覚障害学　*5, 7*
検査者間の一致度　*34*
検証可能性　*1, 3, 5, 105, 112*
原著論文　*1, 23, 93, 96, 111*
交互訓練デザイン　*47*
考察　*11, 17, 56, 93-95, 99, 101*
構成案　*93, 95*
口頭発表　*2, 18, 95, 111*

索　引

後光効果　35
コントロール群　37

【さ行】
再検査法　34
最頻値　69
サイン検定　83
索引
　——誌　14, 93
　——用語　96
査読　18, 105
　——結果　105
散布度　68-69, 76, 81
事実と意見の書き分け　102
誌上発表　96
　——率　111
実験群　37, 39-40, 44, 47
質問紙　57
　——作成の過程　59
　——調査　56
　——調査の長所と短所　57
尺度
　距離——　71
　順序——　71
　比率——　71
　名義——　71
謝辞　94, 96, 99-100, 102
序論　93, 95, 97-98
信頼
　——水準　77, 80-81
　——性　33-34
心理尺度法　32
図の番号と説明　99, 101
正規分布　79
相関　33-34, 71
　——係数　71
　正の——　71
　負の——　71
操作的定義　3, 19

層別抽出法　75
測定　31
　——誤差　35
　——尺度　71, 73

【た行】
対照群　37, 45, 51
代表値　68, 81
タイム・サンプリング法　32
題名　14, 93, 95-97
多層ベースライン・デザイン　47
妥当性　33, 105
　外的——　33
　基準関連——　33
　構成概念——　34
　内的——　33
　内容(的)——　33
多変量解析　83, 87
単一被験者(治療)実験法　39, 44, 47, 49, 51
知的好奇心　26, 28
中央値　68-69
　——(メディアン)検定　83
中心化傾向　35
定性相関係数　73
定性的データ　30, 67
　——の整理と分析　67
定量的データ　31, 67
　——の整理と分析　68
データ　30
　——の図・表化　90
　——の整理と分析　67
　——のまとめ方　90
テクノロジーの進歩　46
テスト法　32-33
統計処理　30, 45, 68, 71, 73
　記述——　68
　推理——　68, 74
　特殊な——　68, 83

191

索　引

統計量　*74-76, 81*
投稿から発行，掲載までの期間　*109*
投稿規定　*100, 106*
統制群　*37, 39, 45, 47*
　　──を設けない方法　*44*
度数分布表　*68*

【な行】
二重盲目検査法　*38-39*
二方向治療比較デザイン　*49*
日本音声言語医学会　*16, 111, 115*
日本言語聴覚士協会　*115-116*
日本語として正しい文　*103*
日本人の脳　*4*
ノンパラメトリック法　*81-83*

【は行】
パラグラフ(段落)の構成　*102*
パラメーター　*74-76, 81*
パラメトリック法　*81, 83*
範囲　*69, 75*
被験者数　*51*
ビデオ発表　*95*
標準偏差　*69, 71, 73*
評定法　*32-33, 35*
表の番号と説明　*99*
標本　*74*
　　──抽出　*75, 80*
フィールドワーク　*57, 59*
フリードマン検定　*83*
文献検索　*14, 17, 24, 93*
分散　*69, 71, 81*
分析
　　因子──　*83, 86-87*

回帰──　*83*
　クラスター──　*83*
　重回帰──　*83-84*
　主成分──　*83*
　単回帰──　*83*
　判別──　*83, 84-85*
平均値　*68-69, 74, 78*
平均の差の有意性の検定　*80*
変数　*37*
　従属──　*37, 40, 47*
　説明──　*83-84*
　独立──　*33, 37, 40, 55*
　目的──　*83-84*
母集団　*33, 74-76*
ポスター発表　*93, 94-95, 111*

【ま行】
まぎれのない文　*103*
未完の世界観　*7*
無作為抽出法　*75*
メモの構造化　*92*
燃えつき症候群　*7*

【や行】
要約と結論　*93-94*

【ら行】
臨床と研究の関係　*5*
ロジスティック回帰　*84*

【わ】
わかりやすい簡潔な表現　*103*
和文抄録　*98*

| 執筆者 |

伊藤元信（いとう もとのぶ）

1975 年	米国インディアナ州立パデュー大学博士課程修了， 言語病理学博士号（Ph.D）取得
1995 年	国際医療福祉大学言語聴覚障害学科教授・副学科長
1999 年	同大学同学科教授・学科長
2004 年	同大学教授・常務理事
2008 年	同大学大学院教授・常務理事
2011 年	国立大学法人宇都宮大学監事（非常勤） のびのび学習塾主宰

主な著作
　共著：「失語症の言語治療」，医学書院，1978．
　監訳：「拡大・代替コミュニケーション入門―医療現場における活用―」，協同医書出版社，1996（Yorkston, KM (Ed.): Augmentative communication in the medical setting, Communication Skill Builders, inc., 1992）．
　共編：「新編　言語治療マニュアル」，医歯薬出版，2002．
　共著：「摂食・嚥下リハビリテーション　第2版」，医歯薬出版，2007．

言語障害の研究入門 〜はじめての研究 そして発表まで

2008年6月1日　　初版第1刷発行ⓒ
2011年6月30日　　　第2刷発行
定価はカバーに表示

著　者	伊藤元信
発行者	木下　撝
印　刷	横山印刷株式会社
ＤＴＰ	Kyodoisho DTP Station
発行所	株式会社協同医書出版社 〒113-0033　東京都文京区本郷3-21-10 電話 03-3818-2361　ファックス 03-3818-2368 郵便振替 00160-1-148631 http://www.kyodo-isho.co.jp/　E-mail：kyodo-ed@fd5.so-net.ne.jp ISBN 978-4-7639-3044-6

JCOPY　〈(社)出版者著作権管理機構 委託出版物〉

本書の無断複写は著作権法上での例外を除き禁じられています．複写される場合は，そのつど事前に，(社)出版者著作権管理機構（電話 03-3513-6969，FAX 03-3513-6979，e-mail: info@jcopy.or.jp）の許諾を得てください．
本書を無断で複製する行為（コピー，スキャン，デジタルデータ化など）は，「私的使用のための複製」など著作権法上の限られた例外を除き禁じられています．大学，病院，企業などにおいて，業務上使用する目的（診療，研究活動を含む）で上記の行為を行うことは，その使用範囲が内部的であっても，私的使用には該当せず，違法です．また私的使用に該当する場合であっても，代行業者等の第三者に依頼して上記の行為を行うことは違法となります．